生物标志物与心力衰竭
Biomarkers in Heart Failure

主　审　胡盛寿

主　编　魏英杰　白媛媛

中国协和医科大学出版社

图书在版编目（CIP）数据

生物标志物与心力衰竭/魏英杰，白媛媛主编 . —北京：中国协和医科大学出版社，2017.10

ISBN 978 - 7 - 5679 - 0894 - 9

Ⅰ. ①生… Ⅱ. ①魏… ②白 Ⅲ. ①生物标志化合物 - 应用 - 心力衰竭 - 诊疗 Ⅳ. ①R541. 6

中国版本图书馆 CIP 数据核字（2017）第 219663 号

生物标志物与心力衰竭

主　　编：魏英杰　白媛媛
责任编辑：杨小杰

出版发行：**中国协和医科大学出版社**
　　　　　（北京东单三条九号　邮编 100730　电话 65260431）
网　　址：www. pumcp. com
经　　销：新华书店总店北京发行所
印　　刷：北京新华印刷有限公司

开　　本：787 × 1092　1/16 开
印　　张：18
字　　数：300 千字
版　　次：2017 年 10 月第 1 版
印　　次：2017 年 10 月第 1 次印刷
定　　价：95. 00 元

ISBN 978 - 7 - 5679 - 0894 - 9

心力衰竭是所有心脏病的最终归宿和最主要的死亡原因之一，是人类战胜心血管疾病的最后战场，全世界大约有心力衰竭患者2000万。我国2003年调查成人心力衰竭患病率为0.9%，据此估计有心力衰竭患者450万。由于我国高血压、冠心病、糖尿病等发病率仍呈上升趋势，加之人口老龄化，心力衰竭患病率继续上升不可避免。

近年来，尽管心力衰竭的神经-内分泌阻断药物治疗及多种非药物治疗，如心脏再同步治疗（CRT）、植入式心脏转复除颤器（ICD）、心脏辅助装置、体外膜肺氧合（ECMO）支持及连续血液净化技术等取得很大进展，但心力衰竭住院病死率仍高达5%以上，出院后因心力衰竭复发再住院率高，五年病死率高达50%，与肺癌类似，高于乳腺癌、肠癌和前列腺癌等常见恶性肿瘤。心力衰竭患者消耗大量资源，给社会、家庭带来沉重负担。

进一步提高心力衰竭的诊断和救治水平是心血管病学领域研究的热点和重点。心力衰竭的诊断长期以来主要依靠症状和物理检查，超声心动图可提供重要诊断信息和依据。近年来，生物标志物的研究取得很大进展，科学家们一直在探索对心力衰竭早期预警/诊断、危险分层、预后评估、个性化治疗的生物标志物。其中，脑钠肽（BNP）和N端脑钠肽前体（NT-proBNP）对心力衰竭的诊断和预后判断具有重要价值。各国指南均作为Ⅰ类推荐，强调对门诊或住院疑似心力衰竭患者进行BNP/NT-proBNP检测，以支持心力衰竭的诊断，并判断疾病的严重程度及预后。可以认为BNP/NT-proBNP是心力衰竭生物标志物研究的里程碑式进展。另外，近年来研究发现，可溶性致癌抑制因子2（sST2）是心力衰竭时心肌纤维化和心肌重构的新型生物标志物，在心肌应激时表达升高，可作为急、慢性心力衰竭有价值的生物标志物。高敏肌钙蛋白（cTn）作为一种心肌损伤的标志物，也与急、慢性心衰的发生和死亡有密切关系，但心力衰竭释放 cTn 的机制及意义仍需进一步深入研究。

国内外对心力衰竭生物标志物的研究方兴未艾，发表了大量论文，但目前缺乏一部系统介绍心力衰竭生物标志物研究现状和进展的参考书。中国医学科学院阜外医院心血管疾病国家重点实验室主要研究者（PI）魏英杰教授长期致力于心肌病和心力衰竭发病的分子机制研究，获得丰硕研究成果，已经筛选和验证了数个潜在的心力衰竭的新的生物标志物。他结合自己的研究方向，深入、系统地研读了大量心力衰竭生物标志物文献，并结合自己的研究成果编纂了《生物标志物与心力衰竭》一书，参编人员均为本实验室的研究生，对心肌病、心力衰竭分子机制均有较深入研究。

本书对心力衰竭的生物标志物分门别类进行了详尽、系统的介绍，反映了当代该领域研究的最新进展。文字深入浅出，层次分明。不仅叙述了生物标志物的基因定位、结构、体内分布和代谢、主要功能，并且用大量篇幅叙述了生物标志物的临床研究，说明生物标志物对心力衰竭诊断、危险分层及预后评价或指导个性化治疗的价值。本书不仅是从事心力衰竭基础研究和生物标志物研究的科研人员的重要参考书，对临床心血管病学医生、研究生也有参考价值。希望本书的出版能促进心力衰竭生物标志物的研究，并为临床医生正确理解和评价各种生物标志物在心力衰竭诊断、危险分层和预后评估中的价值提供重要参考。

中国工程院院士

于中国医学科学院阜外医院

2017 年 8 月

序 二

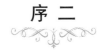

　　心力衰竭是心血管病最主要的死亡原因之一，已经成为危害公众健康的顽疾。任何损伤心脏的疾病都能降低心功能而最终可能导致心力衰竭。目前心力衰竭的发病率和患病率仍处于上升趋势，而且随着人口的老龄化，其患病率还会进一步升高。由于缺乏良好的治疗方法，心力衰竭患者的预后较差，五年存活率仅为50%，与恶性肿瘤相仿。因此对心力衰竭的早期诊断和干预是本领域的主要难题，根据症状和物理检查来确诊心力衰竭常常不是很敏感，不能精确进行诊断。尽管超声检查可以作为金标准，但它耗时、花费较高，有时还受条件限制。

　　近年来，心肌标志物的检查为心力衰竭的早期诊断和严重程度的判别提供了新的客观指标。Morrow和Januzzi等分别归纳了理想的心力衰竭生物标志物应具备的条件，概括起来包括：①可以经济快速地进行检测，而且具有较高的准确性和可重复性；②能反映心力衰竭发生、发展的病理生理过程；③提供一般临床检测所不能获得的信息；④有利于帮助临床决策。此外，循环血中的生物标志物在广泛应用于临床前还要详细了解其生物学特性，如其生物变异情况、影响其水平的各种因素等。由于生物标志物水平常常受到心力衰竭疾病以外的众多因素影响，其本身也缺乏特异性，因此生物标志物的应用必须结合已有的临床信息和检查结果，这样才有利于做出正确的判断。

　　国内外对心力衰竭生物标志物的研究已有较多的报道，但还缺乏系统全面介绍心力衰竭生物标志物研究现状和进展的参考书。本书作者在本领域研究多年，结合自己的经验，综合分析了目前临床心力衰竭的生物标志物进行较为详细的介绍，供相关的基础研究人员和临床医师参考。

中国科学院院士

2017年8月

前 言

美国国立卫生研究所（National Institutes of Health，NIH）在 2001 年对"生物标志物"进行了定义，生物标志物是指可以对正常生理和病理过程及药物干预治疗反应进行客观测量和评价的一项指标。生物标志物在对疾病发生发展的评估和药物疗效的评价方面都起着重要的作用，它甚至可以帮助确定某种药物的精确使用剂量。最近，生物标志物还被用于临床试验的替代终点。

按照目前精准医学的观点，生物标志物可划分为预后（prognostic）、预测（predictive）和药效（pharmacodynamic）等三类生物标志物。预后生物标志物可以提供有关疾病转归的相关信息；预测生物标志物可以帮助识别适合某种特定治疗或靶向治疗的患者；药效生物标志物可以帮助评价药物对疾病的疗效。

精确、准确、较高的敏感性和特异性是一个理想生物标志物的重要特征。生物标志物应用于临床前要考虑以下几个问题。首先，如果一个生物标志物用于筛查或预后评估目的，生物标志物需要有较高的特异性；如果一个生物标志物用于诊断目的，则生物标志物需要有较高的敏感性。其次，确定生物标志物的临界参考值非常重要，不同厂家的试剂盒和检测方法都可影响参考值。最后，生物标志物要有较高的分辨能力，能分辨异常水平和正常水平，甚至能分辨异常水平和需要治疗的水平。

心力衰竭是心血管疾病最主要的死亡原因，已经成为危害公众健康的顽疾。任何损伤心脏的疾病都能降低心功能而最终可能导致心力衰竭。心力衰竭是一种渐进发生的综合征，它主要表现为心输出量不足而导致组织缺氧。心力衰竭的病因复杂，它可由一种或多种原因引起，心脏超负荷、遗传、神经激素、炎症和生化改变等都可损伤心肌细胞和（或）细胞间质，从而导致心力衰竭的发生。全世界大约有 2000 万心力衰竭患者，美国心脏病学会 2015 年的统计资料显示，仅美国就有 570 万人患心力衰竭，每年住院和死于心力衰竭的人数分别为 100 万和 30 万，美国每年用于心力衰竭的医疗费用高达 200 亿美元。我国南方和北方各 5 个省市随机抽样调查了 15 518 名成年人（年龄 35～74 岁），分析发现，我国心衰患病率为 0.9%，其中男性为 0.7%，女性为 1.0%。我国的一项历经 3 年的回顾性研究显示，住院心力衰竭患者死亡率为 8.9%，明显高于同期住院心血管病患者的总死亡率，而且心力衰竭患者的死亡平均年龄仅 66.4 岁。目前心力衰竭患者的发病率和患病率仍处于上升趋势，而且随着人口的老龄化，其患病率还会进一步升高。由于缺乏良好的治疗方法，心力衰竭患者的预后较差，五年存活率仅为 50%，与恶性肿瘤相仿。

根据症状和物理检查来确诊心力衰竭常常不是很敏感，不能精确进行诊断。尽管超声检查可以作为金标准，但它耗时、花费较高，有时还受条件限制。失代偿性心力衰竭患者的再住院率居高不下，医生也很难对心力衰竭高危人群进行跟踪和随访。因此，基础研究人员和临床医师都在积极地寻找用于心力衰竭早期预警/诊断、判断病情和预后及指导个体化治疗的生物标志物。在过去的 10 多年里，BNP/NT-proBNP、sST2 和高敏 cTns 等是得到充分临床试验研究和比较肯定的心力衰竭生物标志物，它们在心力衰竭的诊断、预后判断和指导治疗中都起着重要的作用。其中将 BNP/NT-proBNP 用于心力衰竭的诊断和预后判断具有划时代的意义，是目前研究最多和应用最广的心力衰竭生物标志物。

Morrow 和 Januzzi 等分别归纳了理想的心力衰竭生物标志物应具备的条件，概括起来包括：①可以经济快速地进行检测，而且具有较高的准确性和可重复性；②能反映心力衰竭发生、发展的病理生理过程；③提供一般临床检测所不能获得的信息；④有利于帮助临床决策。此外，循环血中的生物标志物在广泛应用于临床前还要详细了解其生物学特性，如其生物变异情况、影响其水平的各种因素等。因此，一个生物标志物在进入临床前必需有大量坚实的研究工作基础。目前发现，一些酶、激素、生物活性物质及一些参与心脏应激、重构和心肌细胞损伤等的分子，都可能作为心力衰竭的生物标志物，它们大多能对心力衰竭的发病机制和心力衰竭高危人群的识别提供重要的信息，有助于心力衰竭的诊断、预测、危险分层、预后判断、治疗的监测和指导等，其本身还可能就是危险因素，因此成为潜在的治疗靶点。目前所发现的心力衰竭生物标志物还都不能全部满足上述的四个条件，仅 BNP/NT-proBNP 是相对比较理想的心力衰竭生物标志物，临床上检测 BNP/NT-proBNP 水平并结合影像和功能学检查已经被写入国际相关学会的指南，可用于心力衰竭的诊断和危险分层等。值得一提的是，生物标志物水平常常受到心力衰竭疾病以外的众多因素影响，其本身也缺乏特异性，因此生物标志物的应用必须结合已有的临床信息和检查结果，这样才有利于做出正确的判断。

心力衰竭是一个复杂的疾病综合征，包括 BNP/NT-proBNP 在内的任何一个生物标志物都不能涵盖心力衰竭发生发展的整个病理生理过程。因此，2 个以上的生物标志物联合应用更为合理有效，可进一步提高临床判断能力。例如，在纳入 209 例急性失代偿性心力衰竭患者的 PRIDE 临床试验研究中，血中 galectin-3 和 NT-proBNP 水平升高都可独立预测 60 天的死亡风险，但当两者联合应用时对死亡风险的预测能力可提高 20%。Pascual-Figal 等对 107 例急性失代偿性心力衰竭住院患者进行的前瞻性临床试验研究结果显示，血中 NT-proBNP、sST2 和 hs-TnT 水平的升高都可独立预测死亡风险，当 NT-proBNP、sST2 和 hs-TnT 的水平都低于临界值时，随访 739 天时的死亡风险为 0，当其中一个、两个或三个生物标志物水平分别升高时，其死亡风险逐步升高，而当这三个生物标志物水平都升高时，死亡风险达到 53%。

生物标志物在某些情况下可能比超声检查更为敏感。例如，Ewald 等人报道，在心力衰竭患者，与超声检查对左心室收缩功能障碍的评价相比，血浆的 BNP 水平更能反映左心室功能障碍的严重程度。血浆 BNP 水平的升高还可以用于舒张性心力衰竭的诊断，而对此类患者如果单凭超声检查以射血分数（ejection fraction，EF）降低作为唯一的诊断标准，则可导致诊断的假阳性。

国内外对心力衰竭生物标志物的研究已有较多的报道，但还缺乏系统全面地介绍心力衰竭生物标志物研究现状和进展的参考书。"十一五"期间，魏英杰教授承担了国家"863"课题"重症心脏病的临床蛋白质组学研究"，利用阜外医院心脏移植手术获得的多种心肌病伴终末期心力衰竭患者的血液和组织样本进行了心力衰竭的蛋白质组学研究，既验证了国外文献报告的一些心力衰竭生物标志物，也获得了一些以前未报道的新的生物标志物，目前已经发表了相关的 SCI 论文 14 篇，核心期刊论文 13 篇，并申请获得了 2 项发明专利。目前，实验室在中国医学科学院医学与健康科技创新工程——重大协同创新项目"心肌病全景图和心力衰竭综合干预研究"的支持下，正在进行心肌病/心力衰竭发病的分子机制及相关的生物标志物研究，争取在心力衰竭生物标志物的研究和开发上能有所突破。在此也感谢中国医学科学院医学与健康科技创新工程对本书出版的资助。

历经数年的研究使我们有机会对心力衰竭生物标志物的研究现状和相关进展有了

一个较深入和系统的学习。心力衰竭是多种原因导致的心脏结构或心肌细胞异常后一系列复杂的病理生理及病理解剖过程的综合表现，因此涉及的生物标志物种类较多，其与心力衰竭发生和发展过程相关联的特异性和敏感性尚需进一步的功能学研究和临床大样本的进一步验证。2008 年 Braunwald 将心力衰竭生物标志物按其可能相关的病理生理过程分为六类，包括心肌细胞应激、氧化应激、细胞外基质、神经激素、炎症和细胞损伤，另外还包括新发现的生物标志物。此外，近年来的研究显示，微小 RNA（microRNA）也可作为心力衰竭的生物标志物，我们也将其归入到新发现的生物标志物中。本书借鉴上述分类对心力衰竭的生物标志物进行较为详细的介绍，供相关的基础研究人员和临床医师参考。

中国工程院院士

2017 年 8 月

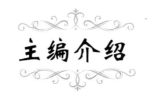

主编介绍

魏英杰　中国医学科学院阜外医院　心血管疾病国家重点实验室，研究员，博士研究生导师。致力于心肌病和心力衰竭发病的分子机制研究。2008年主持完成了我国第一个心脏病蛋白质组学"863"课题，获得丰硕的研究成果。已经筛选和验证了数个潜在的心力衰竭新的生物标志物，为心力衰竭的早期预警、疾病分层和预后判断及指导个性化治疗奠定了基础。主持和完成了一项"973"课题和五项国家自然科学基金课题。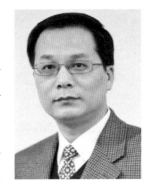
近十年作为通信作者和（或）第一作者发表SCI论文25篇，获得了2项发明专利。担任第十二届全国政协委员，北京市侨联副主席，北京协和医学院侨联主席，北京党外高级知识分子联谊会理事，科技部"863"计划函审专家，教育部长江学者函审专家，中国医学科学院专利审查委员会委员和医学伦理委员会委员，阜外医院学术委员会常委等。

白媛媛　山东大学附属山东省立医院临床医学检验部主管技师。2009~2012年于中国医学科学院阜外心血管病医院攻读博士学位，师从魏英杰教授，在心血管疾病国家重点实验室从事心力衰竭生物标志物、心室重构等方面的研究。以第一作者发表相关SCI论文3篇、中文核心期刊1篇。现任中国微生物学会临床微生物学专业委员会青年委员。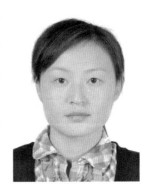

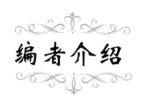

编者介绍

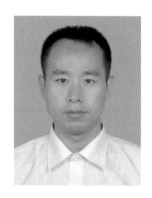

　　王国亮　生物化学与分子生物学专业博士，首都医科大学附属北京儿童医院免疫研究室助理研究员。主要从事心力衰竭和先天性心脏病肺动脉高压相关的基础与临床研究。现任北京生理科学会血管医学专业委员会青年委员。

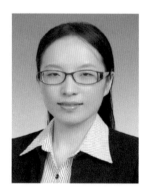

　　柳胜华　生物化学与分子生物学专业博士，中国医学科学院阜外医院　心血管疾病国家重点实验室助理研究员。主要从事心肌病和心力衰竭的分子机制研究。

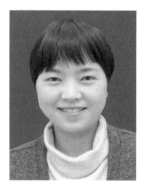

　　王　莉　生物化学与分子生物学专业博士，湖北省宜昌市中心人民医院住院医师，主要从事心肌病和心力衰竭的分子机制研究。

史　强　生物化学与分子生物学专业博士，北京航天总医院检验科医师，主要从事心肌病和心力衰竭的分子机制研究。

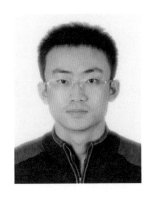

张洪亮　生物化学与分子生物学专业博士，佳木斯大学附属第一医院心内二科副主任，副主任医师，副教授，硕士生导师。主要从事心肌病和心力衰竭的分子机制研究以及心血管病介入治疗。

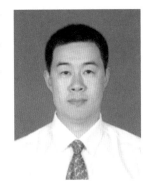

谢园园　生物化学与分子生物学专业博士，中国医学科学院阜外医院　心血管疾病国家重点实验室博士研究生。主要从事心肌病和心力衰竭的分子机制研究。

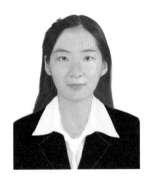

崔传珏　生物化学与分子生物学专业硕士，中国医学科学院阜外医院　心血管疾病国家重点实验室主管技师。主要从事血脂和心力衰竭的分子机制研究。

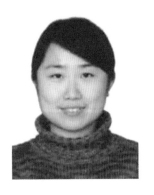

目 录

第一章　心肌细胞应激

第一节 利钠利尿肽

利钠利尿肽（natriuretic peptides，NPs）包括心钠素（atrial natriuretic peptide，ANP）、脑钠素（brain natriuretic peptide，BNP）和 C 型利钠肽（C-type natriuretic peptide，CNP）。ANP 和 BNP 是利钠利尿肽家族的两个主要成员，它们在结构和功能上类似，在心力衰竭中的作用也有广泛的研究，但对 CNP 的研究较少。

一、简介

（一）基因定位和结构

ANP 是在 1983 年底和 1984 年初分别从大鼠和人的心房组织中提取、分离和纯化出来的一种生物活性多肽，是最早发现的 NPs 家族成员。ANP 的发现改变了多年来对心脏的传统认识，提出心脏不仅是一个循环器官，而且亦具有重要的内分泌功能，开创了循环系统内分泌学说的新纪元。人的 ANP 基因定位于 1 号染色体，基因长度为 2.5kb，含有 3 个外显子和 2 个内含子。人的 ANP 前体原（pre-proANP）分子含有 151 个氨基酸，切除氨基端的由 25 个氨基酸组成的信号肽而转变为含有 126 个氨基酸组成的 ANP 原（proANP），羧基端区域再经酶解后即可形成由羧基端 28 个氨基酸组成的具有生物活性的 ANP，同时生成的由氨基端 98 个氨基酸组成的片段，称为 N 末端 ANP 前体（N-terminal ANP，NT-proANP），它们可以同时分泌入血。

BNP 是 1988 年从猪脑中分离纯化出来的，其结构和功能类似于 ANP。后来在心脏中也分离出 BNP。人 BNP 基因也定位于 1 号染色体，也由 3 个外显子和 2 个内含子组成。人的 BNP 前体原（pre-proBNP）脱去氨基端 28 个氨基酸组成的信号肽，成为由 108 个氨基酸组成的 BNP 原（proBNP），羧基端区域再经酶解后即可形成由羧基端 32 个氨基酸组成的具有生物活性的 BNP 和含有 76 个氨基酸的无活性的氨基端 BNP 前体（N-terminal BNP，NT-proBNP），与 ANP 一样它们也可以同时分泌入血。

CNP 是 1990 年从猪脑中分离出来的。不同于 ANP 和 BNP，人的 CNP 基因定位于 2 号染色体，最初合成的是含有 103 个氨基酸的 CNP 原（proCNP），随后被酶切成由 50 个氨基酸组成的 N 末端片段 NT-proCNP 和由 53 个氨基酸组成的 C 末端片段 CNP53。CNP53 可被分泌入血，也可被进一步加工成形成由 22 个氨基酸组成的羧基端片段 CNP22 和由 30 个氨基酸组成的氨基端片段 NT-CNP53。

（二）体内分布和代谢

ANP 在体内分布广泛。含量最高的组织是心脏，在心脏内，心房含量高于心室，右心房含量高于左心房。成年人心脏 ANP 含量可达 160μg。在心血管系统的血管内皮细胞和平滑肌细胞也含有 ANP。在其他组织器官，如脑、肺、消化系统、腺体和生殖系统等也都含有 ANP。血浆中的 ANP 主要是由心房合成分泌的。一般成年人血浆 ANP 水平为 50~150pg/ml，成年大鼠血浆 ANP 水平高于成年人，为 200~400pg/ml。动脉血 ANP 水平高于静脉血，年龄越小血浆中的 ANP 水平越高。ANP 主要在肾、肺和肝降解。ANP 在体内的降解极快，其血浆生物半衰期只有 2~5 分钟，但 NT-proANP 比较稳定，其血浆生物半衰期为 60 分钟。NT-proANP 常可进一步降解成小片段，因此，检测 NT-proANP 常常低估了 proANP 的实际水平，可以通过检测其更为稳定的中段降解产物（第 53~90 位氨基酸片段）MR-proANP 来反映 NT-proANP 的实际水平。

BNP 虽然最早是从猪脑中分离出来的，但人的心脏组织中 BNP 的含量远多于脑组织，BNP 在右心房的含量最多，右心房含量约为左心房的 3 倍，心室内 BNP 的含量为心房的 1%~2%，心房储存的 BNP 远多于心室但分泌的量很少，因此外周血中 60% 的 BNP 是由心室分泌的。成年人血浆中 BNP 水平 <100pg/ml。此外，在肾上腺髓质、胃肠道、肾脏和肺叶都含有 BNP。BNP 主要在肺和肾降解。尽管 NT-proBNP 与 BNP 以 1:1 的比例同时分泌入血，但由于外周血中 BNP 和 NT-proBNP 的半衰期差别较大，BNP 约为 20 分钟，而 NT-proBNP 为 90~120 分钟，因此，外周血中 NT-proBNP 的水平高于 BNP。

CNP 虽然最早是从猪脑中分离出来的，但它在肾脏的表达和含量最高，在心血管系统，它不同于 ANP 和 BNP 主要来源于心肌细胞，它主要来源于血管内皮细胞，应激和细胞因子可刺激其分泌。CNP 在不同种属间有高度的保守型，正常情况下，血浆中的 CNP 水平明显低于 ANP 和 BNP。一般认为 CNP22 是 proCNP 的成熟体，具有生物活性，但其血浆生物半衰期只有 2～6 分钟，因此测定血中 CNP22 的含量并不能精确地反映 CNP 的合成情况。可以通过检测更为稳定的 NT-CNP53 和 NT-proCNP 来反映 CNP 的实际水平。心力衰竭和健康个体的尿中也能检测到稳定的 NT-CNP53 和 NT-proCNP。

（三）主要功能

在正常健康个体，血浆中的 ANP 和 BNP 以及相应的 N 末端 ANP 前体（NT-proANP）和 N 末端 BNP 前体（NT-proBNP）水平较低，但在心室容量扩大和压力负荷增加时其水平明显升高。它们主要作用于靶细胞的 ANP-A 和 ANP-B 受体，激活颗粒型鸟苷酸环化酶，促进胞内环磷酸鸟苷（cGMP）合成增加，进而激活 G 蛋白激酶。G 蛋白激酶可以激活膜钙泵和抑制 Na^+-K^+-ATP 酶的活性，促进细胞内 Ca^{2+} 外流；此外，它也可以阻断钙通道，抑制细胞外 Ca^{2+} 内流，从而发挥其生物学作用。ANP 和 BNP 具有类似的生理功能。主要包括：①强大的利钠利尿作用。给人静脉注射 50μg 的 ANP 可使尿量增加 3～4 倍，尿氯化钠增加 2～3 倍。ANP 的利尿作用发生快，一般在注射 1～2 分钟起效，5～10 分钟达到最大效应，可持续 1～2 小时。②舒张血管和降低血压作用。给人静脉注射 50μg 的 ANP，可使收缩压降低 2kPa，舒张压降低 1.33kPa，可维持 15～30 分钟。其舒张血管的作用不依赖于内皮细胞的完整性，不受 α、β、M 受体阻断剂和前列腺素合成抑制剂的影响。因此，它的舒张血管作用可能是对血管的直接作用。它还可以舒张冠脉血管，增加冠脉血流量。③抑制肾素 – 血管紧张素 – 醛固酮系统和交感神经系统。④抑制血管平滑肌细胞和成纤维细胞的增殖，抑制心肌纤维化，影响心室重构。

不同于 ANP 和 BNP，CNP 不具有明显的利钠利尿作用。实验研究显示，CNP 可抑制心肌纤维增殖、抑制胶原合成和心肌纤维化；抑制血管平滑肌细胞的增殖和迁移；能舒张血管、调节血管稳态、促进心肌细胞舒张和刺激内皮细胞再生。临床研究显示，心血管疾病的患者的心脏可分泌 CNP，在动脉粥样硬化斑块和心力衰竭患者的血液中 CNP 水平明显升高。

二、NPs 作为心力衰竭生物标志物的研究进展

在过去的二十多年，NPs 作为生物标志物在心力衰竭的筛查、诊断、预后判断和指

导治疗中都起着重要的作用，也是目前研究最多和应用最广的心力衰竭生物标志物，其中又以 ANP 和 BNP 及其相应更稳定和更容易检测的前体 NT-proANP 和 NT-proBNP 最受重视，它们作为心力衰竭生物标志物的地位已经得到广泛的肯定。1993 年和 2002 年分别首次可以对 BNP 和 NT-proBNP 进行检测。在心力衰竭的诊断和预后评估中，BNP 和 NT-proBNP 作为首选，而 ANP 与之相比可重复性稍差。但 ANP 在循环血中的含量占全部 NPs 的 98%，而且 ANP 的前体 MR-proANP 在循环血中比 ANP 本身稳定得多，von Haehling 等对 525 例心力衰竭患者的研究结果也表明，MR-proANP 与 BNP 一样对心力衰竭患者的死亡风险具有强大的预测作用。因此，ANP 和 BNP 作为心力衰竭的生物标志物可能具有同等重要的意义。

心力衰竭时血浆 BNP 和 NT-proBNP 水平明显升高，并与心力衰竭症状的严重程度（NYHA 心功能分级）呈一致性。已有大量的临床研究证明，血浆 NPs 检测可用于心力衰竭的诊断和预测、危险分层和预后评估、治疗的监测和治疗效果的评价。《美国心脏病学会杂志》在 2013 年发表了美国心脏病学会基金会/美国心脏学会（ACCF/AHA）推荐指南，强调对门诊和住院的疑似心力衰竭患者进行 BNP 或 NT-proBNP 的检测，并作为 I 类推荐，以支持心力衰竭的临床诊断，另外还建议在门诊和住院的心力衰竭患者，通过检测 BNP 或 NT-proBNP 来判断疾病的严重程度和预后。

BNP 和 NT-proBNP 是心力衰竭最常用的生物标志物。生物技术公司目前可以提供 BNP 和 NT-proBNP 快速可靠的检测试剂盒，能使整个测定过程在数分钟之内全自动完成。成年人血浆 BNP 的正常水平 <100pg/ml，由于 NT-proBNP 具有较长的生物半衰期，因此其血浆水平略高于 BNP，其血浆正常水平 <125pg/ml。血浆 BNP 和 NT-proBNP 水平与性别和年龄相关（表 1-1）。不同厂家的自动分析仪测定的 BNP 结果变异系数 <2%。健康个体的自身内在变异范围在 33%~59% 之间，而心力衰竭患者的自身内在变异范围在 24%（间隔 2 周测定）~77%（每日测定）之间。

表 1-1　BNP 和 NT-proBNP 在不同性别和年龄的健康人群中含量比较

利钠利尿肽	年龄范围（岁）	男性（pg/ml）	女性（pg/ml）
NT-proBNP	40~59	20（10~36）	49（28~78）
	≥60	40（21~77）	78（48~120）
BNP	45~54	17（9~34）	28（13~55）
	55~64	31（14~49）	32（18~68）
	65~74	28（10~58）	45（20~111）
	75~83	38（31~44）	58（26~172）

（参考于 Herz，2009，34：581-588）

（一）NPs 对心力衰竭的诊断价值

BNP 和 NT-proBNP 在急慢性充血性心力衰竭的诊断中具有重要的意义，是诊断心力衰竭快速敏感的生物标志物。2000 年 11 月，美国 FDA 正式批准 BNP 用于心力衰竭的诊断。2001 年欧洲心脏病协会也将 BNP 作为心力衰竭的一项诊断指标。2004 年美国心脏病学会（ACC）专家对 BNP 达成共识：如果 BNP < 100pg/ml，心力衰竭的可能性极小，其阴性预测值为 90%；如果 BNP > 500pg/ml，心力衰竭的可能性极大，其阳性预测值为 90%。目前，BNP 已经作为心力衰竭独立的诊断标准应用于临床。根据美国纽约心脏病学会（NYHA）心功能分级标准，无心力衰竭者 BNP < 80pg/ml、心功能Ⅰ级患者 BNP 为 95 ~ 221pg/ml、心功能Ⅱ级患者 BNP 为 221 ~ 459pg/ml、心功能Ⅲ级患者 BNP 为 459 ~ 1006pg/ml、心功能Ⅳ级患者 BNP ≥ 1006pg/ml。目前国际上把心力衰竭患者 BNP 的阳性阈值定为 100pg/ml。血中 NT-proBNP 水平也与 NYHA 心功能分级存在明显的正相关关系，随着心力衰竭症状的严重程度恶化，其血中的 NT-proBNP 水平进行性地升高（图 1-1）。

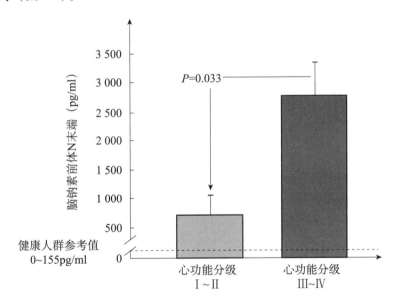

图 1-1 心功能Ⅰ ~ Ⅱ级和Ⅲ ~ Ⅳ级心力衰竭患者血浆 NT-proBNP 水平的比较

（参考于 Peptides，2013，47：110 – 114）

经初诊医生将心力衰竭症状比较明显的门诊患者转诊到心内科，其中的 29% 最终被确诊为心力衰竭。在这一初诊人群中，应用 NT-proBNP 可使心力衰竭的诊断准确率提高 21%，否则即使经过重复的临床检查也只能使心力衰竭的诊断准确率提高 8%。Gustasson 等对 367 例疑似心力衰竭的患者进行了 NT-proBNP 检测和心脏超声学检查。

结果显示，如以 NT-proBNP 水平 125pg/ml 为诊断参考值，在左心室射血分数≤40% 的左心室收缩功能障碍患者中，其诊断的敏感性、特异性、阳性预测值和阴性预测值分别为 97%、46%、15% 和 99%，因此，NT-proBNP 水平＜125pg/ml 能够有效地排除心力衰竭。

大量的临床研究表明，NPs 可用于急诊患者急性呼吸困难病因学的鉴别诊断。由心源性疾病，如左心室扩张、肥厚和收缩性或舒张性心功能障碍引起的呼吸困难患者，其血浆 NT-proBNP 水平明显升高。而在肺功能障碍引起的呼吸困难患者中，血浆 NT-proBNP 水平无明显变化。

Davis 等在 1994 年首先报告了血浆 NPs 水平可用于急诊呼吸困难患者的鉴别诊断，由心力衰竭引起的呼吸困难患者血浆 ANP 和 BNP 水平明显高于由肺部疾病引起的呼吸困难患者，其中 BNP 能更准确地诊断心力衰竭，其敏感性和特异性分别为 93% 和 90%。Morrison 等对 219 例呼吸困难的急诊患者进行了快速 BNP 水平检测。结果显示，134 例由心力衰竭引起的呼吸困难患者血浆 BNP 水平为 758.5±798pg/ml，明显高于 85 例由肺部疾病引起的呼吸困难患者（61±10pg/ml）。Maisel 等在一项大规模、前瞻性临床试验研究中，检测了来自 7 个急症中心的 1586 例急诊呼吸困难患者血浆 BNP 水平。结果显示，其中心力衰竭患者 744 例（47%），BNP 水平为 675±450pg/ml；有心功能障碍病史的非心源性呼吸困难患者 72 例（5%），BNP 水平为 346±390pg/ml；无心力衰竭患者 770 例（49%），BNP 水平为 110±225pg/ml，各组之间差异具有统计学意义（$P<0.001$）。本项研究应用循证医学的方法提出了用于确定或排除心力衰竭的血浆 BNP 水平的诊断参考值为 100pg/ml，美国 FDA 最终也采纳了这一标准，其诊断的敏感性、特异性、准确性、阳性预测值和阴性预测值分别为 90%、76% 和 83%、79% 和 89%，与病史、实验室检查和胸部 X 线检查相比，BNP 对确诊急性心力衰竭具有独特的优势。Steg 等通过超声心动图检查和血浆 BNP 水平测定对 1586 例有急性呼吸困难症状的患者进行了一项前瞻性多中心临床研究。结果显示，与非心力衰竭患者相比，充血性心力衰竭患者左心室射血分数较低〔（39.5±17.8）% vs（56.1±10.2）%〕，血浆 BNP 水平明显升高（683.3±462.7pg/ml vs 129.3±254.4pg/ml）。如以 BNP≥100pg/ml 作为诊断心力衰竭的参考值，其诊断的敏感性为 89%，特异性为 73%。如以左心室射血分数≤50% 作为诊断心力衰竭的诊断标准，其诊断的敏感性为 70%，特异性为 77%。两者单独使用的诊断符合率分别为 67% 和 55%，联合使用可达 82%，若同时参考临床症状、心电图和胸部 X 线检查，则可使心力衰竭的诊断符合率达到 97.3%。另一项临

床研究比较了心脏超声、胸部 X 线片和 NT-proBNP 检测对急性心力衰竭早期精确诊断的效力，对 236 例急诊就医的呼吸困难患者的研究结果显示，肺部超声、胸部 X 线片和 NT-proBNP 检测对心力衰竭诊断的敏感性分别为 57.73%、74.49% 和 97.59%；特异性分别为 87.97%、86.26% 和 27.56%。上述三种检查方法在急诊各自单独使用都不是最有效的。如果联合应用心脏超声和胸部 X 线片，其诊断的敏感性、特异性和阴性预测值分别为 84.69%、77.69% 和 87.07%，因此，最好是联合应用心脏超声和胸部 X 线片检查，然后再对阴性患者进行 NT-proBNP 检测，以发现影像学检查漏诊的心力衰竭患者。Januzzi 等对 600 例呼吸困难的急诊患者进行的一项 PRIDE 前瞻性临床试验研究表明，NT-proBNP 是急诊患者急性心力衰竭的一个敏感而特异的指标，如果 NT-proB-NP 水平 <300pg/ml 可以排除急性心力衰竭，另外，NT-proBNP 的诊断敏感性和特异性随年龄发生变化，其诊断参考值分别为 450pg/ml（<50 岁）、900pg/ml（50~75 岁）和 1800pg/ml（>75 岁）。

检测血浆 NT-proBNP 水平不仅有利于急性心力衰竭患者的诊断，也有利于缩短就诊时间、降低再住院率和节省就诊费用。Mueller 等进行的一项前瞻性随机对照临床试验研究（BASEL）纳入了 452 例急性呼吸困难的患者，将患者随机分为两组，一组检测血浆 BNP 共 225 例，另一组不检测血浆 BNP 共 227 例。参与试验的医生被告知血浆 BNP 水平 <100pg/ml 可排除心力衰竭，血浆 BNP 水平 >500pg/ml 可诊断为心力衰竭，而如果血浆 BNP 水平介于两者之间，则需结合其他的临床检查进行诊断。进一步分析显示，通过上述快速检测血浆 BNP 的方法有利于对心力衰竭患者进行诊断，可使住院患者提前 3 天出院，再住院率降低 10%，治疗费用减少 1800 美元。Gorden 等进行的加拿大多中心前瞻性临床研究入选了 500 例急诊呼吸困难患者，其中最终诊断为心力衰竭的 230 例患者中 NT-proBNP 的中位数水平为 3697pg/ml，明显高于对照组（212pg/ml）。进一步分析显示，NT-proBNP 不仅可以帮助提高诊断的准确性，还可使急诊患者的就诊时间缩短 21%（6.3 小时 vs 5.6 小时，$P = 0.031$），患者 60 天内再住院比例降低 35%（51 vs 33，$P = 0.046$），每个患者门急诊和住院的直接花费明显降低（6129 美元 vs 5180 美元，$P = 0.023$）。

尽管 NT-pro-BNP 的检测有利于对呼吸困难的心力衰竭患者进行鉴别诊断和减少住院天数，但当 NT-pro-BNP 水平位于临界值附近时，其诊断的准确性低于 NT-proANP。NT-proANP 常可进一步降解成小片段，因此检测 NT-proANP 常常低估了 ANP 的实际水平，但可以通过检测其更为稳定的中段降解产物（第 53~90 位氨基酸片段）MR-proANP 来反映 NT-proANP 的实际水平。自从 2004 年建立了商业性的 MR-proANP 免疫检测技术以来，MR-proANP 作为心力衰竭生物标志物的临床应用越来越受到重视。2012 年欧洲心脏病指南提出，MR-proANP 与 BNP 或 NT-proBNP 对诊断急慢性心力衰竭具有同等效力。在一项纳入 1641 例急诊呼吸困难患者的前瞻性临床试验研究（BACH）中，在对急性心力衰竭的诊断能力方面，MR-proANP（诊断参考值 > 120pmol/l，敏感性 97%，特异性 59.9%，准确性 73.6%）不差于 NT-proBNP（诊断参考值 > 100pg/ml，敏感性 95.6%，特异性 61.9%，准确性 72.7%），尤其是 BNP 水平处于临界状态（100~500pg/ml）时，MR-proANP 可提高对心力衰竭诊断的准确性。来自不同研究的数据显示，MR-proANP 对心力衰竭诊断敏感性为 0.80~0.92，特异性为 0.60~0.86，不同的研究所得到的敏感性和特异性存在较大的差异。MR-proANP 用于呼吸困难的心力衰竭患者诊断具有较高的敏感性，但其特异性较低，因此，将 MR-proANP 与其他生物标志物联合用于呼吸困难的心力衰竭诊断能够进一步提高其诊断准确性。

舒张性心力衰竭占心力衰竭总数的 40%~50%，但由于缺乏心脏肥大症状和特异的超声诊断标准，与收缩性心力衰竭相比其诊断常常比较困难。在 Maisel 等进行的一项多中心前瞻性临床研究中纳入了 1586 名急性呼吸困难的患者，经超声检查 452 人最终被确诊为充血性心力衰竭，其中 165 例患者为舒张性心力衰竭（EF≥45%），另 287 例为收缩性心力衰竭。血浆 BNP 检测结果显示，无心力衰竭患者血浆 BNP 的中位数水平为 34pg/ml，而舒张性和收缩性心力衰竭患者的 BNP 的中位数水平分别为 413pg/ml 和 821pg/ml。如将 BNP 分界值定为 100pg/ml，其判定舒张性心力衰竭的敏感性和准确性分别为 86% 和 75%。Tschope 等比较了 68 例舒张性心力衰竭患者和 50 例正常对照的血浆 NT-proBNP 水平，结果显示，舒张性心力衰竭患者血浆 NT-proBNP 的中位数水平明显高于对照组（189.54pg/ml vs 51.89pg/ml，$P < 0.001$），并且与舒张性心力衰竭的程度呈正相关（r = 0.67，$P < 0.001$）。一系列的研究结果表明，血浆 NT-proBNP 的检测有助于舒张性心力衰竭的诊断，但仅凭 BNP 水平难以鉴别收缩性和舒张性心力衰竭，只有在排除了收缩性心力衰竭，BNP 水平的升高对舒张性心力衰竭才有一定的诊断价值。

心力衰竭时血浆 BNP 和 NT-proBNP 的中位数水平均明显升高，而 NT-proBNP 水平的升高更为明显，为 BNP 的 2~10 倍。为了比较 BNP 和 NT-proBNP 在诊断心力衰竭中的价值，Lainchbury 等对 205 例急性呼吸困难患者分别采用不同的方法检测血浆 BNP 和 NT-proBNP 水平。结果显示，其中 70 例心力衰竭患者采用不同方法测得的血浆 BNP 和

NT-proBNP 的中位数水平都明显升高，而且 BNP 和 NT-proBNP 之间具有高度相关性（r = 0. 902 ~ 0. 969，P < 0. 0001）。通过设定适当的 BNP 和 NT-proBNP 诊断参考值，在诊断特异性方面 NT-proBNP 略优于 BNP，而 BNP 在诊断敏感性方面略高于 NT-proBNP。Worster 等通过对 4 338 篇相关研究论文进行荟萃分析，比较了 BNP 和 NT-proBNP 对诊断心力衰竭的准确性，结果显示，BNP 和 NT-proBNP 的诊断敏感性分别为 97% 和 95%，特异性分别为 70% 和 72%，与 Lainchbury 等人的结论相同。总之，BNP 和 NT-proBNP 高度相关，都具有较高的敏感性和特异性，对心力衰竭的诊断具有同等重要的作用，然而目前还难以设定一个普遍公认最佳的 BNP 和 NT-proBNP 的诊断参考值。

鉴于年龄对 NT-proBNP 水平有一定的影响，在一项含有 1 256 例急性呼吸困难患者的国际合作研究（ICON）中，急性心力衰竭患者的 NT-proBNP 中位数水平明显高于非急性心力衰竭患者（4639pg/ml vs 108pg/ml，P < 0. 001），症状的严重程度与 NT-proB-NP 水平明显相关（P = 0. 008）。如果按 < 50、50 ~ 75 和 > 75 三个年龄段分别制订 NT-proBNP 的诊断临界值（450、900 和 1800pg/ml），则急性心力衰竭的诊断敏感性和特异性分别达到 90% 和 84%，并可明显提高阳性预测值达到 88%。但如果不考虑年龄因素，将 NT-proBNP 的诊断临界值定在 300pg/ml，排除急性心力衰竭的阴性预测值则高达 98%，明显提高了漏诊率。

种族对 NT-proBNP 的诊断能力也有一定的影响。一项前瞻性临床研究结果显示，NT-proBNP 用于诊断急性失代偿性心力衰竭在亚洲人群优于西方人群。这项临床研究在新加坡和新西兰分别纳入 606 例和 500 例呼吸困难的急性失代偿性心力衰竭患者，NT-proBNP 用于诊断新加坡人急性失代偿性心力衰竭的 AUC 值高于新西兰人（0. 926 vs 0. 866，P = 0. 012）。

值得一提的是，如果临床医师可以通过其他方法明确诊断急性心力衰竭，是否还有必要检测 BNP 或 NT-proBNP？结论是有必要，因为 BNP 或 NT-proBNP 的检测有利于帮助判断心力衰竭的严重程度和对干预治疗进行指导。因此，常规检测 BNP 或 NT-proBNP 已经成为共识。另外，在稳定的慢性心力衰竭患者，其血浆 NPs 水平也可在正常范围内，即血浆 BNP 水平 < 100pg/ml。因此，与急性失代偿性心力衰竭患者相比，测定血浆 NPs 水平对代偿完全的心力衰竭患者的诊断意义不大。

（二）NPs 对心力衰竭的风险预测、分层和预后评估价值

尽管纽约心脏病学会（NYHA）心功能分级与心力衰竭的症状和死亡率相关，但它仍然是根据心力衰竭患者的临床表现所采用的一种主观分类方法，因此有必要寻找一个客观指标来判断心力衰竭患者的心功能。在心力衰竭发生发展的全过程，包括高危期、症状明显期和终末期，BNP 和 NT-proBNP 的水平对疾病发展趋势都有预测作用。血浆 BNP/NT-proBNP 水平与左室舒张末期压力相关，而后者又与心力衰竭的主要症状呼吸困难密切相关，心力衰竭的程度越重，血浆 BNP/NT-proBNP 的水平越高。另外，血浆 BNP 水平与 NYHA 心功能分级也存在密切的关系，Maisel 等报道，心功能 Ⅰ～Ⅳ级患者血浆 BNP 的中位数水平分别为 152 ± 16pg/ml、332 ± 25pg/ml、590 ± 31pg/ml 和 960 ± 34pg/ml。因此，血浆 BNP 水平能够客观精确地反映心力衰竭的严重程度。BNP/NT-proBNP 作为一项客观指标在心力衰竭的风险预测、危险分层及预后评估中具有重要作用。Masson 和 Omland 等的研究结果显示，在对心力衰竭患者的死亡或再住院预测方面，NT-proBNP 略优于 BNP。

Harrison 等对 325 例急诊呼吸困难患者进行了 6 个月的随访，BNP 水平为 480pg/ml 时对心力衰竭诊断的敏感性为 68%、特异性为 88%、准确性为 85%。当 BNP 水平 >480pg/ml 时 6 个月后发生心力衰竭的可能性为 51%，而当 BNP 水平 <230pg/ml 时 6 个月发生心力衰竭的可能性仅为 2.5%。测定心肌梗死后不同时间点的 BNP 水平可以预测死亡的风险和心力衰竭的发生。Morrow 等的研究结果表明，心肌梗死后 4 个月和 12 个月的 BNP 水平 >80pg/ml 分别预示死亡的风险或心力衰竭的发生增加 4 倍和 5 倍。当原来正常的 BNP 水平升高超过临界值，其危险性明显升高，反之，如果原来升高的 BNP 回复到正常水平，则表明其风险性降低。Richards 等动态监测了急性心肌梗死后 1～4 天神经激素（包括 BNP 和儿茶酚胺等）水平的变化，结果显示，BNP 是唯一能够预测心力衰竭（EF <40%）发生的独立指标，而且也是心梗后 4 个月发生死亡的强有力预测指标。De Lemos 等在一项包括 2525 例急性心肌梗死患者的临床试验研究中发现，BNP 水平升高的程度与梗死后 30 天和 10 个月的死亡率、心力衰竭发生率及再次梗死发生率密切相关。NT-proBNP 与 BNP 一样对心肌梗死后的心力衰竭的发生具有独立的预测价值。联合应用 EF 值和 BNP 可进一步提高心肌梗死后心力衰竭等不良事件预测的精确度。因此，血浆 BNP 水平对急诊呼吸困难患者和心肌梗死患者心力衰竭的发生具有预测作用。Kragelund 等报道 NT-proBNP 可用于预测稳定性冠心病患者的远期死亡率，其预测价值高于常用的心血管危险因素和左心室收缩功能障碍的程度。

BNP 和 NT-proBNP 水平的持续性升高与全因死亡率及心力衰竭恶化、房颤和再住院等发生率的升高密切相关。大量的临床研究证明，BNP 和 NT-proBNP 可用于门诊和住院的心力衰竭患者的风险分层，与其他的生物标志物相比，血浆 BNP 和 NT-proBNP 的测定能为临床医师提供更多的参考信息。对 48 629 例急性失代偿性心力衰竭患者进行的一项临床试验研究（ADHERE）发现，入院时的 BNP 水平与住院患者的死亡率呈线性相关关系，急性失代偿性心力衰竭患者入院时高水平的 BNP 对患者住院期间的死亡率具有预测作用。NT-proBNP 水平的升高对心力衰竭患者中长期死亡风险也都有预测作用。在一项含有 1256 例急性呼吸困难患者的国际合作研究中，当入院时 NT-proBNP 水平 >5180pg/ml 时，对急性失代偿性心力衰竭患者 76 天后的死亡风险有较强的预测作用。另外一项研究显示，当入院时 NT-proBNP 水平 >986pg/ml 时，对急性失代偿性心力衰竭患者 1 年后的死亡风险有较强的预测作用。

以上临床试验研究结果显示，入院时 BNP 和 NT-proBNP 的基线水平影响急性失代偿性心力衰竭患者的预后，有研究指出，只是在失代偿性心力衰竭患者入院时检测 BNP 水平还不足以提供判断预后的可靠信息，还要检测出院时及住院期间的 BNP 水平变化，这样才能对预后有较强的预测价值。在一项对 1989～2012 年有关心力衰竭患者 NPs 与死亡风险关系的荟萃分析中，包括了 44 篇研究论文，其中 38 篇单独对 BNP 进行了研究，另外 6 篇对 BNP 和 NT-proBNP 都进行了研究，结果显示，入院和出院时 BNP 水平都较高的患者在 6 个月和 24 个月的全因死亡率较高，入院和出院时 NT-proBNP 水平都较高的患者在 3、6 和 24 个月的全因死亡率也都较高。在一项回顾性研究中纳入了 177 例患者，其中 53 例患者出院时的 BNP 水平高于入院时，而 124 例患者 BNP 水平在出院时低于住院期间。与出院时 BNP 水平较低的患者相比，在出院时 BNP 水平较高的患者中，心脏充血、颈静脉扩张和端坐呼吸的比例明显升高（$P < 0.001$），而且，下腔静脉最大直径降低的幅度也比较小（$P < 0.001$）。出院时的 BNP 水平是心力衰竭患者出院 6 个月后全因死亡率的独立预测因子，出院时的 BNP 水平越高，患者的一年死亡风险越高（图 1-2）。

很多因素都可以影响急性心力衰竭的预后。症状和体征的严重程度、超声、核素和放射线检查结果、血流动力学参数、活动能力、神经激素紊乱和遗传多态性等都与心力衰竭的不良预后相关。因为上述变量都是反映心功能不良的协同变量，鉴于 NPs 与心功能的关系密切，它同样对心力衰竭的预后具有评估价值。患者 BNP 水平越高，则心力衰竭的预后越差。Cheng 等对 72 例失代偿性心力衰竭患者的前瞻性临床试验研究结果显示，在治疗期间血浆 BNP 水平的变化是死亡和再住院的强有力预后评估指标。

在住院期间经过治疗预后较好的患者，NYHA 心功能分级和 BNP 的中位数水平明显下降，出院时血浆 BNP 的中位数水平降到 690±103pg/ml 以下，而在出院后 30 天再住院及住院期间死亡的患者，尽管经过治疗 NYHA 心功能分级降低，但血浆 BNP 水平仅有轻度的降低，出院时血浆 BNP 的中位数水平仍高达 1506±452pg/ml 以上。

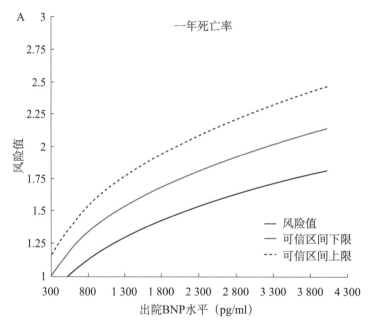

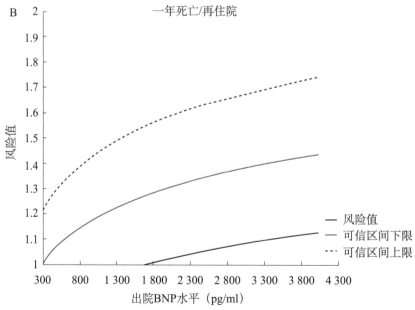

图 1-2 出院时的 BNP 水平与一年死亡/再住院风险的关系
（参考于 Circ. Heart Fail, 2011, 4: 628-636）

NPs 对慢性心力衰竭患者也有较强的预后判断价值。研究发现，BNP 水平高于 100pg/ml 时心力衰竭患者死亡风险增加，在此基础上，BNP 水平每升高 100pg/ml，死亡风险就升高 35%。同样，NT-proBNP 水平高于 200pg/ml 与心力衰竭不良预后相关，随着 NT-proBNP 水平的升高（尤其是 1000pg/ml 以上），心力衰竭不良预后的风险进一步明显升高。因此，连续监测 BNP 和 NT-proBNP 水平有利于帮助预测不良预后的风险程度。Berger 等对 452 例左室射血分数≤35% 的慢性心力衰竭患者进行了三年的随访，对血浆 BNP、NT-proANP、NT-proBNP，以及左室射血分数、收缩压、内皮素和 NYHA 分级进行了监测，结果显示，只有 BNP 可独立预测心衰患者的猝死（$P = 0.0006$），当血浆 BNP 水平 <130pg/ml 时心力衰竭患者的存活率为 99%，明显高于血浆 BNP 水平 >130pg/ml 时心力衰竭患者的存活率（81%）。Maisel 等的研究结果显示，血浆 BNP 水平 <200pg/ml 的心力衰竭患者具有良好的预后，30 天的死亡率为 0，90 天的死亡率也仅为 2%。Schou 等对 345 例慢性心力衰竭门诊患者进行了前瞻性临床试验研究，在 28 个月的随访中，有 70 例患者死亡，201 例患者入院治疗。结果显示，血浆 NT-proBNP 水平较高的患者死亡风险增加 2.4 倍，住院风险增加 1.71 倍，血浆 NT-proBNP 水平与死亡和住院风险呈线性相关关系。Logeart 等在 105 例慢性失代偿性心力衰竭患者动态监测了 BNP 水平在预后评估中的作用，结果显示，出院时 BNP 水平较高（>350pg/ml）的患者预后一般都比较差，出院时 BNP 水平 >700pg/ml 时，出院后 1 个月和 6 个月的死亡率分别高达 31% 和 93%。因此，出院时血浆 BNP 水平是死亡或再住院的唯一独立的预测指标。Bettencourt 等检测了 182 例慢性失代偿性心力衰竭住院患者的血浆 NT-proBNP 水平，并根据患者入院和出院时 NT-proBNP 水平的变化将患者分为 3 组：出院时 NT-proBNP 水平降低至少 30%（n = 82），出院时 NT-proBNP 水平无明显变化（n = 49），出院时 NT-proBNP 水平升高至少 30%（n = 25）。结果显示，住院期间 NT-proBNP 水平的变化在 6 个月的随访中是死亡或再住院的强有力的独立预后判断指标（图 1-3）。Duckelmann 等对 253 例慢性心力衰竭患者进行了平均 14.2 个月的随访，结果显示，血浆 NT-proBNP 水平 >2512pg/ml 的患者在随访 6 个月、12 个月及随访结束时的失代偿、主要不良心血管事件及各种原因引起的死亡的发生率都明显高于 NT-proBNP <1534pg/ml 的患者。Anand 等进行的一项随机对照临床试验研究（Val-HeFT）纳入了 4300 例慢性心力衰竭门诊患者，初诊时检测血浆 BNP 水平，并分别在 4 个月和 8 个月进行随访。结果显示，心力衰竭患者初诊时 BNP 水平 <100pg/ml 或 NT-proBNP 水平 <1000pg/ml 时，不良事件发生的风险较低，初诊时 BNP 水平较高的患者死亡风险和死亡率是初诊

时 BNP 水平较低患者的 2 倍。经过缬沙坦治疗在 4 个月随访时 BNP 水平明显升高的患者具有很高的死亡率，而 BNP 水平明显降低的患者死亡风险也明显降低。

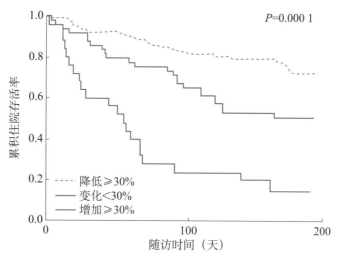

图 1-3　住院期间 NT-proBNP 水平的变化在 6 个月的随访中是死亡或再住院的独立预后判断指标

（参考于 Circulation，2004，110：2168－2174）

　　NPs 不仅对严重和症状明显的心力衰竭患者的预后具有评估价值，还可以对轻度、无症状和轻微症状的左室功能障碍患者的预后进行评估，这样就可以做到早期诊断和早期治疗从而改善预后。在 Tsutamoto 等进行的一项前瞻性临床试验研究中纳入了 290 例无症状或轻微症状和新发的左室功能障碍患者。结果显示，BNP 比 ANP 更能准确地预测心血管事件（包括心力衰竭的加重、心肌梗死的发生和心源性猝死），经多因素变量分析显示，血浆 BNP 水平的升高是该人群死亡风险的独立预测指标。由此我们可以推断，不管心力衰竭患者的 NYHA 心功能分级如何，早期积极地治疗以降低血浆 BNP 水平就可以降低心力衰竭患者的死亡率。Gustasson 等对 367 例疑似心力衰竭的患者进行了 NT-proBNP 检测和心脏超声学检查。在平均 788 天的随访期中有 8% 的患者死亡，其中 NT-proBNP 水平 >125pg/ml 的患者的死亡率明显高于 NT-proBNP 水平正常的患者，较低的 NT-proBNP 水平预示着较低的死亡风险，并且与性别、年龄和左心室射血分数无关。

　　与 BNP 和 NT-proBNP 一样，MR-proANP 对急性失代偿性和慢性心力衰竭也具有预后判断价值。在 PRIDE 临床试验研究中，MR-proANP 水平可作为 1 年和 4 年独立的死亡风险评估指标。在另一项 GISSI-HF 临床试验中，Masson 等在 1237 例慢性心力衰竭患者中测定了包括 MR-proANP 和 NT-proBNP 在内的多个生物标志物，并进行了 4 年的随访。结果显示，MR-proANP 对死亡风险的预测能力最强（AUC = 0.74，最佳临界值为 278pmol/L），其次为 NT-proBNP（AUC = 0.73，最佳临界值为 1181pg/ml）。

有文献报道，CNP 在心力衰竭的预后判断中也具有一定的作用。临床研究显示，心血管疾病患者的心脏可分泌 CNP，在动脉粥样硬化斑块和心力衰竭患者的血液中 CNP 水平明显升高。Mattingly 在 1994 年首先报道，在稳定型心力衰竭患者尿中排出的 NT-CNP53 水平明显升高。还有文献报道，急性失代偿性心力衰竭患者尿中排出的 NT-CNP53 水平明显升高，并与心力衰竭患者 6 个月后的死亡率和全因再住院率关系密切，对失代偿性心力衰竭具有预后判断能力。一些研究结果显示，慢性心力衰竭患者血浆 CNP 和 NT-proCNP 水平明显高于健康个体，随着心力衰竭症状的严重程度恶化，其血浆中的 CNP 和 NT-proCNP 水平进行性升高，而且血浆 CNP 水平与射血分数呈负相关关系，上述结果说明，CNP 分泌的增加与心力衰竭的严重程度相关。因此，CNP 可能作为心力衰竭诊断和预后判断的生物标志物，也可能用于监测心力衰竭患者血流动力学改变和药物或非药物治疗的疗效。在一项对 567 例住院的心力衰竭患者进行的前瞻性临床研究中，患者出院时检测其 NT-proCNP 水平。结果显示，心力衰竭患者的 NT-proCNP 水平高于健康个体（中位数：0.024ng/ml vs 0.018ng/ml），另外，NT-proCNP 水平的升高与心力衰竭患者出院 18 个月后的再住院率和全因死亡率相关。

但也有研究显示，血中 CNP 水平的升高与心力衰竭无关。Sangaralingham 等在明尼苏达州的奥姆斯特德县随机选取了 1841 名受试者（平均年龄 63 ± 11 岁，男性 48%），应用放射免疫的方法测定了血浆 CNP 水平。循环血中的 CNP 中位数值为 13pg/ml，不受性别影响，与年龄有一定的关系。经过 12 年的随访，发现血中 CNP 水平的升高与心力衰竭、脑血管意外或死亡没有关系，但与心肌梗死的风险增加有关。

（三）NPs 对心力衰竭治疗的指导和疗效的监测

NPs 作为生物标志物有利于指导心力衰竭的个性化治疗。左心室充盈压明显升高是失代偿性心力衰竭的临床特征之一，治疗的目标就是通过降低充盈压而改善临床症状和预后。对大多数患者来说，通过直接测定充盈压来指导治疗显然不切实际。由于 BNP 水平与心房和心室的充盈压相关，因此用血浆 BNP 水平的变化监测降低充盈压治疗的效果具有良好的可操作性，可用于对药物的选择和疗效监测及指导利尿剂和血管扩张剂的使用等。研究表明，通过药物治疗降低心力衰竭患者血浆 BNP 水平可降低患者的再住院率、失代偿性心力衰竭的发生和心源性猝死。利尿剂和血管舒张剂治疗在降低心腔内压力的同时可使 BNP 水平快速下降。ACE 抑制剂、血管紧张素 II 受体拮抗剂和利尿剂螺内酯都可降低血浆 NPs 水平。β 受体阻断剂可使血浆 NPs 水平先升高，随后由于心功能和血流动力学的改善而降低。如果药物治疗无效，患者的血浆 BNP 水平仍很高，则可采取其他的治疗措施，如心脏移植、植入心室辅助装置和埋藏式心脏复律除颤器等。

根据 BNP 水平变化来指导心力衰竭患者的治疗，评价治疗效果，及时调整治疗方案，对减少再住院和病死率具有重要价值。在通过监测血浆 NPs 水平指导心力衰竭治疗的第一个临床试验研究（the Christchurch New Zealand pilot trial）中，Troughton 等将入选的 69 名新西兰 Christchurch 市的门诊心力衰竭患者（NYHA 心功能分级 Ⅱ~Ⅳ级，LVEF <40%）随机分为"依据 BNP 水平指导治疗组"和"依据临床症状和体征指导治疗组"。在平均 9.5 个月的随访中，与依据临床症状和体征指导治疗组相比，依据 BNP 水平指导治疗组（使 NT-proBNP 水平降至 1691pg/ml）的心血管死亡、住院和心力衰竭失代偿等不良事件的发生率明显降低（19∶54，$P = 0.02$），但两组之间在生活质量、肾功能和心力衰竭症状方面没有明显差异。在 Jourdain 等进行的一项多中心随机临床试验研究（The STARS-BNP）中，入选了来自法国 17 家医院的 220 例心力衰竭患者（NYHA 心功能分级为 Ⅱ~Ⅲ级，LVEF <45%）。将患者随机分为两组，一组给予常规治疗，另一组在常规治疗的同时根据 BNP 的水平加减用药量（主要为血管紧张素转换酶抑制剂和 β 受体阻断剂），使 BNP 水平降至 100pg/ml 以下。在平均 15 个月的随访中，与常规治疗组相比，依据 BNP 水平指导治疗组的心力衰竭相关死亡或住院率降低 50% 以上（24% vs 52%，$P < 0.02$）。Palladini 等对 152 例由于淀粉样变导致左室舒张功能障碍的患者进行的临床试验研究结果显示，血浆 NT-proBNP 水平是判断心脏淀粉样变严重程度的一个敏感指标，血浆 NT-proBNP 水平的变化与临床症状的改变相关，因此血浆 NT-proBNP 水平可以用作疗效的监测和指导治疗。Felker 等进行的一项随机对照临床试验的中期研究报告结果显示，通过动态监测 BNP 水平来指导用药量可以降低各种原因引起的心力衰竭患者的死亡率。在一项 PROTECT 前瞻性随机对照临床试验研究中，纳入了 151 例心力衰竭患者（EF <40%），根据 NT-proBNP 水平积极调整盐皮质激素受体拮抗剂和 β 受体阻断剂的用药量使 NT-proBNP 水平降低一半的患者，心血管事件的主要终点发生率从 100 降到 58（$P < 0.001$），发生心血管事件的时间也延后，患者的生活质量明显改善，1 年后随访心脏超声检查结果显示，患者心血管结构和功能明显改善，其中老年患者采用常规的心力衰竭治疗方案，心血管事件发生率较高，而通过监测 NT-proBNP 水平来指导心力衰竭的治疗，则其心血管事件的发生率明显降低（1.76% vs

0.71%）。Savarese 等在对七个中心的 II 期临床试验研究进行数据分析结果显示，应用 NT-proBNP 指导治疗可使全因死亡率降低 25%。

根据 NPs 水平调整治疗方案还可缩短诊疗时间和降低治疗费用。在对 445 例急诊呼吸困难的心力衰竭患者进行随机对照临床试验研究中，快速检测 BNP 水平并结合其他临床资料，可明显地缩短住院治疗时间和治疗费用，平均住院时间由 11 天缩短至 8 天，治疗花费由平均 7264 美元降至 5410 美元。Moe 等通过检测 500 例急诊呼吸困难的心力衰竭患者 NT-proBNP 水平，使患者急诊看病时间由平均 6.3 小时缩短至 5.6 小时，大于 60 天的住院患者减少 35%，患者急诊和住院平均总费用由 6129 美元降至 5180 美元。

检测血浆 NPs 水平还有利于合理使用药物。Richards 等报道，在缺血性心肌病患者，如果血浆 BNP 水平升高而去甲肾上腺素水平不变，对该类患者应用 β 受体阻断剂（Carvedilol）将会取得良好的疗效。Miller 等报道，对血浆 ANP 水平明显升高的左心室功能障碍患者，应用洋地黄治疗将会最大限度地改善血流动力学参数。

NPs 不仅能指导治疗确诊的心力衰竭患者，而且对有发展成为心力衰竭倾向的患者的治疗也有一定的参考价值。在一项临床试验研究中，将 1374 例患者随机分为接受常规治疗组（n = 667）和干预治疗组（n = 697），对于 BNP ≥ 50pg/ml 的干预治疗组患者除给予常规治疗外，还给予综合干预治疗。结果显示，伴有或不伴有心力衰竭的左室功能障碍终点事件的发生率和急诊住院率在常规治疗组分别为 8.7% 和 4.04%，而在干预治疗组分别为 5.3% 和 2.23%。Huelsmann 等将 300 例无心血管疾病但 NT-proBNP 水平 > 125pg/ml 的 2 型糖尿病患者随机分为两组，一组为对照组，接受抗糖尿病治疗，另一组作为试验组，除了接受抗糖尿病治疗外，还给予肾素血管紧张素拮抗剂和 β 受体阻断剂治疗。结果显示，在 12 个月后，试验组的全因住院率和死亡率都明显低于对照组。

尽管一些临床研究结果显示，依据 NPs 水平指导心力衰竭的治疗能取得更明显的疗效，但也有一些研究结果显示疗效的增加并不明显。在 Shah 等进行的一项临床试验研究（STARBRITE）中入选了来自美国 3 个中心的 130 例心力衰竭住院患者（LVEF ≤ 35%，NYHA 心功能分级 III ~ IV 级），随机分为 BNP 指导治疗组和常规治疗组。经过 90 天的随访，BNP 指导治疗组的院外生存时间更长，但与常规治疗组相比差异不具有显著性。Pfisterer 等进行的一项多中心随机对照临床试验研究（TIME-CHF）中包括 499 名（年龄 ≥ 60 岁）充血性心力衰竭患者（EF ≤ 45%，NYHA 心功能分级 ≥ II 级），随机分为 NT-proBNP 指导治疗组（251 例）和根据临床症状指导治疗组（248 例）。经过 18 个月的随访，结果显示，两组患者的临床指标和生活质量都得到改善，但两组之间的差异不具有显著性。在 Rodeheffer 等进行的一项临床研究中，根据临床症状指导治疗与根据监测血浆 BNP 水平指导治疗在治疗效果上并没有明显的差异。在 2009 年第 58 届美国 ACC 年会上，Eurlings 等报告的一项临床试验（PRIMA）入选了 345 例心力衰竭患者，入院时的 NT-proBNP 水平 >1700pg/ml，经过治疗使 NT-proBNP 水平降低 ≥ 10%（>850pg/ml）后，将患者随机分为 NT-proBNP 指导治疗组和临床症状指导治疗组。在平均 23 个月的随访期间，NT-proBNP 指导治疗组患者院外存活天数与临床症状指导治疗组没有明显差异（685 vs 664，$P = 0.49$），两组间的死亡率也没有明显差异（26.5% vs 33.3%，$P = 0.20$）。在 9 项随机对照临床研究中共纳入了 2104 例患者，研究目标都是观察根据 BNP 或 NT-proBNP 水平指导心力衰竭治疗是否在改善预后方面优于常规治疗。荟萃分析的结果显示，没有足够的证据支持根据 BNP 或 NT-proBNP 水平指导心力衰竭的治疗可改善预后。因此，NPs 用于作为指导心力衰竭治疗的生物标志物还需通过改善临床试验设计来进一步验证其优越性。为此，美国 NIH 发起了一项多中心随机对照临床试验研究 ［GUIDE-IT（Guiding Evidence Based Therapy Using Biomarker Intensified Treatment）；NCT01685840］，将心力衰竭患者随机分为常规治疗组和根据监测将 NT-proBNP 水平降到 1000pg/ml 以下治疗组，这项研究结果将能明确应用 NT-proBNP 指导心力衰竭的治疗是否可作为 I 类适应证及对临床相关的死亡率、再住院率、生活质量和治疗费用等终点事件的影响。

值得注意的是，血浆 BNP 水平只是简洁、迅速和非损伤性的临床指标之一，由于血浆 BNP 水平受多种因素的影响而且存在明显的个体差异，过于绝对化将会增加患者的负担和贻误病情。因此，除了参考血浆 BNP 水平，还应根据心力衰竭症状的严重程度和所使用药物的耐受性，来合理使用血管紧张素转换酶抑制剂、β 受体阻断剂及利尿剂，以达到最佳的个体化治疗效果。

因为血中 NPs 的含量与心脏充盈压相关的多种因素的影响，因此其水平受每个患者的体位、用药时间、近期水和钠的摄入量及心室后负荷等因素的影响而不断地发生变化。正是由于 BNP 和 NT-proBNP 水平受上述多种因素影响存在生物变异，因此，用其判断治疗的效果更适合于大样本临床试验而难以对某一个体做出准确的判断。如果血浆生物标志物用于评估个体化治疗的效果，必须对其在血中的水平进行动态的监测。

对 NPs 的检测也有利于筛选适合心脏移植的患者，还可对移植排异反应进行监测和指导治疗。Gardner 等对 128 例因心力衰竭而进行心脏移植的患者进行的前瞻性临床试验研究结果显示，血浆 NT-proBNP 水平 >1498pg/ml 是各种原因引起死亡的唯一独立预测指标，血浆 BNP 水平与心脏移植危险分层之间存在明显的相关关系。因此，血浆 BNP 和 NT-proBNP 水平的检测有利于临床筛选适合心脏移植的患者。Masters 等研究发现，经心内膜活检证实有心脏移植排异反应的患者血浆 BNP 中位数水平显著高于无排异反应的患者（544 ±116pg/ml vs 198 ±12pg/ml，$P = 0.014$），给予抗淋巴细胞单克隆抗体 OKT3（小鼠抗人 T 淋巴细胞 CD3 抗原的单克隆抗体）治疗后可使排异反应患者的 BNP 水平下降，T 淋巴细胞产生的细胞因子可能介导了循环血中 BNP 水平的升高。该项研究结果提示，心脏移植后血浆 BNP 水平较高者（>400pg/ml）需要及时给予抗免疫排异治疗。此外，BNP 水平可作为心脏移植后急性排异反应的筛查及免疫抑制治疗效果的评估指标。

（四）心力衰竭患者的筛查

社区调查研究结果显示，有一半或者以上的心室收缩和舒张功能障碍的患者没有明显的临床症状。尽管超声可以检查出早期心功能障碍，但超声检查在人群中的广泛应用受到限制，经济适用的血中生物标志物的检查是筛选心功能障碍的一种更方便和经济的方法。

Mc Donagh 等使用超声心动图及 BNP 检测对英国 Glasgow 地区 1252 人（25 ~ 27 岁）进行了心功能障碍的人群筛查，以 EF≤30% 作为左心室收缩功能障碍的诊断标准。超声检查结果显示，有 37 人的 EF≤30%（占总人数的 3.0%），其中有症状和无症状的患者分别为 18 人和 19 人。血浆 NT-proANP 和 BNP 检查结果显示，左心室收缩功能障碍者（EF≤30%）无论有无症状，其血浆 NT-proANP 和 BNP 中位数水平（2.8ng/ml 和 24.0pg/ml）都明显高于左心室收缩功能无障碍者（1.3ng/ml 和 7.7pg/ml）。当血浆 BNP 水平 ≥17.9pg/ml 时诊断左心室收缩功能障碍的敏感性和特异性分别为 77% 和 87%，在 ≥55 岁的亚群中其敏感性和特异性分别为 92% 和 72%。因此，测定血浆 BNP 水平是在人群（尤其是高危人群）中筛选左心室收缩功能障碍的一种有效方法。

Redfield 等在美国明尼苏达的一项社区人群（2042 人，年龄 ≥45 岁）调查研究结果显示，依靠血浆 BNP 水平的升高预测无症状的心室收缩和舒张功能障碍的敏感性和特异性是有限的，以 BNP 水平的升高预测 EF≤40% 的心力衰竭患者的可能性为 3.8:1，而该人群 EF≤40% 的发生率较低（1.1%），因此用 BNP 水平的升高预测心力衰竭具有较高的假阳性。分析显示，如果只对 BNP 水平升高的个体进行超声检查，那么人群中的 24% 需要超声检查，但其中只有 4% 的个体 EF≤40%。因此，通过检测心力衰竭高危人群中的 BNP 水平，并以此作为左心室功能不全的筛查标志物，其可靠性较低，不建议推荐。

应用 BNP 对人群进行无症状心功能障碍筛查时，一条重要的原则就是 BNP 必须能经济有效地筛查出疑似个体，并最终以 B 超等检查进行验证。这就需要评估对每例患者筛查所需的费用及由此对心力衰竭进行早期诊断和治疗所带来的对患者生活质量和生存期的影响。BNP 与其他血浆生物标志物联合应用或同时参考其他临床指标，将会更有利于心力衰竭的筛查。

最后需要强调的是，血中 NPs 水平除了存在生物变异等个体差异外，还受其他一些因素的影响（表1-2）。因此，应用 NPs 对心力衰竭进行筛查、诊断、风险分层、预后评估和指导治疗时必须考虑这些影响因素，不能将 NPs 水平绝对化，必须结合患者的病史、症状、体征和心脏超声等检查结果进行综合判断，这样才能提高临床决策的准确性。影响血中 NPs 水平的其他一些因素主要包括：①年龄和性别。新生儿 BNP 浓度是成人的 25～30 倍，此后逐渐下降，3 个月降至成人水平；60 岁以上人群 BNP 随年龄增长而升高。同龄女性 BNP 水平高于男性。因此对于老年女性 BNP 水平轻度升高（100～200pg/ml），不能轻易诊断为心源性疾病。②体重指数。肥胖个体因脂肪细胞中存在较多 BNP 的清除受体，因此血浆中 BNP 水平较低。③肾功能障碍。肾功能不全时，由于心房内压力和体循环压力升高、心室重塑、经肾脏清除排泄减少，血浆 BNP 水平可能升高。因此为了使诊断更为精确，在肾小球滤过率分别为 15～29 和 30～59ml/（min·1.73m^2）时的 BNP 诊断临界值分别定为 225 和 201pg/ml。④肺部疾病。慢性阻塞性肺病和肺动脉高压等由于影响肺循环压力，可能引起血浆 BNP 水平的升高。⑤药物治疗。糖皮质激素、甲状腺素、利尿剂、ACEI、β 受体阻断剂、肾上腺素拮抗剂等都会影响血浆 BNP 或 NT-proBNP 的浓度。2015 年 7 月美国 FDA 批准上市的诺华抗心衰新药 Entresto（以前称 LCZ696）是血管紧张素 II 抑制剂缬沙坦（Valsartan）和脑啡肽酶抑制剂 AHU-377（Sacubitril）的复方组合，它与依那普利相比能明显地改善心力衰竭的预后，但它同时可阻断对 BNP 的降解，因此导致血中 BNP 水平的升高和 NT-proBNP 水平的降低。

表 1-2　非心脏原因引起的 BNP 和 NT-proBNP 水平升高

肺	肺栓塞
	肺动脉高压
	慢性肺病
	急性呼吸窘迫综合征
	睡眠呼吸暂停
神经内分泌	蛛网膜下腔出血
	脑卒中
	甲状腺功能亢进
器官衰竭	肝衰竭
	肾衰竭
患者因素	高龄
	性别
	体重指数
急症	败血症
	烧伤
其他	贫血症

［参考于 Expert Rev. Cardiovasc. Ther, 2015, 13（9）：1017 – 1030；有修改］

 小结

　　血中 NPs 水平对心力衰竭的筛查、诊断、风险预测和分层、预后评估、监测疗效和指导治疗等方面均具有重要意义。目前比较肯定的是应用血浆 BNP/NT-proBNP 水平对心源性和非心源性呼吸困难患者进行鉴别诊断及用于心力衰竭的风险分层和预后评估。NPs 与其他一些新的心力衰竭生物标志物联合应用，将会进一步提高对心力衰竭的诊断和预后判断能力。

　　虽然 NPs 的生理功能及其作用机制已经很清楚，但在临床上做为心力衰竭的生物标志物还有很多不明确之处，需要进一步地深入研究。其中最重要的是至今尚无广泛认可的血浆 BNP 浓度正常参考值及其诊断心力衰竭的临界值。另外，BNP 并不是特异性的心力衰竭诊断指标，不可能取代心脏超声等检查，临床工作者还需结合病史、症状、体征和辅助检查来综合判断。但随着研究的不断深入，NPs 作为心室功能障碍的诊断工具就其准确性和临床价值方面具有良好的应用前景。

参 考 文 献

1. Stefano S, Jacopo F, Matteo B, et al. Which method is best for an early accurate diagnosis of acute heart
   failure? Comparison between lung ultrasound, chest X-ray and NT pro-BNP performance: a prospective

study. Intern Emerg Med, DOI 10. 1007/s11739 – 016 – 1498 – 3, 2016.

2. Jennifer K, Nicole E, Ewa A, et al. The influence of confounders in the analysis of mid-regional pro-atrial natriuretic peptide in patients with chronic heart failure. Int J Cardiol, 219: 84 – 91, 2016.

3. Luigino C, Augusto O, Clive P, et al. Brain natriuretic peptide: Much more than a biomarker. Int J Cardiol, 221: 1031 – 1038, 2016.

4. Renato DV, Carmelina A, Giuseppe G, et al. Change of Serum BNP Between Admission and Discharge After Acute Decompensated Heart Failure Is a Better Predictor of 6-Month All-Cause Mortality Than the Single BNP Value Determined at Admission. J Clin Med Res, 8 (10): 737 – 742, 2016.

5. Irwani I, Win SK, Chris F, et al. Superior performance of N-terminal pro brain natriuretic peptide for diagnosis of acute decompensated heart failure in an Asian compared with aWestern setting. Eur J Heart Fail, doi: 10. 1002/ejhf. 612, 2016.

6. Ghashghaei R, Arbit B, Maisel AS. Current and novel biomarkers in heart failure: bench to bedside. Curr Opin Cardiol, 31: 191 – 195, 2016.

7. Wettersten N, Maisel AS. Biomarkers for Heart Failure: An Update for Practitioners of Internal Medicine. The American Journal of Medicine, 129: 560 – 56, 2016.

8. Emmanuel EE. BNP and Heart Failure: Preclinical and Clinical Trial Data. J Cardiovasc Trans Res, 8: 149 – 157, 2015.

9. Andrew C, Robert S M. Evidence based application of BNP/NT-proBNP testing in heart failure. Clin Biochem, 48: 236 – 246, 2015.

10. Sangaralingham SJ, McKie PM, Ichiki T, et al. Circulating C-Type Natriuretic Peptide and its Relationship to Cardiovascular Disease in the General Population. Hypertension, 65 (6): 1187 – 1194, 2015.

11. Jochen W, Mahir K, Ulrike T, et al. Midregional-proAtrial Natriuretic Peptide and High Sensitive Troponin T Strongly Predict Adverse Outcome in Patients Undergoing Percutaneous Repair of Mitral Valve Regurgitation. PLOS ONE, DOI: 10. 1371/journal. pone. 0137464, September 14, 2015.

12. Nasrien I, James LJ. The potential role of natriuretic peptides and other biomarkers in heart failure diagnosis, prognosis and management. Expert Rev Cardiovasc Ther, 13 (9): 1017 – 1030, 2015.

13. Zakeri R, Burnett JC, Sangaralingham SJ. et al. Urinary C-type natriuretic peptide: An emerging biomarker for heart failure and renal remodeling. Clinica Chimica Acta, 443: 108 – 113, 2015.

14. Anne-Catherine Pouleur. Which biomarkers do clinicians need for diagnosis and management of heart failure with reduced ejection fraction? Clinica Chimica Acta, 443: 9 – 16, 2015.

15. Lok DJ, Klip IT, Voors AA. et al. Prognostic value of N-terminal pro C-type natriuretic peptide in heart failure patients with preserved and reduced ejection fraction. Euro J Heart Fail, 16: 958 – 966, 2014.

16. Liquori ME, Christenson RH, Collinson PO, et al. Cardiac biomarkers in heart failure. Clinical Biochem-

istry，47：327 – 337，2014.

17. Pasqualina LS，Andrew CD，Mark O，et al. BNP and NT-proBNP as prognostic markers in persons with acute decompensated heart failure：a systematic review. Heart Fail Rev，19：453 – 470，2014.

18. Cynthia B，Robert M，Andrew C，et al. B-type natriuretic peptide-guided therapy：a systematic review. Heart Fail Rev，19：553 – 564，2014.

19. Yancy CW，Jessup M，Bozkurt B，et al. 2013 ACCF/AHA Guideline for the Management of Heart Failure：executive summary：a report of the American College of Cardiology Foundation/American Heart Association Task Force on Practice Guidelines. Circulation，128：1810 – 1852，2013.

20. Cabiatia M，Sabatinoa L，Carusob R，et al. C-type natriuretic peptide transcriptomic profiling increases inhuman leukocytes of patients with chronic heart failure as afunction of clinical severity. Peptides，47：110 – 114，2013.

21. MBChB RZ，Sangaralingham SJ，Sandb SM，et al. Urinary C-type Natriuretic Peptide：A New Heart Failure Biomarker. JACC Heart Fail，1（2）：. doi：10. 1016/j. jchf. 2012. 12. 003，2013.

22. Gaggin HK，Januzzi JL. Biomarkers and diagnostics in heart failure. Biochimica et Biophysica Acta，1832：2442 – 2450，2013.

23. Zhide Hu，Zhijun Han，Yuanlan Huang，et al. Diagnostic power of the mid-regional pro-atrial natriuretic peptide for heart failure patients with dyspnea：A meta-analysis. Clinical Biochemistry，45：1634 – 1639，2012.

24. McMurray JJ，Adamopoulos S，Anker SD，et al. ESCguidelines for the diagnosis and treatment of acute and chronic heart failure 2012：the Task Force for the Diagnosis and Treatment of Acute and Chronic Heart Failure 2012 of the European Society of Cardiology. Developed in collaboration with the Heart Failure Association（HFA）of the ESC. Eur J Heart Fail，14：803 – 869，2012.

25. Horton PDK，Fonarow GC，Reyes EM，et al. Admission，discharge，or change in B-type natriuretic peptide and long-term outcomes：data from Organized Program to Initiate Lifesaving Treatment in Hospitalized Patients with Heart Failure（OPTIMIZE-HF）linked to Medicare claims，Circ. Heart Fail，4：628 – 636，2011.

26. Cowie MR，Collinson PO，Dargie H. Recommendations on the clinical use of B-type natriuretic peptide testing（BNP or NT-proBNP）in the UK and Ireland. Br J Cardiol，17：76 – 80，2010.

27. O'Donoghue M，Braunwald E. Natriuretic peptides in heart failure：shouldtherapy be guided by BNP levels? Nat Rev Cardiol，7：13 – 20，2010.

28. Pfisterer M，Buser P，Rickli H，et al. BNP-Guided vs Symptom-Guided Heart Failure Therapy. The Trial of Intensified vs Standard Medical Therapy in Elderly Patients With Congestive Heart Failure（TIME-CHF）Randomized Trial. JAMA，301：383 – 392，2009.

29. Lainscak M, von Haehling S, Anker SD. Natriuretic peptides and other biomarkers in chronic heart failure: From BNP, NT-proBNP, and MR-proANP to routine biochemical markers. Intl J Cardiol, 132: 303 – 311, 2009.

30. Berliner D, Angermann CE, Ertl G, et al. Biomarkers in Heart Failure-Better than History or Echocardiography? Herz, 34: 581 – 588, 2009.

31. Felker GM, Hasselblad V, Hernandez AF, et al. Biomarker-guided therapy in chronic heart failure: a meta-analysis of randomized controlled trials. Am Heart J, 158: 422 – 430, 2009.

32. Jessup M, Abraham WT, Casey DE, et al. 2009 Focused Update: ACCF/AHA Guidelines for the Diagnosis and Management of Heart Failure in Adults. J Am Coll Cardiol, 53: 1343 – 1382, 2009.

33. Worster A, Balion CM, Hill SA, et al. Diagnostic accuracy of BNP and NT-proBNP in patients presenting to acute care settings with dyspnea: A systematic review. Clinical Biochemistry, 41: 250 – 259, 2008.

34. Schou M, Gustafsson F, Corell P. The relationship between N-terminal pro-brain natriuretic peptide and risk for hospitalization and mortality is curvilinear in patients with chronic heart failure. Am Heart J, 154: 123 – 129, 2007.

35. Omland T, Sabatine MS, Jablonski KA, et al. Prognostic value of B-type natriuretic peptides in patients with stable coronary artery disease: the PEACE trial. J Am Coll Cardiol, 50: 205 – 214, 2007.

36. Seferian KR, Tamm NN, Semenov AG. The Brain Natriuretic Peptide (BNP) Precursor Is the Major Immunoreactive Form of BNP in Patients with Heart Failure. Clin Chem, 53: 866 – 873, 2007.

37. Vogelsang TW, Jensen RJ, Monrad AL. Independent effects of both right and left ventricular function on plasma brain natriuretic peptide. Eur J Heart Fail, 9: 892 – 896, 2007.

38. Windram JD, Loh PH, Rigby AS. Relationship of high-sensitivity C-reactive protein to prognosis and other prognostic markers in outpatients with heart failure. Am Heart J, 153: 1048 – 1055, 2007.

39. Tang WH, Francis GS, Morrow DA, et al. National Academy of Clinical Biochemistry Laboratory Medicine practice guidelines: clinical utilization of cardiac biomarker testing in heart failure. Circulation, 116: e99 – 109, 2007.

40. Miller WL, Hartman KA, Burritt MF. Troponin, B-Type Natriuretic Peptides and Outcomes in Severe Heart Failure: Differences Between Ischemic and Dilated Cardiomyopathies. Clin Cardiol, 30: 245 – 250, 2007.

41. Mogelvang R, Goetze JP, Schnohr P, et al. Discriminating between cardiac and pulmonary dysfunction in the general population with dyspnea by plasma pro-B-type natriuretic peptide. J Am Coll Cardiol, 50: 1694 – 1701, 2007.

42. Carrillo-Jimenez R, Borzak R, Hennekens CH. Brain natriuretic peptide: research challenges. J Cardiol Pharmacol Ther, 12: 85 – 88, 2007

43. Greenberg B. Can We IMPROVE-CHF Management By Measuring Natriuretic Peptides? Circulation，115：3045 – 3047，2007.

44. Dengler TJ，Gleissner CA，Klingenberg R. Biomarkers after heart transplantation：Nongenomic. Heart Failure Clin，3：69 – 81，2007.

45. Jourdain P，Jondeau G，Funck F，et al. Plasma brain natriuretic peptide-guided therapy to improve outcome in heart failure：the STARS-BNP Multicenter Study. J Am Coll Cardiol，49：1733 – 1739，2007.

46. Kreiger G. A Basic Guide to Understanding Plasma B-Type Natriuretic Peptide in the Diagnosis of Congestive Heart Failure. MEDSURG Nursing，16（2）：75 – 78，2007.

47. Duckelmann C，Mittermayer F，Haider DG，et al. Asymmetric Dimethylarginine Enhances Cardiovascular Risk Prediction in Patients With Chronic Heart Failure. Arterioscler Thromb Vasc Biol，27：2037 – 2042，2007.

48. Florea VG，Anand IS. Predicting survival in heart failure. Current Cardiology Reports，9（3）：209 – 217，2007.

49. Maisel A. Biomarkers in Heart Failure. J Am Coll Cardiol，50：1061 – 1063，2007.

50. Niizeki T，Takeishi Y，Arimoto T，et al. Heart-Type Fatty Acid-Binding Protein Is More Sensitive Than Troponin T to Detect the Ongoing Myocardial Damage in Chronic Heart Failure Patients. J Cardiac Fail，13：120 – 127，2007.

51. Fonarow GC，Peacock WF，Phillips CO，et al. Admission B-type natriuretic peptide levels and in-hospital mortality in acute decompensated heart failure. J Am Coll Cardiol，49：1943 – 1950，2007.

52. Jaffe AS，Babuin L，Apple FS. Biomarkers in Acute Cardiac Disease. J Am Coll Cardiol，48：1 – 11，2006.

53. Fu Q，van Eyk JE. Proteomics and heart disease：identifying biomarkers of clinical utility. Expert Rev Proteomics，3：237 – 249，2006.

54. Masson S，Latini R，Anand IS，et al. Direct comparison of B-type natriuretic peptide（BNP）and amino-terminal proBNP in a large population of patients with chronic and symptomatic heart failure：the Valsartan Heart Failure（Val-HeFT）data. Clin Chem，52：1528 – 1538，2006.

55. Mehra MR，Uber PA，Walther D，et al. Gene Expression Profiles and B-Type Natriuretic Peptide Elevation in Heart Transplantation. Circulation，114［suppl I］：I – 21 – I – 26，2006.

56. von Haehling S，Jankowska EA，Morgenthaler NG，et al. Mid-regional pro-atrial natriuretic peptide（MR-proANP）as a novel and more stable prognostic marker in chronic heart failure（CHF）. J Am Coll Cardiol，47（Suppl A）：65A（Abstract），2006.

57. Wright GA，Struthers AD. Natriuretic peptides as a prognostic marker and therapeutic target in heart failure. Heart，92：149 – 151，2006.

58. Morrow DA, de Lemos JA, Blazing MA, et al. Prognostic value of serial B-type natriuretic peptide testing during follow-up of patients with unstable coronary artery disease. JAMA, 294: 2866 – 2871, 2005.

59. Shah MR, Claise KA, Bowers MT, et al. Testing new targets of therapy in advanced heart failure: the design and rationale of the Strategies for Tailoring Advanced Heart Failure Regimens in the Outpatient Setting: BRain NatrIuretic Peptide versus the Clinical CongesTion ScorE (STARBRITE) trial. Am Heart J, 150: 893 – 898, 2005.

60. Tschope C, Kasner M, Westermann D, et al. The role of NT-proBNP in the diagnostics of isolated diastolic dysfunction: correlation with echocardiographic and invasive measurements Euro Heart J, 26, 2277 – 2284,2005.

61. Steg PG, Joubin L, McCord J, et al. B-Type Natriuretic peptide and echocardiographic determination of ejection fractionin the diagnosis of congestive heart failure in patients with acute dyspnea. Chest, 128: 21 – 29,2005.

62. Doust JA, Pietrzak E, Dobson A. How well does B-type natriuretic peptide predict death and cardiac events in patients with heart failure: systematic review. BMJ, 330: 625, 2005.

63. Kragelund C, Gronning B, Kober L, et al. N-terminal pro-B-type natriuretic peptide and long-term mortality in stable coronary heart disease. N Engl J Med, 352: 666 – 675, 2005.

64. Gustasson F, Farand SH, Badskjer J, et al. Diagnostic and prognostic performance of N-terminal proBNP in primary care patients with suspected heart failure. J Card Fail, 11 (5 suppl): 15 – 20, 2005.

65. Januzzi JL Jr, Camargo CA, Anwaruddin S, et al. The N-terminal Pro-BNP investigation of dyspnea in the emergency department (PRIDE) study. Am J Cardiol, 95: 948 – 954, 2005.

66. Logeart D, Thabut G, Jourdain P, et al. Predischarge B-type natriuretic peptide assay for identifying patients at high risk of re-admission after decompensated heart failure. J Am Coll Cardiol, 43: 635 – 641, 2004.

67. Maisel A, Hollander JE, Guss D, et al. Primary results of the Rapid Emergency Department Heart Failure Outpatient Trial (REDHOT). A multicenter study of B-type natriuretic peptide levels, emergency department decision making, and outcomes in patients presenting with shortness of breath. J Am Coll Cardiol, 44: 1328 – 1333, 2004.

68. Redfield MM, Rodeheffer RJ, Jacobsen SJ, et al. Plasma brain natriuretic peptide to detect pre-clinical ventricular systolic or diastolic dysfunction: a community-based study. Circulation, 109: 3176 – 3181, 2004.

69. Rodeheffer RJ. Measuring plasma B-type natriuretic peptide in heart failure: good to go in 2004? J Am Coll Cardiol, 44: 740 – 749, 2004.

70. Mueller C, Scholer A, Laule-Kilian K, et al. Use of B-type natriuretic peptide in the evaluation and man-

agement of acute dyspnea. N Engl J Med, 350: 647 – 654, 2004.

71. Bettencourt P, Azevedo A, Pimenta J, et al. N-terminal-pro-brain natriuretic peptide predicts outcome after hospital discharge in heart failure patients. Circulation, 110: 2168 – 2174, 2004.

72. Seino Y, Ogawa A, Yamashita T. Application of NT-proBNP and BNP measurements in cardiac care: a more discerning marker for the detection and evaluation of heart failure Eur J Heart Fail, 6: 295 – 300, 2004.

73. Maisel A, McCord J, Nowak RM, et al. Bedside B-Type Natriuretic Peptide in the Emergency Diagnosis of Heart Failure With Reduced or Preserved Ejection Fraction. J Am Coll Cardiol, 41: 2010 – 2017, 2003.

74. Gardner R, Ozalp F, Murday A, et al. N-terminal brain natriuretic peptide: the new gold standard in predicting mortality in patients with advanced heart failure [abstract]. J Am Coll Cardiol, 41: 141A, 2003.

75. Anand IS, Fisher LD, Chiang YT, et al. Changes in brain natriuretic peptide and norepinephrine over time and mortality and morbidity in the Valsartan Heart Failure Trial (Val-HeFT). Circulation, 107: 1278 – 1283, 2003.

76. Park MH, Uber PA, Scott RL, et al. B-Type Natriuretic Peptide in Heart Transplantation: An Important Marker of Allograft Performance. Heart Fail Rev, 8: 359 – 363, 2003.

77. Lainchbury JG, Campbell E, Frampton CM, et al. Brain Natriuretic Peptide and N-Terminal Brain Natriuretic Peptide in the Diagnosis of Heart Failure in Patients With Acute Shortness of Breath. J Am Coll Cardiol, 42: 728 – 35, 2003.

78. Palladini G, Campana C, Klersy C, et al. Serum N-terminal pro-brain natriuretic peptide is a sensitive marker of myocardial dysfunction in AL amyloidosis. Circulation, 107: 2440 – 2445, 2003.

79. Harrison A, Morrison LK, Krishnaswamy P, et al. B-Type Natriuretic Peptide Predicts Future Cardiac Events in Patients Presenting to the Emergency Department With Dyspnea. Ann Emerg Med, 39: 131 – 138, 2002.

80. Miller WL, Bailey KR, Weston SA, et al. Hemodynamic and plasma atrial natriuretic peptide responses to acute digitalis therapy in patients with normal and impaired left ventricular function. Eur J Heart Failure, 4: 63 – 72, 2002.

81. Morrison LK, Harrison A, Krishnaswamy P, et al. Utility of a Rapid B-Natriuretic Peptide Assay in Differentiating Congestive Heart Failure from Lung Disease in Patients Presenting With Dyspnea. J Am Coll Cardiol, 39: 202 – 209, 2002.

82. Berger R, Huelsman M, Strecker K, et al. B-natriuretic peptide preddicts sudden in patients with chronic hear failure. Circulation, 105: 2392 – 2397, 2002.

83. Maisel AS, Krishnaswamy P, Nowak RM, et al. Rapid measurement of B-type natriuretic peptide in the

emergency diagnosis of heart failure. N Engl J Med, 347: 161－167, 2002.

84. De Lemos JA, Morrow DA, Bentley JH, et al. The prognostic value of B-type natriuretic peptide in patients with acute coronary syndromes. N Engl J Med, 345: 1014－1021, 2001.

85. Maisel A. B-Type Natriuretic Peptide Levels: A Potential Novel "White Count" for Congestive Heart Failure. J Cardiac Fail, 7: 183－193, 2001.

86. Cheng V, Kazanagra R, Garcia A, et al. A Rapid Bedside Test for B-Type Peptide Predicts Treatment Outcomes in Patients Admitted for Decompensated Heart Failure: A Pilot Study. J Am Coll Cardiol, 37: 386－91, 2001.

87. Troughton RW, Frampton CM, Yandle TG, et al. Treatment of heart failure guided by plasma aminoterminal brain natriuretic peptide (N-BNP) concentrations. Lancet, 355: 1126－1130, 2000.

88. Masters RG, Davies RA, Veinot JP, et al. Discoordinate Modulation of Natriuretic Peptides During Acute Cardiac Allograft Rejection in Humans. Circulation, 100: 287－291, 1999.

89. Richards AM, Doughty R, Nicholls MG, et al. Neurohumoral prediction of benefit from carvedilol in ischemic left ventricular dysfunction. Circulation, 99: 786－92, 1999.

90. Richards AM, Nicholls MG, Yandle TG, et al. Neuroendocrine prediction of left ventricular function and heart failure after acute myocardial infarction. Heart, 81: 114－120, 1999.

91. Tsutamoto T, Wada A, Maeda K, et al. Plasma brain natriuretic peptide level as a biochemical marker of morbidity and mortality in patients with asymptomatic or minimally symptomatic left ventricular dysfunction. Eur Heart J, 20: 1799－1807, 1999.

92. Mcdonagh TA, Robb SD, Murdoch DR, et al. Biochemical detection of left ventricular systolic dysfunction. Lancet, 351: 9－13, 1998.

93. 汤键，魏英杰. 心血管活性物质与心血管疾病. 北京医科大学中国协和医科大学联合出版社，1997.

94. Davis M, Espiner E, Richards G, et al. Plasma brain natriuretic peptide in assessment of acute dyspnoea. Lancet, 343: 440－444, 1994.

第二节　可溶性肿瘤抑制因子 2

肿瘤抑制因子 2（suppression of tumorigenicity 2，ST2）作为白介素-1 受体家族成员，在 1989 年分别由两个实验室首先报告发现，后来一直将其作为孤儿受体，认为它主要参与免疫和炎症反应性疾病。直到 2002 年 Weinberg 等才报道心脏受到应激或牵张刺激时可诱导 ST2 表达，证明它在心血管系统发挥作用。在健康和疾病个体循环血中的可溶性 ST2（sST2）来源还不十分清楚，尤其是在心血管疾病。以前一直认为，心脏受到刺激时，心脏成纤维细胞和心肌细胞的 ST2 基因表达上调，大量合成 sST 并分泌进入血液。但最近的研究认为，心脏病时血管内皮细胞可能是循环血中的 sST 水平升高的主要来源，而不是心脏成纤维细胞或心肌细胞。

一、简介

（一）基因结构和特征

人的 ST2 基因定位在 2 号染色体上（2q12），通过启动子的不同拼接至少可编码三种异构体。包括膜结合型受体 ST2L、分泌型的 sST2 和另外一种变异型 STV（主要在胃肠道中表达）。ST2L 的结构包括胞外免疫球蛋白样结构域、跨膜片段和介导胞内信号通路的胞质域。sST2 缺乏跨膜片段和胞质域（图 1-4）。

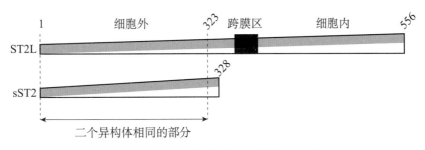

图 1-4　ST2 基因编码的二个主要异构体 ST2L 和 sST2

[参考于 Am J Cardiol, 2015, 115（suppl）：3B – 7B]

（二）主要功能

直到 2005 年 Schmitz 等才发现白介素-33（IL-33）是 ST2L 的配体，IL-33/ST2L 信号通路主要参与免疫和炎症反应。最初发现，ST2 通过诱导 T 细胞辅助 2 型细胞反应参与调节免疫耐受。后来发现，ST2 还可通过与其配体 IL-33 结合参与组织纤维化过程，在心肌组织，IL-33 与 ST2L 结合可激活 NF-κB 和 MAPK 信号通路，诱导抗凋亡因子的表达，具有抗凋亡、抗心肌肥厚和心肌纤维化等心脏保护作用，但当 sST2 水平升高时，可竞争性地与 IL-33 结合，减少了 IL-33 与 ST2L 结合产生的心脏保护作用，从而导致心肌细胞凋亡、心肌肥大和纤维化。sST2 与心力衰竭、心肌梗死、肺部疾病、感染和风湿病等的不良预后相关。在炎症和心血管疾病时，血中 sST2 水平可作为有价值的判断预后的生物标志物。

二、sST2 作为心力衰竭生物标志物的研究进展

sST2 是心力衰竭时心肌纤维化和重构的新型生物标志物，它在心肌应激时表达升高，因此可作为急性和慢性心力衰竭非常有价值的生物标志物。多项临床试验研究证实，循环血中的 sST2 可作为心力衰竭的生物标志物。有文献报道，尽管 sST 与 BNP/ANP 的释放都是由于心脏受到牵张刺激引起的，但 sST2 对心力衰竭具有独特的预后判断价值。

（一）sST2 对急性心力衰竭患者的诊断价值

Januzzi 等 2007 年报道的 PRIDE（proBNP Investigation of Dyspmea in the Emergency Department）研究纳入了因呼吸困难急诊入院的 593 例患者，首先研究了 sST2 对心力衰竭的诊断价值。结果显示，尽管急性失代偿性心力衰竭患者血中的 sST2 水平高于非心脏病的呼吸困难患者，sST2 与左室射血分数和 NYHA 心功能分级等临床指标存在浓度依赖的关系，但 sST2 对心力衰竭的诊断价值不大。在另两项分别纳入 251 例和 259 例呼吸困难的急诊患者中，同样发现 sST2 对心力衰竭的诊断价值不大，但同时发现 BNP 对收缩性和舒张性心力衰竭都具有诊断价值。尽管 sST2 对心力衰竭的诊断意义不大，一系列的临床试验研究结果显示，它对急慢性心力衰竭具有较好的风险预测价值。

（二）sST2 对急性心力衰竭患者的风险预测和预后评估价值

在 2013 年 ACCF/AHA 指南中，将 sST2 作为心力衰竭患者风险分层的新的生物标志物。一系列研究都证明，sST2 对急性心力衰竭患者具有较强的独立预测价值。急性心力衰竭患者入院时，sST2 水平与心力衰竭的严重程度和不良预后存在明显的相关性。sST2 对心力衰竭可提供独立的预后判断信息，或对其他临床指标和生物标志物提供的预后判断信息提供必要的补充。

前面提到的 PRIDE 临床试验研究旨在应用 NT-proBNP 区分急性心力衰竭和其他原因引起的呼吸困难，并首次检测了 sST2 水平。结果显示，急性心力衰竭患者与非心脏原因引起的呼吸困难患者相比，血清 sST2 浓度明显升高（0.50ng/ml vs 0.15ng/ml，$P < 0.001$）。分析显示，尽管 sST2 水平升高可能用于诊断心力衰竭，但其对失代偿性

心力衰竭的诊断效力明显不如 NT-proBNP。而 sST2 对心力衰竭患者具有较强的死亡风险预测能力，1 年后死亡的患者血中 sST2 水平明显高于存活的患者（1.08ng/ml vs 0.18ng/ml，$P < 0.001$）。sST2 水平与 1 年死亡风险之间存在明显的量效关系，随着 sST2 水平升高，患者的 1 年死亡风险递增（图 1-5）。在 1 年死亡率的多元回归分析中，sST2 水平对心力衰竭和非心力衰竭患者都具有较强的死亡风险预测能力。而且发现，sST2 可进一步加强 NT-proBNP 对 1 年死亡风险的预测能力，如果 sST2 和 NT-proBNP 水平都升高则死亡风险高达 40% 以上，相反，如果 sST2 和 NT-proBNP 水平都降低则死亡风险降到 10% 以下。

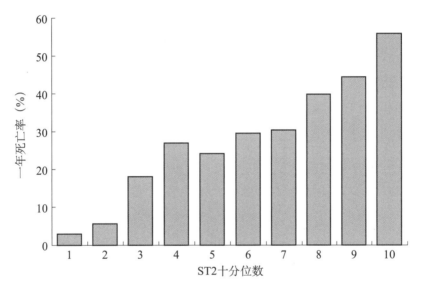

图 1-5　失代偿性心力衰竭患者血中 sST2 水平与 1 年死亡率的关系

［参考于 Am J Cardiol, 2015, 115（suppl）：26B－31B］

在 PRIDE 亚组研究中对 346 例诊断为心力衰竭的患者进行了分析，结果显示，入院时的 sST2 水平与纽约心功能分级 NYHA、BNP、NT-proBNP、CRP、肌酐清除率和左室射血分数相关。不同于 NT-proBNP，sST2 水平与年龄、体重指数、房颤或心力衰竭（缺血或非缺血）的原因没有相关性。多元回归分析显示，sST2 单独就可将死亡风险的预测能力提高 2 倍。sST2 对射血分数降低（EFrHF）和保留射血分数（EFpHF）的心力衰竭患者都具有良好的风险预测能力。值得注意的是，当将 sST2 水平加入到风险预测模型后，NT-proBNP 对 EFpHF 不再有明显的风险预测能力。尤其重要的是，sST2 对心力衰竭的风险分层能力优于 NT-proBNP。sST2 水平升高可对 NT-proBNP 水平低的患者进一步进行死亡风险分层，相反，在 sST2 水平低于中位数的心力衰竭患者，NT-proBNP > 1000pg/ml 不再对 1 年死亡风险具有预测能力。

PRIDE 研究初期纳入的 139 例急性失代偿性心力衰竭患者，在注册后 45 小时内进行了详细的二维心脏超声检查，并进行了 4 年的随访。结果显示，sST2 水平升高的患者左室收缩末期直径和容积增加、射血分数降低、右室面积变化分数降低、右室收缩压升高和运动功能减退。多元回归分析显示，sST2 水平可独立预测右室收缩压、左室射血分数和收缩期/舒张期末容积、心率和颈静脉怒张。上述临床研究数据提示，sST2 在参与心力衰竭心室重构恶化方面起着重要的作用，可影响心力衰竭的预后。实际也显示，随访 4 年后死亡的患者血中 sST2 水平明显高于存活者，Cox 风险模型显示，sST2 对 4 年死亡风险的预测能力独立于临床生化、超声和其他传统的临床检查方法。

在 Gaggin 等对 151 例急性心力衰竭患者（纽约心功能分级 NYHA Ⅱ ~ Ⅲ 级，LVEF <40%）进行的一项前瞻性随机对照单中心临床试验研究中，ST2 水平的检测可提高对心血管事件的风险预测能力。在一项纳入 858 例急性心力衰竭患者的临床试验研究中，连续检测基线、48 ~ 72 小时和 30 天后血浆 sST2 水平，结果显示，基线和 48 ~ 72 小时的血浆 sST2 水平升高增加了急性心力衰竭患者 180 天后的死亡风险（图 1-6）。在一项对 588 例疑似心力衰竭的门诊患者进行的临床试验研究中发现，sST2 水平升高对短期死亡率有较强的预测作用，与 1 年死亡率明显相关，而 sST2 水平低于中位数的患者在随访的前 6 个月无一例死亡。50 例急性失代偿性心力衰竭患者从住院到出院期间，ST2 水平的变化对出院后 90 天死亡率具有较强的预测作用，患者 ST2 水平下降 15.5% 以上，其死亡概率为 7%，但如果患者 ST2 水平下降不到 15.5%，其死亡概率明显升高达到 33%。在一项对 30 例重症心力衰竭患者进行的小样本研究中，患者在进入监护室的第一个 48 小时内，如果 sST2 水平 >104ng/ml，对死亡风险、心脏移植和应用机械辅助装置具有较强的预测作用。

sST2 水平还可预测无症状老年人心力衰竭的发生和对死亡风险进行预测。Parikh 等测定了社区居住的 3915 例无心力衰竭症状老年人（>65 岁）血中的 sST2 水平，sST2 水平高于美国 FDA 规定的临界值（>35ng/ml），明显与心力衰竭的发生和心血管原因引起的死亡相关。

包括 sST2 在内的多个生物标志物联合应用对死亡等风险的预测更有价值。急性心力衰竭患者入院时同时检测 sST2、NT-proBNP 和 hs-CRP 三种生物标志物，可明显地提高对 2 年死亡风险的预测能力，三个生物标志物水平均升高，与高风险全因死亡率密切相关。相反，三个生物标志物水平均不升高的患者在随访期间全部存活。Lupon 等对 876 例急性心力衰竭患者的研究显示，加入 sST2 与 hs-CRP 可使心力衰竭风险因子预测模型的 AUC 值由 0.76 升高到 0.789，提高了对心力衰竭的风险预测能力。sST2 水平可以补充和增强 NT-proBNP 或 BNP 对失代偿性心力衰竭的风险预测能力，甚至在对保留射血分数的心力衰竭和终末期心力衰竭患者进行风险预测时，sST2 可以取代 NT-proBNP 或 BNP 的作用。在 PRIDE 临床试验研究的 10 年随访期间，与其他所有生物标志物相比，sST2 水平对心力衰竭 1 年死亡风险的预测准确性最高，也就是 ROC 曲线下面积最大（图 1-7）。在纳入 5306 例急性失代偿性心力衰竭患者的 GREAT 临床试验研究中，通过对患者入院时众多不同生物标志物水平的分析比较，发现 sST2 对 30 天和 1 年死亡风险的预测能力最强。因此，sST2 是对心力衰竭患者死亡风险预测能力最强大的生物标志物之一。

sST2 对急性心肌梗死患者心力衰竭的发生也具有一定的预测价值。Sabatine 等进行的临床试验研究纳入了 1200 名 ST 段抬高的急性心肌梗死患者。研究结果显示，血中 sST2 水平升高可独立预测 30 天后心力衰竭的发生和心血管死亡事件。

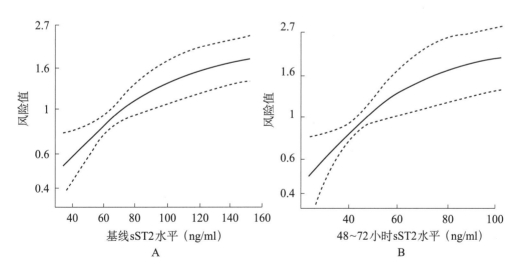

图 1-6 血浆 sST2 水平与急性心力衰竭患者 180 天后死亡风险的关系

［参考于 JACC：HEART FAILURE，2016，4（1）：68-77］

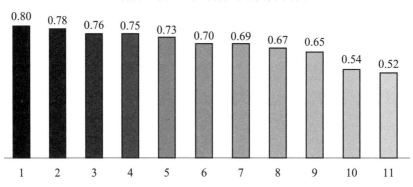

图 1-7　不同的生物标志物对心力衰竭患者 1 年死亡风险预测能力的比较

1. 可溶性肿瘤抑制因子 2；2. 中段肾上腺髓质素前体；3. 脑钠素前体 N 末端/心钠素；4. 半乳糖结合蛋白-3；

5. 尿素氮；6. 血红素；7. 肌酐清除率；8. 肌酐；9. 心脏肌钙蛋白；10. 嗜酸性粒细胞活化趋化因子；11. 脂肪细

胞因子

［参考于 Am J Cardiol，2015，115（suppl）：26B－31B］

（三）sST2 对慢性心力衰竭患者的风险预测和预后评估价值

多项临床研究结果显示，在慢性心力衰竭患者，sST2 水平升高与心力衰竭的严重程度、死亡和移植风险增加、心脏猝死及因心脏病住院等心血管事件密切相关。

在 RAISE-2 临床试验研究中，Weinberg 等对 161 例心功能 Ⅲ～Ⅳ 级的慢性心力衰竭患者进行分析发现，sST2 水平与死亡和移植风险升高有关。一项对慢性心力衰竭患者的大规模多中心临床试验研究显示，在平均 2.8 年的随访期，sST2 基线水平的升高明显增加死亡和心脏移植的风险。sST2 对慢性心力衰竭患者的风险分层能力与 NT-proBNP 类似，并能对临床风险预测模型进行必要的补充和完善。多项临床研究结果显示，sST2 水平升高对慢性心力衰竭患者长期随访期间因心脏病再住院具有较强的独立预测作用。在一项纳入 1141 例慢性心力衰竭患者的大规模多中心 PHFS 临床试验研究中，对 sST2 和 NT-proBNP 与西雅图心衰评分模型（SHFM）在预测死亡和移植风险中的效力进行了比较，结果显示，当 sST2 和 NT-proBNP 联合使用时，对慢性心力衰竭患者死亡和移植的风险预测能力与 SHFM 相当，但当 sST2 或 NT-proBNP 单独使用时，二者能力相当但都不优于 SHFM。另外，SHFM 评分模型引入 sST2 和 NT-proBNP 可进一步提高其对慢性心力衰竭患者的风险识别能力。在一项纳入 891 例慢性心力衰竭患者的 Barcelona 临床试验研究中，sST2 和 NT-proBNP 用于死亡风险预测的能力优于多元回归分析模型中的其他传统风险预测因子。值得一提的是，不同于 NT-proBNP， sST2 水平不受肾功能的影响，因此，sST2 可以改善对合并肾衰竭的慢性心力衰竭患者的风险预测能力。另外，Barcelona 临床试验还对 sST2 和 galectin-3 两种与纤维化和心脏重构密切相关的生物标志物进行了比较研究。结果显示，sST2 用于风险分层优于 galectin-3，两者均与全因死亡风险升高有关，但只有 sST2 与心血管死亡风险相关。

　　sST 对轻中度慢性心力衰竭患者的猝死发生也有良好的风险预测价值。在 MUSIC 病例－对照研究中，如果 sST2 和 NT-proBNP 水平都高于临界值（sST2 > 0.15ng/ml，NT-proBNP > 2000ng/ml），则猝死率高达 71%，但 sST2 和 NT-proBNP 水平都低于临界值（sST2 < 0.15ng/ml，NT-proBNP < 2000ng/ml），则猝死率降到只有 4%（图 1-8）。目前还没有一项可靠的检查用来预测慢性心力衰竭猝死，因此，联合应用 sST2 和 NT-proBNP 对预测慢性心力衰竭猝死具有重要的参考价值。

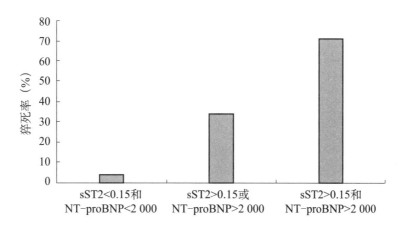

图 1-8　sST2 和 NT-proBNP 对慢性心力衰竭猝死的预测价值

［参考于 Arq Bras Cardiol，2016，106（2）：145－152］

　　包括 sST2 在内的多个生物标志物联合应用可提高对慢性心力衰竭的独立和辅助风险预测能力。Ahmad 等比较了 sST2、NT-proBNP 和 galectin-3 三个生物标志物与慢性心力衰竭患者泵衰竭和心源性猝死两种死亡方式之间的关系，结果显示，经过校正后只有 NT-proBNP 对泵衰竭和心源性猝死都有预测能力，sST2 只对泵衰竭有预测能力，而 galectin-3 对两种死亡方式都不具有预测能力。Lupon 等研发了一种慢性心力衰竭风险预测模型［the Barcelona Bio-Heart Failure Risk Calculator（www.BCNBioHFcalculator.cat）］，其中包括临床和生化参数变量以及 sST2、hs-CRP 和 NT-proBNP 等 3 个生物标志物，利用这个模型可以简单快速地预测慢性心力衰竭患者 1、2 和 3 年的死亡风险，但这个模型还需进一步地验证加以完善才能广泛应用于临床。在一项对 1513 例慢性心力衰竭患者进行的 PHFS 临床试验研究中，Ky 等观察了 sST2、hs-CRP、尿酸、cTnI、sFly-1、BNP 和 Creatinie 等 7 个生物标志物联合应用对心力衰竭预后的判断价值。结果显示，与临床上最常用的心力衰竭风险评分相比，上述 7 个生物标志物联合应用可明显提高对心力衰竭患者死亡、心脏移植和心室辅助装置应用的风险预测能力。

（四）sST2 对心力衰竭治疗的指导和疗效的监测

一系列的临床研究表明，动态监测 sST2 水平可预测心力衰竭患者的疗效，并有望用于指导心力衰竭的治疗。sST2 水平较高的患者倾向于超声检查异常，包括左室内径和容积增大、左右室心肌收缩力降低及压力升高。一些研究结果显示，当 sST2 水平 <35ng/ml 时，心力衰竭患者的血流动力学参数会得到明显的改善。因此，门诊治疗的心力衰竭患者应将 sST2 水平控制在 35ng/ml 以下。

CORONA 临床研究纳入了 1449 例因左室收缩功能障碍导致的慢性心力衰竭患者，Broch 等检测了患者基线和治疗 3 个月后血中的 sST2 水平，在平均 2.6 年的随访期间，前 3 个月 sST2 水平变化非常小，sST2 水平的变化与心血管死亡率、非致死性心肌梗死或脑卒中没有相关性，但治疗 3 个月以后 sST2 水平的明显降低与心力衰竭症状改善或因心血管原因导致的再住院风险降低存在明显的相关关系。

PROTECT 临床研究纳入了 151 例因左室收缩功能障碍导致的慢性心力衰竭患者，Gaggin 等检测了患者基线和治疗 3、6 和 9 个月后血中 sST2、GDF-15 和 hs-CRP 的水平，结果显示，sST2、GDF-15 和 hs-CRP 的基线和动态检测水平对治疗效果都具有独立的辅助预测价值，如果将这三个生物标志物参入到包括 BT-proBNP 在内的临床预测模型中，则其对治疗效果的预测达到最佳。而且发现，治疗心力衰竭的 β 受体阻断剂使用剂量与 sST2 水平直接影响心血管事件的发生率。基线 sST 水平较高（>35ng/ml）的患者接受大剂量的 β 受体阻断剂（美托洛尔剂量 >50mg/d）治疗，其心血管事件风险的降低程度明显高于基线 sST 水平低于 35ng/ml 的患者（图 1-9）。因此，sST2 水平升高的慢性心力衰竭患者更适合使用大剂量 β 受体阻断剂进行积极治疗。同样，盐皮质激素抑制剂对 sST2 水平升高的心力衰竭患者也具有较好的疗效。

Val-HeFT 大规模临床研究检测了 1650 例慢性心力衰竭患者基线和治疗 4、12 个月后血中的 sST2 水平，结果显示，经治疗后 sST2 水平不降反升的患者全因死亡率也较高。Boisot 等对入院的失代偿性心力衰竭患者每日检测 sST2 水平，结果显示，经过治疗 sST2 水平快速下降的患者短期疗效明显，而经过治疗 sST2 水平不降反升的患者 6 个月后的死亡风险增加（图 1-10）。因此，心力衰竭患者经治疗后 sST2 水平的变化可用于预测死亡风险。

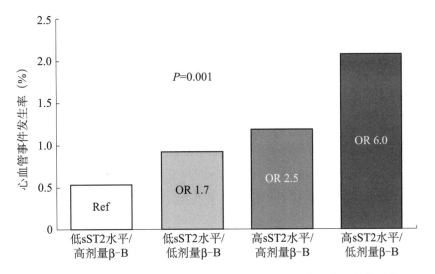

图 1-9　β 受体阻断剂使用剂量与 sST2 水平对心血管事件发生率的影响

β-B = β 受体阻断剂；Ref = 对照；OR = 优势比

［参考于 Am J Cardiol，2015，115（suppl）：70B－75B］

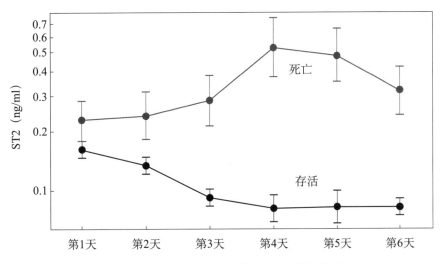

图 1-10　sST2 水平对治疗的反应与疗效的关系

［参考于 Arq Bras Cardiol，2016，106（2）：145－152］

　　此外，对 sST2 水平在终末期心力衰竭中的意义也有一些探索性的研究。在植入左室辅助装置等待心脏移植的终末期心力衰竭患者，sST2 水平与心力衰竭患者病情的严重程度和左室辅助装置对血流动力学的恢复情况都存在密切的关系。另一项临床试验研究对终末期心力衰竭患者在接受心脏移植前、移植期间及移植后 sST2 水平的变化与排异反应的关系进行了研究。结果显示，急性移植排斥反应可升高 sST2 水平，给予抗排斥治疗可使 sST2 水平降低。因此，sST2 可与 NT-proBNP 一起作为识别急性心脏移植排斥反应的生物标志物。

与 BNP 和 NT-proBNP 类似，盐皮质激素受体拮抗剂、β 受体阻断剂和血管紧张素受体拮抗剂等药物治疗都可使血中 sST2 水平下降。不同于 BNP 和 NT-proBNP 的是，血中 sST2 水平不受年龄、肥胖、房颤和肾功能的影响，因此，对存在多种因素影响 BNP 和 NT-proBNP 水平的患者，检测 sST2 水平更有优势。此外，一项研究的长期观察结果显示，个体内 sST2 水平的变异（＜11%）明显小于 BNP/NT-proBNP。因此，将 sST2 作为生物标志物来指导急慢性心力衰竭的治疗可能比 BNP/NT-proBNP 更具有价值。

 小结

大量临床试验研究证明，sST2 作为一个较强大的生物标志物，对心力衰竭患者的短期、中期和长期预后都具有独立的风险预测能力。因此，2013 年 ACCF/AHA 首次将 sST2 作为纤维化生物标志物列入指南并作为 Ⅱb 类推荐，用于对急慢性心力衰竭患者死亡和住院治疗的风险预测，还尤其强调了 sST2 与 NT-proBNP 联合应用具有协同的风险预测价值。另外，sST2 将来也可能用于对心力衰竭治疗的疗效监测和指导治疗。应用市场上购买的 ELISA 试剂盒（Presage assay）检测 sST2 是目前广泛采用的方法，但这种方法用于临床日常检测还不够方便。最近研发出的应用指尖血进行 sST2 快速定量的床旁检测仪将很快投入市场，可对 sST2 进行快速自动检测，这将会大大方便临床医师应用 sST2 对心力衰竭患者进行风险分层、预后评估和指导治疗。

参 考 文 献

1. Tang WHW, Wu Y, Grodin JL, et al. Prognostic Value of Baseline and Changes in Circulating Soluble ST2 Levels and the Effects of Nesiritide in Acute Decompensated Heart Failure. JACC：Heart Fail, 4 (1)：68 – 77, 2016.

2. Villacorta H, Maisel AS. Soluble ST2 Testing：A Promising Biomarker in the Management of Heart Failure. Arq Bras Cardiol, 106 (2)：145 – 152, 2016.

3. Parikh RH, Seliger SL, Christenson R, et al. Soluble ST2 for Prediction of Heart Failure and Cardiovascu-

lar Death in an Elderly, Community-Dwelling Population. J Am Heart Assoc, 5: e003188, 2016.

4. Wettersten N, Maisel AS. Biomarkers for Heart Failure: An Update for Practitioners of Internal Medicine. Am J Med, 129: 560 – 56, 2016.

5. Ghashghaei R, Arbit B, Maisel AS. Current and novel biomarkers in heart failure: bench to bedside. Curr Opin Cardiol, 31: 191 – 195, 2016.

6. Bayes-Genis A, Richards AM, Maise AS, et al. Multimarker Testing With ST2 in Chronic Heart Failure. Am J Cardiol, 115 [suppl]: 76B – 80B, 2015.

7. Nasrien I, James LJ. The potential role of natriuretic peptides and other biomarkers in heart failure diagnosis, prognosis and management. Expert Rev Cardiovasc Ther, 13 (9): 1017 – 1030, 2015.

8. Dieplinger B, Mueller T. Soluble ST2 in heart failure. Clinica Chimica Acta, 443: 57 – 70, 2015.

9. Antoni Bayes-Genis A, Zhang Y, Ky B. ST2 and Patient Prognosis in Chronic Heart Failure. Am J Cardiol, 115 [suppl]: 64B – 69B, 2015.

10. Januzzi JL, Mebazaa A, Somma SD. ST2 and Prognosis in Acutely Decompensated Heart Failure: The International ST2 Consensus Panel. Am J Cardiol, 115 [suppl]: 26B – 31B, 2015.

11. Januzzi JL, Pascual-Figal D, Daniels LB, et al. ST2 Testing for Chronic Heart Failure Therapy Monitoring: The International ST2 Consensus Panel. Am J Cardiol, 115 [suppl]: 70Be75B, 2015.

12. Anne-Catherine Pouleur. Which biomarkers do clinicians need for diagnosis and management of heart failure with reduced ejection fraction? Clinica Chimica Acta, 443: 9 – 16, 2015.

13. Pascual-Figal DA, Januzzi ZL. The Biology of ST2: The International ST2 Consensus Panel. Am J Cardiol, 115 [suppl]: 3B – 7B, 2015.

14. Maisel A, Xue Y, van Veldhuisen DJ, et al. Effect of spironolactone on 30-day death and heart failure rehospitalization (from the COACH Study). Am J Cardiol, 114: 737 – 742, 2014.

15. Gaggin HK, Szymonifka J, Bhardwaj A, et al. Head-to-head comparison of serial soluble ST2, growth differentiation factor-15, and highly-sensitive troponin T measurements in patients with chronic heart failure. JCHF, 2 (1): 65 – 72, 2014.

16. Anand IS, Rector TS, Kuskowski M, et al. Prognostic value of soluble ST2 in the Valsartan Heart Failure Trial. Circ Heart Fail, 7: 418 – 26, 2014.

17. Liquori ME, Christenson RH, Collinson PO, et al. Cardiac biomarkers in heart failure. Clinical Biochemistry, 47: 327 – 337, 2014.

18. Piper S, Hipperson D, de Courcey J, et al. Biological variability of soluble st2 in stable chronic heart failure. Heart, 100: A29, 2014.

19. Gaggin HK, Januzzi JL. Biomarkers and diagnostics in heart failure. Biochimica et Biophysica Acta, 1832: 2442 – 2450, 2013.

20. Vondrakova D, Malek F, Ostadal P, et al. New biomarkers and heart failure. Cor et Vasa, 55: E345 – E354, 2013.

21. Ho JE, Larson MG, Ghorbani A, et al. Soluble ST2 predicts elevated SBP in the community. J Hypertens, 31 (7): 1431 – 1436, 2013.

22. Coglianese EE, Larson MG, Vasan RS, et al. Distribution and clinical correlates of the interleukin receptor family member soluble ST2 in the Framingham Heart Study. Clin Chem, 58 (12): 1673 – 1681, 2012.

23. Manzano-Ferna'ndez S, Mueller T, Pascual-Figal D, et al. Usefulness of soluble concentrations of interleukin family member ST2 as predictor of mortality in patients with acutely decompensated heart failure relative to left ventricular ejection fraction. Am J Cardiol, 107 (2): 259 – 267, 2011.

24. Shah RV, Chen-Tournoux AA, Picard MH, et al. Serum levels of the interleukin-1 receptor family member ST2, cardiac structure and function, and long-term mortality in patients with acute dyspnea, Circulation: Heart Failure, 2: 311 – 319, 2009.

25. Bartunek J, Delrue L, Van Durme F, et al. Nonmyocardial production of ST2 protein in human hypertrophy and failure is related to diastolic load. J Am Coll Cardiol, 52: 2166 – 74, 2008.

26. Rehman SU, Mueller T, Januzzi JJ. Characteristics of the novel interleukin family biomarker ST2 in patients with acute heart failure. J Am Coll Cardiol, 52: 1458 – 1465, 2008.

27. Sabatine MS, Morrow DA, Higgins LJ, et al. Complementary roles for biomarkers of biomechanical strain ST2 and N-terminal prohormone B-type natriuretic peptide in patients with ST-elevation myocardial infarction. Circulation, 117: 1936 – 44, 2008.

28. Barksby HE, Lea SR, Preshaw PM, et al. The expanding family of interleukin-1 cytokines and their role in destructive inflammatory disorders. Clin Exp Immunol, 149: 217 – 25, 2007.

29. Januzzi JJ, Peacock WF, Maisel AS, et al. Measurement of the interleukin family member ST2 in patients with acute dyspnea: results from the PRIDE (Pro-Brain Natriuretic Peptide Investigation of Dyspnea in the Emergency Department) study. J Am Coll Cardiol, 50: 607 – 613, 2007.

30. Morales MA, Del RS, Startari U, et al. Plasma adrenomedullin relation with Doppler-derived dP/dt in patients with congestive heart failure. Clin Cardiol, 29: 126 – 30, 2006.

31. Januzzi JJ, Camargo CA, Anwaruddin S, et al. The N-terminal Pro-BNP investigation of dyspnea in the emergency department (PRIDE) study. Am J Cardiol, 95: 948 – 54, 2005.

32. Trajkovic V, Sweet MJ, Xu D. T1/ST2——an IL-1 receptor-like modulator of immune responses. Cytokine Growth Factor Rev, 15: 87 – 95, 2004.

33. Shimpo M, Morrow DA, Weinberg EO, et al. Serum levels of the interleukin-1 receptor family member ST2 predict mortality and clinical outcome in acute myocardial infarction. Circulation, 109: 2186 –

90, 2004.

34. Weinberg EO, Shimpo M, Hurwitz S, et al. Identification of serum soluble ST2 receptor as a novel heart failure biomarker. Circulation, 107: 721 – 6, 2003.

35. Weinberg EO, Shimpo M, De Keulenaer GW, et al. Expression and regulation of ST2, an interleukin-1 receptor family member, in cardiomyocytes and myocardial infarction. Circulation, 106: 2961 – 6, 2002.

36. Oshikawa K, Kuroiwa K, Tago K, et al. Elevated soluble ST2 protein levels in sera of patients with asthma with an acute exacerbation. Am J Respir Crit Care Med, 164: 277 – 81, 2001.

37. Kuwasako K, Shimekake Y, Masuda M, et al. Visualization of the calcitonin receptor-like receptor and its receptor activity-modifying proteins during internalization and recycling. J Biol Chem, 275: 29602 – 9, 2000.

38. Lohning M, Stroehmann A, Coyle AJ, et al. T1/ST2 is preferentially expressed on murine Th2 cells, independent of interleukin 4, interleukin 5, and interleukin 10, and important for Th2 effector function. Proc Natl Acad Sci USA, 95: 6930 – 5, 1998.

39. Gachter T, Werenskiold AK, Klemenz R. Transcription of the interleukin-1 receptor-related T1 gene is initiated at different promoters in mast cells and fibroblasts. J Biol Chem, 271: 124 – 9, 1996.

第三节　肾上腺髓质素

肾上腺髓质素（adrenomedullin，ADM）是 1993 年由 Kitamura 等在人肾上腺髓质的嗜铬细胞瘤组织细胞中发现的，具有舒张血管的功能。

一、简介

（一）基因结构和特征

ADM 基因定位于人类第 11 号染色体，编码含有 185 个氨基酸的肾上腺髓质素原的前体蛋白（图 1-11）。肽链内切酶剪切肾上腺髓质素原的前体蛋白，释放出由 52 个氨基酸组成的成熟的 ADM。ADM 呈现六环结构和 C 末端酰胺化，属于降钙素基因相关肽（GCRP）家族成员之一。ADM 在不同动物种属之间具有高度的保守性。

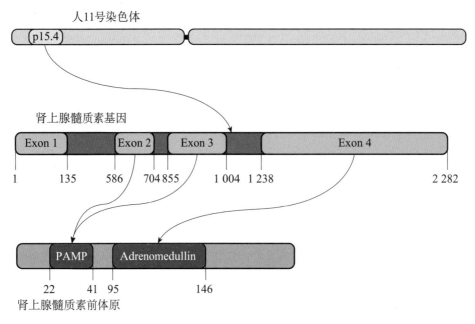

图 1-11 肾上腺髓质素的基因结构

(参考于 Heart Failure Clin, 2010, 5: 515 – 527)

（二）分布和主要功能

ADM 最初在人的肾上腺髓质中发现，后来相继在血管、肺、心脏和脂肪组织等也发现。ADM 具有心脏保护作用，主要包括正性肌力作用、舒张血管、利钠利尿、抗心肌肥厚、抗凋亡和抗纤维化等作用。其中，ADM 增加心肌收缩力的作用是通过 cAMP 非依赖的方式实现的，其正性肌力作用在心房明显强于心室。心力衰竭时血中 ADM 水平升高，并与左室射血分数降低和肺动脉压升高相关。心力衰竭患者静脉注射 ADM 可引起血管舒张、心指数增加和肺毛细血管楔压降低。因此，心力衰竭时 ADM 释放增加是一种代偿机制。此外，原发性高血压、肾衰竭、心肌肥厚、急性心肌梗死、败血症和肺炎等疾病都可导致血中的 ADM 水平升高。

二、ADM 作为心力衰竭标志物的研究进展

尽管血管平滑肌细胞和内皮细胞都可产生和分泌 ADM，但在心肌损伤时血中升高的 ADM 主要来源于心肌细胞本身。心力衰竭时心肌细胞中 ADM mRNA 及其蛋白水平均升高，心力衰竭患者冠状动脉窦和大动脉的血液标本检测都发现 ADM 水平的明显升高。

因为 ADM 的半衰期短（<22 分钟），比较难于检测，目前可以通过检测其比较稳定的中段 ADM 前体（MR-proADM）来反映快速降解的活性 ADM 水平，一般检测到的 ADM 水平实际是 ADM 与 MR-proADM 的混合物。一些研究结果提示，ADM 可以作为心力衰竭潜在的生物标志物。

（一）ADM 在心力衰竭分层和诊断中的价值

血中 ADM 水平可反映心力衰竭的严重程度。Jougasaki 等在 1995 年首次报道了 ADM 与心力衰竭的关系，他们检测了 11 名患者 ADM 的血清浓度。这些患者患有缺血或非缺血心肌病，左室射血分数平均为 17%，纽约心功能分级 NYHA≥Ⅲ级，均无肾脏疾病。严重的心力衰竭患者其血清 ADM 浓度为 47±7pg/ml，明显高于对照组（13±2pg/ml）。同年，Nishikimi 等进行的一项临床试验研究纳入了 66 例由冠脉疾病或瓣膜疾病导致的心力衰竭患者及 27 名无心脏疾病的受试者，所有的患者均无肾脏疾病。其中纽约心功能分级 NYHA 为Ⅰ级的患者血中 ADM 水平与对照组相比无明显差异，但在 NYHA≥Ⅲ级的患者血中 ADM 水平明显高于对照组。血中 ADM 水平与血浆去甲肾上腺素、ANP、BNP 水平具有明显的相关性，并且血中 ADM 水平与左室射血分数呈负相关。

Potocki 等的研究结果显示，急性心力衰竭患者血中的 MR-proADM 水平高于慢性阻塞性肺病患者，因此提出 MR-proADM 可能用于对心力衰竭与其他疾病引起的呼吸困难进行鉴别诊断。有关 ADM 对心力衰竭的诊断和鉴别诊断价值还缺乏足够的证据，有待于更多的临床试验研究。但较多的临床试验结果表明，ADM 在心力衰竭的风险预测和预后评估中具有潜在的临床应用价值。

（二）ADM 在心力衰竭的风险预测和预后评估中的价值

多项临床试验研究结果显示，ADM/MR-proADM 水平可用于预测继发于心肌梗死的急性或慢性心力衰竭患者的死亡风险。1996 年 Kobayashi 等进行的临床试验研究纳入了 15 例 ST 段抬高的心肌梗死患者，在入院及随后 3 周的随访期间连续检测血中 ADM 水平，结果显示，在 72 小时 ADM 水平最高，之后呈下降趋势。在随访期间，血中 ADM 水平在之后发展为心力衰竭的患者中是最高的。在另一项临床试验研究中，纳入了 121 名 ST 段抬高或非 ST 段抬高的心肌梗死患者，血中 ADM 水平在开始的 96 个小时明显升高，血中 ADM 水平 >14pmol/L 的患者在两年随访期间有较高的高死亡率（图 1-12）。ADM 水平与 NT-proBNP 水平相关，并在 4 个月时与 LVEF 呈负相关。

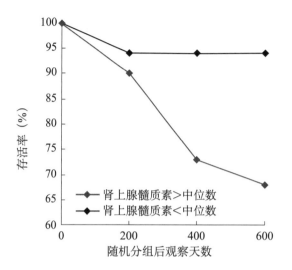

图 1-12 ADM 水平与心肌梗死后患者存活率的关系

(参考于 J Am Coll Cardiol, 2001, 37: 1781 – 787)

在另一项临床试验研究中纳入了近 300 名缺血性心肌病的患者（平均 LVEF 为 29%，纽约心功能分级 NYHA 为Ⅱ和Ⅲ级）。在 18 个月的随访期间，基础 ADM 水平与全因死亡率、心衰死亡率、因心衰入院率及心衰恶化均相关。ADM 的预测价值不依赖于年龄、NYHA 级别、LVEF、既往有无心梗及有无心衰入院史（图 1-13）。

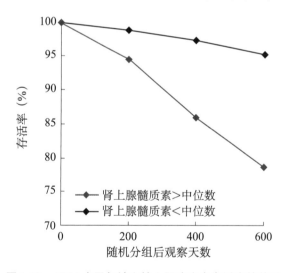

图 1-13 ADM 水平与缺血性心肌病患者存活率的关系

(参考于 Circulation, 1998, 97: 1921 – 1929)

Nishida 等的研究发现，在无冠状动脉综合征或心力衰竭症状的高危患者中，MR-proADM 水平的升高与发生心血管事件的风险升高相关。Khan 等进行的 LAMP 临床试验研究结果显示，MR-proADM 水平的升高可以用于预测死亡或心肌梗死后心力衰竭的发生，并且发现，MR-proADM 的风险预测能力与 NT-proBNP 相当，而且两者联合可增加心血管事件的风险预测能力。一项 BACH 临床试验研究结果显示，MR-proADM 对呼吸困难的心力衰竭患者 90 天死亡风险的预测能力优于 BNP/NT-proBNP。随后的 PRIDE 临床试验研究证实，MR-proADM 对 560 名急性心力衰竭患者的一年死亡风险具有较强的预测能力。Klip 等在 OPTIMAAL 临床试验研究中观察到，MR-proADM 对 214 名急性心肌梗死后心力衰竭患者的死亡风险有较强的预测价值，并优于 BNP/NT-proBNP。

慢性心力衰竭患者血中 ADM/MR-proADM 水平升高也具有风险评估和预后判断价值。Pousset 等测定了 117 例慢性心力衰竭患者血中的 ADM 水平，结果显示，血中的 ADM 水平随着 NYHA 心功能分级的增加而升高，并且与性别、年龄和心力衰竭发生的病因无关，与心脏射血分数也没有相关性。

在一项纳入 297 名左室心功能不全患者的卡维地洛随机对照药物临床试验研究中，对治疗前后的 MR-proADM 水平进行了检测，结果显示，高于中位数的 MR-proADM 水平可独立于传统的临床和超声指标，对患者死亡和住院风险的增加进行预测。卡维地洛治疗可降低 NT-proBNP 和（或）MR-proANP 水平高于中位数患者的死亡和住院风险。

 小结

ADM 是一种多功能的肽类，最初是作为一种作用于血管平滑肌细胞和内皮细胞的具有扩张血管功能的活性肽而被发现。ADM 作为心力衰竭的生物标志物，对心力衰竭的风险预测和预后评估具有潜在的临床应用价值，具有良好的应用前景，但还需要进一步的临床试验研究进行验证。

参 考 文 献

1. Yanagawa B, Nagaya N. Adrenomedullin: molecular mechanisms and its role in cardiac disease. Amino Acids, 32: 157 - 164, 2017.

2. Liquori ME, Christenson RH, Collinson PO, et al. Cardiac biomarkers in heart failure. Clinical Biochemistry, 47: 327 - 337, 2014.

3. Vondrakova D, Malek F, Ostadal P, et al. New biomarkers and heart failure. Cor et Vasa, 55: E345 - E354, 2013.

4. Gaggin HK, Januzzi JL. Biomarkers and diagnostics in heart failure. Biochimica et Biophysica Acta, 1832: 2442 - 2450, 2013.

5. Shah RV, Truong QA, Gaggin HK, et al. Mid-regional pro-trial natriuretic peptide and pro-adrenomedullin testing for the diagnostic and prognostic evaluation of patients with acute dyspnea. Eur Heart J, 33 (17): 2197 – 2205, 2012.

6. Sabatine MS, Morrow DA, de Lemos JA, et al. Evaluation of multiple biomarkers of cardiovascular stress for risk prediction and guiding medical therapy in patients with stable coronary disease. Circulation, 125: 233 – 240, 2012.

7. van Kimmenade RR, Januzzi Jr JL. Emerging biomarkers in heart failure. Clin Chem, 58: 127 – 138, 2012.

8. Klip IT, Voors AA, Anker SD, et al. Prognostic value of mid-regional pro-adrenomedullin in patients with heart failure after an acute myocardial infarction. Heart, 97: 892 – 898, 2011.

9. Maisel A, Mueller C, Nowak RM, et al. Midregion prohormone adrenomedullin and prognosis in patients presenting with acute dyspnea. J Am Coll Cardiol, 58: 1057 – 1067, 2011.

10. Klip IT, Voors AA, Anker SD, et al. , Prognostic value of mid-regional pro-adrenomedullin in patients with heart failure after an acute myocardial infarction. Heart, 97: 892 – 898, 2011.

11. Maisel A, Mueller C, Nowak R, et al. Mid-region pro-hormone markers for diagnosis and prognosis in acute dyspnea: results from the BACH (Biomarkers in Acute Heart Failure) trial. J Am Coll Cardiol, 55: 2062 – 76, 2010.

12. von Haehling S, Filippatos GS, Papassotiriou J, et al. Mid-regional pro-adrenomedullin as a novel predictor of mortality in patients with chronic heart failure, Eur J Heart Fail, 12: 484 – 491, 2010.

13. Adlbrecht C, Hülsmann M, StrunkG, et al. Prognosticvalue of plasma midregional pro-adrenomedullin and C-terminal-pro-endothelin-1 in chronic heart failure outpatients. Eur J Heart Fail, 11: 361 – 366, 2009.

14. Nishida H, Horio T, Suzuki Y, et al. Plasma adrenomedullin as an independent predictor of future cardiovascular events in high-risk patients: comparison with C-reactive protein and adiponectin. Peptides, 29: 599 – 605, 2008.

15. Khan SQ, O'Brien RJ, Struck J, et al. Prognostic value of midregional pro-adrenomedullin in patients with acute myocardial infarction: the LAMP (Leicester Acute Myocardial Infarction Peptide) study. J Am Coll Cardiol, 49: 1525 – 1532, 2007.

16. Morrow DA, de Lemos JA. Benchmarks for the assessment of novel cardiovascular biomarkers. Circulation, 115: 949 – 952, 2007.

17. Bisping E, Tenderich G, Barckhausen P, et al. Atrial myocardium is the predominant inotropic target of adrenomedullin in the human heart. Am J Physiol Heart Circ Physiol, 293: H3001 – H3007, 2007.

18. Struck J, Tao C, Morgenthaler N, et al. Identification of an Adrenomedullin precursor fragment in plasma of sepsis patients, Peptides, 25: 1369 – 1372, 2004.

19. Kitamura K, Kangawa K, Eto T. Adrenomedullin and PAMP: discovery, structures, and cardiovascular functions. Microsc Res Tech, 57: 3 – 13, 2002.

20. Nakamura R, Kato J, Kitamura K, et al. Beneficial effects of adrenomedullin on left ventricular remodeling after myocardial infarction in rats. Cardiovasc Res, 56: 373 – 380, 2002.

21. Richards AM, Doughty R, Nicholls MG, et al. Plasma N-terminal pro-brain natriuretic peptide and adrenomedullin: prognostic utility and prediction of benefit from carvedilol in chronic ischemic left ventricular dysfunction. Australia-New Zealand Heart Failure Group. J Am Coll Cardiol, 37: 1781 – 1787, 2001.

22. Nagaya N, Noritoshi S, Toru N, et al. Hemodynamic, renal, and hormonal effects of adrenomedullin infusion in patients with congestive heart failure. Circulation, 101: 498, 2000.

23. Jougasaki M, Burnett JC Jr. Adrenomedullin: potential in physiology and pathophysiology. Life Sci, 66: 855 – 872, 2000.

24. Pousset F, Masson F, Chavirovskaia O, et al. Plasma adrenomedullin, a new independent predictor of prognosis in patients with chronic heart failure. Eur Heart J, 21: 1009 – 1014, 2000.

25. Richards AM, Nicholls MG, Yandle TG, et al. Plasma N-terminal pro-brain natriuretic peptide and adrenomedullin: new neurohormonal predictors of left ventricular function and prognosis after myocardial infarction. Circulation, 97: 1921 – 1929, 1998.

26. Jougasaki M, Rodeheffer RJ, Redfield MM, et al. Cardiac secretion of adrenomedullin in human heart failure. J Clin Invest, 97: 2370 – 2376, 1996.

27. Shimekake Y, Nagata K, Ohta S, et al. Adrenomedullin stimulates two signal transduction pathways, cAMP accumulation and Ca^{2+} mobilization, in bovine aortic endothelial cells. J Biol Chem, 270: 4412 – 4417, 1995.

28. Nishikimi T, Saito Y, KitamuraK, et al. Increasedplasma levels of adrenomedullin in patients with heart failure. J Am Coll Cardiol, 26: 1424 – 31, 1995.

29. Jougasaki M, Wei CM, McKinley LJ, et al. Elevation of circulating and ventricular adrenomedullin in human congestive heart failure. Circulation, 92: 286 – 289, 1995.

30. Nishikimi T, Saito Y, Kitamura K, et al. Increased plasma levels of adrenomedullin in patients with heart failure. J Am Coll Cardiol, 26: 1424 – 1431, 1995.

31. Kitamura K, Kangawa K, Kawamoto M, et al. Adrenomedullin: a novel hypotensive peptide isolated from human pheochromocytoma. Biochem Biophys Res Commun, 192: 553 – 560, 1993.

（魏英杰，白媛媛，张洪亮）

第二章 炎症相关因子

　　心力衰竭（HF）是一种以进行性的、与疾病严重性和预后相关的炎症反应为特征的疾病。HF 和炎症反应之间的关系最初是在 1990 年由 Levine 等人报道，他们发现，在心衰过程中一种炎症细胞因子——肿瘤坏死因子（TNF）的水平升高。自这项研究之后，一系列的研究报道除了 TNF，其他的一些促炎症因子和化学趋化因子也参与了 HF 的进程。细胞因子是指细胞在各种各样的刺激因素作用下分泌的一组相对小分子量的蛋白分子（一般为 15 ~ 30kD）。细胞因子通过自分泌、旁分泌或近分泌的形式来影响邻近的靶细胞的生物学行为。目前，在 HF 中发现了两种主要的细胞因子：血管收缩细胞因子，如内皮素；血管减压的促炎细胞因子，如 TNF、白介素（IL)-6、IL-1 和 IL-18。这些细胞因子在心肌所有的有核细胞包括心肌细胞中表达，表明这些因子或许不仅仅参与心脏的炎症反应。

　　如前所述，一些促炎症细胞因子如 TNF 在心力衰竭患者明显升高，多种假说支持 HF 的免疫系统的过激活，但都没有直接的证据。根据心衰的细胞因子假说，促炎症细胞因子（TNF-α、IL-1、IL-6 和 IL-18）由受损的心肌细胞产生。在交感神经系统的刺激下，这些细胞因子产生增多。受损的心肌和因输出量减少而发生低灌注的骨骼肌，激活单核细胞产生相同的细胞因子，这些细胞因子进一步损害心肌功能。这种来源的细胞因子还可释放入血。处于应激状态的心肌释放钠尿肽，其释放可改善血循环。

　　炎症标志物不仅仅代表了一种炎症表象，而是参与了疾病的发生发展过程。现在已发现了大量的炎症标志物，这个领域也在不断扩大。目前的证据很好地支持了促炎症细胞因子作为 HF 标志物的观点，特别是可溶性的 TNF 受体 sTNFR1 和 sTNFR2。其他炎症标志物的相关研究纳入的病例数比较少并且其参与心衰的机制也不是十分明确，所以需要更大规模的研究来证明心衰标志物在疾病发生发展过程中的明确机制，从而为临床应用提供依据，更好地解决临床问题。

第一节 促炎症细胞因子

一、TNF-α

（一）生成、释放与受体

在 1975 年，肿瘤坏死因子 α 作为一种引起肿瘤坏死的循环因子被发现。最近，它被认为是固有免疫系统的一部分。固有免疫反应由特异的抗原激发，识别受体，激活 NF-κB 并刺激相关基因的表达来控制感染和损伤，它的激活会加剧动脉粥样硬化、心肌损伤及心力衰竭，并且已经被认为是病毒性心肌炎的重要决定因素。

在生理状态下，TNF-α 基因的转录激活包含多种调节元素的参与，它们的功能特性因不同的刺激和细胞类型而各不相同。在单核细胞和巨噬细胞，脂多糖（LPS）诱导 TNF-α 表达升高，并伴随多种转录因子的参与，如早期生长反应因子 1、激活蛋白 1（AP-1）复合物（包括 CCAAT/增强子结合蛋白 β 和 c-jun）和 NF-κB。在成纤维细胞，激活转录因子 2/c-jun 复合体而非 NF-κB 参与 TNF-α 基因的转录激活的调节。在心脏及分离的心肌细胞，在多种因素如血管紧张素、TNF-α、烧伤、动脉狭窄和 LPS 等的刺激下，NF-κB 的激活对 TNF-α 蛋白表达及 mRNA 水平的升高是必需的。LPS 通过激活线粒体活性氧（ROS）及组蛋白乙酰基转移酶来刺激 TNF-α 的形成。相反，无论是通过药物或间接水平调控上游因子抑制 NF-κB 的活性都会降低 TNF-α 蛋白及 mRNA 水平的表达。

TNF-α 最初由 212 个氨基酸组成（26kD）并组装成稳定的同源三聚体的跨膜蛋白（tmTNF-α），然后在基质金属蛋白酶及 TNF-α 转换酶（TACE）的作用下以同源三聚体的可溶性 TNF-α（sTNF-α）的形式释放。这个 51kD 的 sTNF-α 在浓度低于纳摩尔的情况下会分离成 17kD 的单聚体而失去生物活性。所有的有核细胞包括心肌细胞都表达两种表面受体，即 p55（TNFR1）和 p75（TNFR2），与受体结合后从而引发细胞内信号传递。TNF-α 的生物合成调节紧密，它在静息的无刺激的细胞及健康个体的血浆中很难检测到。

在病理状态下，严重心衰的动物和患者循环中 TNF-α 浓度明显升高。在心力衰竭过程中，多种刺激会导致 TNF-α 形成和释放：如缺氧、α-肾上腺素受体刺激、乳酸酸中毒及拉伸。在心衰中，TNF-α 并不仅仅由心肌产生。在一些实验及临床研究中，成对动脉与冠状窦血标本中 TNF-α 的浓度并无差别，说明 TNF-α 并不是心脏起源，而是外周起源的。这个结论进一步由兔子心衰模型证实，在该模型试验中，心肌中 TNF-α 浓度并未改变，而血清中浓度伴随着肝细胞中浓度的升高而升高。这种肝细胞中 TNF-α 浓度的升高可能是由于肝充血造成的肝细胞产生 TNF-α。

在人类，保守的 TNF-α 及刺激后 TNF-α 的表达可能依赖于 TNF 基因位点的等位基因的多态性：一个是定位于 TNF-α 的启动子区域（TNFA1/2），另一个位于 TNF-β 的第一个内含子（TNFB1/2）。然而，Vesnarinone Survival Trial（VEST）（TNF 基因组分析）的研究者发现循环中 TNF-α 的水平升高与 TNFA 或 TNFB 的多态性并无关联，虽然在日本人群中 TNFA2 的多态性与高转录活性导致的 TNF-α 的形成增加有关联。将来的研究应该明确 TNF 的多态性是否与 TNF-α 的形成与释放真正相关。

TNF-α 通过两个受体发挥作用，TNF-α 受体 1（TNFR1）和 TNF-α 受体 2（TNFR2）。TNFR1 几乎在所有的细胞和器官中表达，包括血管和心肌细胞，并且能够被 tmTNF-α 和 sTNF-α 完全激活。TNFR2 在淋巴系统中发挥主要作用，在免疫系统及心脏细胞中表达，并被 tmTNF-α 激活。TACE 剪切 tmTNF-α 和 TNFR，然后释放其可溶性的形式并能中和 TNF-α 的作用。所以说 TACE 既可能是促炎症的，也可能是抑制炎症的，这取决于它剪切还是释放 TNF-α 或 TNFR。在衰竭的心脏 TNFR1 和 TNFR2 都会下调，而可溶性的 TNFR 由于心肌细胞 TNFR 的酶切而升高。

（二）主要功能

1. 对血管的作用　TNF-α 介导的血管功能异常包括在内皮代谢和功能、血小板聚集、内皮细胞 - 血细胞的相互作用及血管平滑肌细胞功能和增殖等方面的改变。血管内皮是 TNF-α 的特殊靶标：TNF-α 可以刺激多种促炎症、促凝血、促增殖和促凋亡的基因表达。这些因素常见的初始改变是由于 NO 生物活性的降低，其次是 ROS 导致的 NO 清除增加和（或）NO 合成的减少。在正常情况下，内皮细胞产生的生物分子

（NO，前列腺素）通过抑制血小板聚集和细胞黏附及刺激血管舒张来维持血浆和血细胞的持续流动。除了损伤内皮依赖的血管舒张，TNF-α 也改变内皮细胞 – 血细胞相互作用的生理特性。

2. 对心肌的作用

（1）心功能：在正常的个体，循环和心脏中 TNF-α 的浓度都很低，在心脏敲除 TNF-α、TNFR1 和 TNFR2 的小鼠发育正常并且不存在可见的心脏形态或功能的损伤。然而高浓度的 TNF-α 会改变心肌功能。在分离的猫的常氧心肌细胞，外源性 TNF-α 导致细胞的缩短。在体内，内源性的 TNF-α 降低正常灌注大鼠的心脏收缩功能。心肌 TNF-α 浓度的升高会导致心脏收缩功能异常和心肌休眠。

另外，慢性心衰患者血清中 TNF-α 水平的升高与心率变异性的降低显著相关，说明在此类患者中免疫系统的激活与自主神经失调有一定关联。

（2）心肌纤维化：TNF-α 降低心肌收缩力，增加氧自由基释放，促进心肌细胞凋亡，诱导心室重构，促进心肌纤维化。TNF-α 主要通过阻止细胞内 Ca^{2+} 的聚集而改变肌浆网功能直接抑制心肌收缩和一氧化氮依赖减弱肌原纤维 Ca^{2+} 的敏感性间接抑制心肌收缩。TNF-α 能易化肾素 – 血管紧张素系统在外周组织的活性，独立诱发血管紧张素 Ⅱ Ⅰ 型受体的上调，增强血管紧张素 Ⅱ 促纤维化的作用。TNF-α 还可增强基质金属蛋白酶活性，促进细胞外基质积聚而诱导心肌重构，导致心功能减退。此外，可诱导氧化应激，使心肌过度表达该因子，导致心室扩张，心肌间质纤维化、心功能恶化。

（3）心肌梗死：TNF-α 及其受体可以影响梗死区域，不同研究对梗死区域大小的影响并不一致，可能受传统的敲除技术及其他促炎症因子的影响。其受体也可以影响心肌梗死后的重建。研究表明，TNF-α 通过 TNFR1 使左室功能异常及梗死后的重建恶化，而通过 TNFR2 改善上述情况。前者的机制包括原位的炎症反应，MMP2 活性的升高及伴随的机制和胶原的降解，最终导致心肌细胞凋亡；后者是由于心脏细胞保护性的信号通路 WNT1 的激活。

（4）心肌保护：动物模型证明 TNF-α 参与心肌保护。两种 TNFR 都参与心肌保护的过程。内源性的心肌保护现象会反过来降低 TNF-α 浓度。虽然目前导致保护的信号通路并不明确，但其中"存活激活因子增强信号通路"的激活，线粒体通透性渗透孔的一致及抗凋亡蛋白的表达升高明确参与其中。

（5）心力衰竭：TNF-α 通过多种机制促进心衰的进程，包括刺激 β 肾上腺素受体的解偶联，ROS 的形成及抑制性 NO 合成酶的合成，以及改变线粒体的多种功能。另外，它还可以促进其他炎症因子的产生从而增强其诱导的心肌损伤。除了对心脏功能的影响，高浓度的 TNF-α 的持续表达也会影响衰竭心脏的结构，如心肌细胞肥大，促进心肌细胞的凋亡和心脏纤维化。然而也如上所述，高水平的 TNF-α 对心衰过程有促进作用，但低水平或正常水平对心肌有保护作用，这可能与 TNF-α 和其两种受体的亲和力有关。高浓度 TNF-α 同时与 TNFR1 和 TNFR2 结合，而低浓度 TNF-α 只与 TNFR2 结合。TNFR1 通路有促凋亡及心室重构作用，而 TNFR2 通路可通过介导心肌细胞修复来保护心肌。

二、IL-1、IL-6 和 IL-18

（一）IL-1

1. 配体及受体　IL-1 作为一种典型的促炎症细胞因子，最初由于其在家兔和人体表现出的致热效应而被认为是内源性的致热源。IL-1 由两个具有高度序列同源性和相似生物活性的配体组成（IL-1α 和 IL-1β）。IL-1α 和 IL-1β 都是以大的前体蛋白的形式合成，其中 IL-1α 前体具有生物活性，由钙蛋白酶剪切后产生成熟蛋白，无论是前体蛋白还是成熟蛋白都存在于细胞内，除非由死细胞释放。相反，IL-1β 前体无生物活性，由 IL-1β 转换酶（ICE，caspase-1）酶切后产生具有活性的 17.5kD 的活性蛋白（p17）。大部分 IL-1β 前体定位于胞质，也有一部分转移到分泌溶酶体与 caspase-1 前体共定位。在静息的细胞，caspase-1 前体与其抑制分子结合而阻止其激活，在激活的细胞由一种称为"IL-1β 炎症体"的分子复合物刺激 caspase-1 前体向 caspase-1 的转换，从而剪切 IL-1β 前体并分泌成熟有活性的 IL-1β。

IL-1α 和 IL-1β 均结合两种受体，Ⅰ型受体（IL-1RⅠ）与 IL-1 受体附属蛋白（IL-1RAcP）形成复合物转导信号并负责 IL-1 介导的主要功能。相反，Ⅱ型受体（IL-1RⅡ）缺乏胞内信号通路结构域而不能激活 IL-1。细胞除了合成 IL-1α 和 IL-1β，还会合成 IL-1 家族的第三个成员——一种 IL-1 受体拮抗剂（IL-1Ra）。IL-1Ra 以三种胞内形式和一种分泌形式存在，IL-1RⅠ 与其结合后表现出不能募集 IL-1RAcP，不能触发信号转导，抑制了 IL-1 的信号通路。

2. 主要功能

（1）损伤愈合：实验表明 IL-1 家族在受损的心脏明显上调，IL-1β 在啮齿动物灌流及非灌流损伤模型均被诱导产生。另外，临床观察研究表明，在急性心肌梗死患者出现胸痛的开始几个小时内其血清水平明显升高，但是也有一些研究并没发现心梗患者的IL-1β水平的改变。这还需要进一步的研究证实。

（2）心肌损伤和修复：IL-1在参与心肌损伤和修复的多种细胞类型中表现出重要作用。大量证据表明IL-1对心肌细胞具有促凋亡和肥大的作用，并且抑制心脏收缩功能。IL-1还调控参与梗死愈合的多种细胞的行为和基因表达，对淋巴细胞和内皮细胞均有激活作用，并在损伤区域通过上调单核细胞和内皮细胞的化学合成促进淋巴细胞趋化。IL-1还能调控成纤维细胞的表型和活性。IL-1β作为IL-1的主要分泌形式，是炎症免疫反应调控因子，可降低痛阈、损伤组织，诱发炎性反应及机体防御反应，在各种心血管疾病中发挥重要作用。其作为最强大的促炎症反应细胞因子之一，在从动脉粥样硬化到冠心病、再发展到心肌梗死、心室重构和心力衰竭的病理生理学过程中，通过促进IL-6的表达，与IL-18协同作用等介导炎症反应；可诱导缺血区心肌细胞凋亡，并通过启动凋亡机制，调控相关靶基因表达，促进单核细胞和中性粒细胞浸润，逐步使半暗带发展为心肌梗死区，扩大损伤。

（3）损伤后心肌重建：IL-1在缺血心脏明显上调及其对心脏损伤后多种细胞的作用表明，它或许在心肌损伤和重建中发挥重要作用。研究证明IL-1通过多种方式对损伤心肌产生不利影响。IL-1可能增强缺血心肌的凋亡；增强损伤后的炎症反应；通过改变MMP的表达和活性来调节代偿性的反应并介导重建。

（4）冠心病的发病：IL-1的信号通路也可能参与冠心病的发病。可能的机制包括调节胆固醇代谢，刺激斑块形成，加重血管炎症，促进斑块破裂。

（二）IL-6

1. 释放 IL-6是一种响应于TNF-α直接刺激而释放的促炎症细胞因子，它是急性期反应最主要的诱导因素之一。维持这种反应需要过量的必需氨基酸，这些氨基酸来源于总体蛋白的丢失。IL-6的效应由IL-6R介导，不过它也能作用于缺乏IL-6R的细胞，主要是因为另外一种小的跨膜糖蛋白（gp130，也称为CD130）可以使细胞对IL-6做出反应。IL-6R和gp130需要通过一定的信号通路发挥作用。可溶形式的gp130不能够激活IL-6/IL-6R复合物。

2. 主要功能 II-6与TNF-α一样，也是一种具有多种生物学功能的肽类物质，能独立调节心脏功能。主要是由血管内皮细胞和平滑肌细胞产生，在慢性心力衰竭（chronic heart failure，CHF）患者的心肌和血液循环中均升高，可进行有效的针对性检测。IL-6 参与心肌细胞肥大、心肌功能异常及肌肉损耗的发展过程。另一方面，IL-6 又可以抑制心肌细胞凋亡。在心衰患者，IL-6 水平的升高与不良预后相关，但可溶性的 IL-6R 的高水平与其无关。在败血症，消除血流中的 IL-6 被认为是一种有前景的治疗方式。

IL-6 被认为是心衰和急性心梗患者发病率和死亡率有力的预测标志物。其血清水平的升高与病情的严重程度密切相关，并能预测 CHF 临床终点事件的发生。最近的研究表明，终末期心衰患者的 IL-6-gp130-JAK-STAT 信号通路在多种水平发生改变。在受体水平，gp130 表达及活性均增强，在衰竭的心脏 JAK2 和 IL-6-gp130（STAT3）则明显下调。通过 gp130 受体系统激活的 STAT3 对缺血引起的心脏肥大和心肌细胞的保护是必需的。STAT3 对缺血，灌流损伤及心梗的心脏具有保护作用。总体来说，IL-6-gp130-JAK-STAT 信号通路的失调在人类衰竭的心脏发挥重要作用。

（三）IL-18

1. 表达和分布　IL-18 最初被称为 γ-干扰素（IFN-γ）诱导因子，发现于 1989 年，属于 IL-1 家族的一员。该基因的 DNA 序列揭示它是以 192 个氨基酸的前体蛋白和 157 个氨基酸的成熟蛋白的形式存在。IL-18 的无活性形式前体 IL-18（proIL-18）在多种细胞表达：巨噬/单核细胞、树突状细胞、内皮细胞、平滑肌细胞、上皮细胞及角质细胞，前体需要经过 caspase-1 的剪切而激活。

免疫组织化学染色显示，特异的 IL-18 信号存在于心脏的平滑肌细胞和内皮细胞。另外，在缺血性扩张性心肌病患者的缺血心肌可检测到明显的 IL-18 mRNA 和蛋白水平的升高。IL-18 及其受体在缺血性心肌的内皮细胞、巨噬细胞及心肌细胞表达，这表明上调的 IL-18 的信号的确存在于衰竭的心脏，其细胞内的信号通路并不明确。有些研究认为是通过 LPS 刺激-IL-1R-NF-κB-激活 IL-18 基因的表达，更多的研究者认为转录后的调节在成熟 IL-18 的产生过程中发挥重要作用。实际上，心肌中有基础水平的 proIL-18 的存在，在损伤过程中被激活。

2. 生物学效应　成熟的 IL-18 结合其受体（IL-18Rα 和 IL-18Rβ）形成异聚体从而激活下游的信号通路，其最初的生物学功能是诱导获得性和固有免疫中发挥重要功能的 IFN-γ。另一方面，多项研究表明 IL-18 参与刺激 TH2 细胞系的成熟和分化，并介导 B 细胞的功能。在缺血诱导的心肌、肾、肝衰竭中呈现非 IFN-γ 依赖的功能。总体来说，IL-18 的多种生物学活性使得它成为固有及获得性疾病的一种重要细胞因子。

3. 主要功能　鉴于 IL-18 的促炎症特性及在免疫、感染和炎症失调中的重要作用，它也可能在心肌缺血、梗死和动脉粥样硬化中发挥重要作用。IL-18 可以通过参与心肌细胞病理性肥厚、影响心肌纤维对钙离子反应等机制诱发心脏舒张及收缩功能异常，导致心功能不全。在临床，IL-18 水平在充血性心力衰竭、冠心病及心肌缺血患者中明显升高，另外，IL-18 还作为健康中年男性心肌缺血的预测指标。IL-18 基因的变异与严重冠心病相关。动物实验也显示了心肌梗死后 IL-18 mRNA、IL-18 前体及血浆 IL-18 水平的升高。

IL-18 在心肌中通过多种机制增强促炎症的反应，包括内皮细胞黏附分子的表达升高及产生促炎症介质，如 IL-1β、IL-8、TNF-α 及诱导的 NO 合成酶，这些介质均可以调节心肌收缩功能及造成心肌细胞的缺失。另外，IL-18 作为一种抗血管生成因子，严重影响缺血后心肌新生血管生成，阻碍心肌功能修复和重建。

三、促炎症细胞因子作为心力衰竭生物标志物的研究进展

（一）促炎症细胞因子的水平与心衰疾病严重程度相关

心衰患者循环系统中 TNF、IL-6、IL-18 的水平明显升高。由于它们最初是在心脏恶病质和代偿性水肿的患者中发现，所以这些细胞因子被认为仅在终末期心衰的患者中表达。但是，最近的一些研究认为，促炎症因子在心衰的早期（如 NYHA 功能 Ⅱ 级的心衰）或无症状的左室功能异常就被激活，其水平随着 NYHA 功能级别的恶化而升高。

CHF 患者血清 TNF-α 和 IL-6 水平分别与左室射血分数（left ventricular ejection fraction，LVEF）呈负相关，而与左室舒张末期内径（left ventricular end-diastolic dimension，LVEDD）、左室收缩末期内径（left ventricular end systolic diameter，LVESD）呈正相关。两者是诊断 CHF 的良好指标，且可以准确地反映不同心功能分级 CHF 患者的心脏功能状态，与 CHF 的发生、发展过程关系密切。

除了炎症细胞因子，HF 循环中细胞因子受体水平也升高，包括 sTNFR1、sTNFR2 和可溶性 gp130 水平升高并与 HF 的功能级别密切相关。值得注意的是，虽然 IL-6 和 gp130 水平升高，但可溶性 IL-6R 水平在心衰患者并不升高。与正常人相比，ST2（IL-1 受体家族的一员）水平在严重的慢性心衰和急性呼吸困难的心衰患者明显升高。与前面提到的可溶性受体水平的改变相似，心衰患者的 IL-1 受体拮抗剂水平也升高。虽然

与正常人群相比，心衰患者高表达抗炎因子 IL-10，在严重心衰的患者，TGF-β1 水平降低而与 TNF 浓度相关的 IL-10 水平不完全升高。

（二）心力衰竭的预测和预后评估

除了与疾病严重性相关（如功能级别的恶化），血液中促炎症因子水平的升高与心衰患者的死亡率升高相关（图 2-1）。文献报道，TNF、IL-6、sTNFR1 和 sTNFR2 在循环中的水平能够预测较差的存活率。在临床试验 VEST 中，安慰剂组的中度 - 严重的 384 名心衰患者表现出随着 TNF 水平的升高而存活率降低，在 TNF 水平的升高大于 75% 时存活状况最差，IL-6 和 TNF 的两种可溶性受体的情况与其相似。当每种细胞因子和（或）细胞因子受体被分别纳入多元 Cox 比例风险模型时（包括年龄、性别、心衰分类、NYHA 分级、射血分数和血清钠），TNF、IL-6、sTNFR1 和 sTNFR2 仍然表现出对死亡率独立的预测能力。然而，当所有的细胞因子和受体一起纳入模型时，只有 sTNFR2 仍然能够对死亡率进行有效的预测。有意思的是，另一项研究中，在 37 名心衰患者和 26 名年龄匹配的对照中，循环中 sTNFR2 的水平也表现出对死亡率最强的预测能力。在一项较大的 152 个心衰患者的研究中，Rauchhaus 等人却发现，sTNFR1 是最强和最准确的预测因子，因为在 6 个月、12 个月和 18 个月时 sTNFR1 的受试者 ROC 曲线下面积均高于 sTNFR2（所有的 P 值都小于 0.05）。

近年有研究显示，TNF-α 相关凋亡诱导配体水平在 CHF 的患者中是升高的。Niessner 等报道了 351 例重度 CHF 患者，发现高水平可溶性 TNF-α 相关凋亡诱导配体的患者预后较好，血清可溶性 TNF-α 相关凋亡诱导配体水平在 75% 四分位数上，其死亡率降低 70%。它可能在 CHF 中起到一种保护作用，成为一种治疗方法。而 CD40 配体作为 TNF 家族的其他分子，与对照组比较其水平在心肌梗死后急性心力衰竭患者中升高，在 CHF 患者中，不管是缺血性心肌病或扩张型心肌病所导致的，其水平均是显著升高的，且升高的程度与 CHF 的恶化程度相关。

更多的研究已经评价了心衰射血分数降低的患者，不过最近的一项基于社区的研究表明，即使在具有心衰及保留射血分数的患者，较高的 TNF 水平与升高的死亡率的风险也是独立相关的。虽然这些临床研究不能明确一个问题，即循环中炎症细胞因子及其受体是否代表了一种与恶化的疾病严重性和预后相关但又无因果关系的附带现象，目前的数据还是支持一种理论，即促炎症的因子——TNF 和 IL-6 会进一步促进心衰疾病的进程及其恶化的预后。

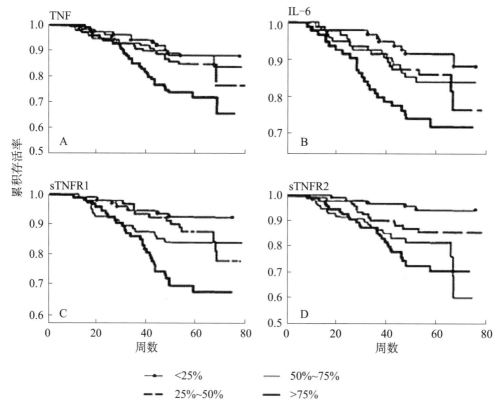

图 2-1 炎症因子与心力衰竭患者存活率的关系

（参考于 Circulation 2001，103：2055 – 9）

促炎症细胞因子也可作为无症状患者心衰发展的预测因子。在没有心衰临床症状的左室功能异常的患者检测到 TNF 和 IL-6 水平的升高。最近有一项研究描述了促炎细胞因子在无症状心衰患者发展过程中的预测作用。一个由 732 名先前无心衰的老年人组成的亚组纳入了 Framingham 研究，Vasan 和其同事报道了由外周血单个核细胞（PB-MC）产生的 IL-6 和 TNF 的基础水平对未来 5 年心衰的发展具有预测作用。在调整了确定的危险因素包括随访期间心梗的发生后，研究者发现，PBMC 中 TNF 和 IL-6 水平每增加一个等级，发展为心衰的危险性就升高 1.6 ~ 1.7 倍。在升高的血清 IL-6 和 PBMC 中 TNF 水平高于中位数并且 CRP 大于等于 5mg/dl 的受试者，其发展为心衰的危险性升高 4.1 倍。此研究人群主要是由老年白种人组成（67%），有较高的高血压患病率，房颤（约 7%）和已经存在的心血管疾病（不包括心肌梗死）。值得提出的是，在这项研究中并没有评价左室功能的基线资料。这项研究中升高的炎症标志物能够辨别出具有血管疾病的易患心梗的患者或先前存在亚临床左室功能异常的患者。这项研究的局限性在于没有评价心室功能的基线资料，所以不能够确定 IL-6、TNF 和 CRP 水平的升高是否预测了新发生的心衰还是由亚临床的左室功能异常向明显的心衰的转换。

（三）心力衰竭的指导治疗

目前已经有一些研究观察了在心衰标准治疗过程中炎症细胞因子水平的改变，其中一些改变归因于药物应用的直接作用，比如神经激素拮抗剂和促炎症的细胞因子之间的作用。临床研究表明，对心衰患者应用血管紧张素抑制剂治疗可以导致循环中 TNF 和（或）细胞黏附分子水平的明显降低。在梗死后的动物模型中，β 受体阻断剂也能够阻止炎症介质的表达，在对患者的临床研究中，该药也可以明显降低促炎症细胞因子的水平。与血管紧张素抑制剂和 β 受体阻断剂相比，血管紧张素转换酶抑制剂（ACEI）对炎症因子的作用并不明确。在 Gage 等人的研究中，接受 ACEI 治疗的患者 TNF 的产生明显降低。在同时接受 ACEI 和 β 受体阻断剂的患者也呈现出血清 IL-6 水平的下降趋势，IFN-γ 和 IL-10 的比例也有下降。在动物梗死模型应用 ACEI 治疗 28 天会导致心脏细胞因子表达的降低。相反的，在 Gullestad 及其同事做的临床研究中，应用 ACEI 治疗 34 周后可引起外周趋化因子、细胞黏附分子和除 IL-6 外的其他促炎症因子的水平增高。关于炎症因子与心衰其他的药物治疗的相关研究则比较少。Mohler 等人表明，应用长效二氢吡啶和氨氯地平治疗 26 周降低了心衰患者血浆中的 IL-6。其他的一些研究指出，应用利尿剂、ACEI、β 受体阻断剂和地高辛对心衰进行优化治疗可以明显降低循环中 TNF 和 IL-6 水平。体能训练也可降低患者血浆的 TNF、IL-6、sTNFR1、sTNFR2 和 sIL-6R 水平。另外，对患者应用心室辅助装置进行机械性循环支持数周后也可明显降低心肌 TNF 的表达。

这些研究表明，促炎因子与肾素 – 血管紧张素系统和肾上腺素系统之间有重要的关系，心衰的传统治疗至少部分通过调控促炎因子发挥作用。值得注意的是，尽管存在这些相应于心衰治疗的细胞因子水平暂时同步的改变，我们目前还没有来自于大型临床试验的数据来说明心衰患者炎症标志物的改变与发病率和死亡率持久的关系。另外，炎症生物标志物对预测心衰治疗反应的敏感性、特异性、阳性和阴性预测价值还不清楚，并且炎症标志物是否提供了在现在已建立的变量之外的其他信息还需要进一步研究。

基于心衰生物标志物 TNF-α 的抗细胞因子治疗也是最近关注的问题。TNF-α 阻断剂通过阻断 sTNF-α 与其受体的结合抑制细胞内信号转导及炎症反应，应用于类风湿关节炎、肠炎、银屑病等疾病。与一般人群相比，心肌梗死和脑卒中更容易加速类风湿关节炎患者的动脉粥样硬化和死亡率。在2001~2006年间一项大型的基于TNF-α阻断剂对2757名类风湿关节炎患者的治疗研究表明，在此期间心衰发生率并没有显著改变。基于促炎症细胞因子TNF-α作为心衰疾病进程的标志物，一些抗TNF-α治疗的临床试验包括随机对照试验相继出现。在一个Ⅰ期临床试验中，单独静脉注射依那西普（TNF-α拮抗剂）安全可耐受，并能提高心衰患者的左室射血分数和步行距离。在接下来的研究中，3个月的依那西普治疗也能够上调左室射血分数和步行距离，也降低了左室容量，提高了生活质量。这些早期的，短期小样本量的研究初步证实了试验结果。

对心衰NYHA分级Ⅱ~Ⅳ的患者进行了针对依那西普的大型的临床试验：RENEW-AL trial，RENAISSANCE trial和RECOVER trial。这些临床试验旨在观察依那希普对患者功能状态和发病率/死亡率的长期效应。数据显示依那西普既无益于临床复合终点也无益于全因死亡率和心衰入院率。反而高剂量（75mg/kg）实验组趋向于更高的死亡率和入院率。

ATTACH trial是一项应用TNF-α单克隆抗体因福利美治疗心衰的较小的Ⅱ期临床试验。短期及长期应用高剂量因福利美的患者表现出中度升高的射血分数但也伴随主要不良事件的高风险，包括因心衰导致的入院和死亡。因福利美的治疗明显升高血清中TNF-α，伴随着在28周研究期间任何时间点TNF-α浓度的升高。然而在血浆样本中并未检测到TNF-α的生物活性，说明检测到的是TNF-α-因福利美复合物而非细胞因子本身。基于这些发现，临床医生对NYHA Ⅲ和Ⅳ级心衰患者要谨慎应用TNF-α受体阻断剂，可能仅适用于临床症状较轻的心衰患者。

对心衰患者进行TNF-α拮抗治疗缺乏临床效果可能有以下几个原因：①促炎症因子并未参与慢性心衰的疾病发展或进程；②治疗的剂量和时间点并不足以抑制TNF-α；③应用的生物制剂存在未知的副作用或固有的毒性；④这种治疗受其他药物治疗的干扰。目前在动物及患者的所有研究都表明促炎症因子决定了慢性心衰的进程，所以，第一个原因是不成立的。除此之外的其他的几个原因都应该慎重考虑。有两项研究支持了观点2和3。衰竭的心肌细胞在细胞膜上表达TNF-α，因福利美对这样的细胞具有细胞毒性，导致了对衰竭的心肌有害的毒性作用。依那西普作为一种TNF-α的载体蛋白稳定TNF-α并导致它的聚集。二者的融合蛋白的形成是不可逆的，所以TNF-α或许在接下来被释放，可能提高了TNF-α的生物活性。由于这个原因，TNF-α拮抗剂的剂量依赖性和治疗的时间显得尤为重要。在临床前研究中单个的剂量根据个体的体表面积来设定，在大型的临床试验各自的剂量会高出 20%，另外，药物应用每周 2~3 次。不过这也很难解释这些情况为什么在临床前或 I 期试验中没有出现。第四点是基本存在的，但又是很难避免的。虽然结果并不理想，但这些隐性结果并不能完全否定现有的理论，即 TNF-α 拮抗剂对心衰或许是有利的。这些有争议的实验和临床结果也强调了探索心衰的特异治疗方式的难度和挑战性。

上述关于 TNF-α 拮抗剂治疗的大型随机对照试验显现出的阴性结果显然是让人失望的，可能是高度特异的策略和免疫系统本身的复杂性造成的。为了恰当处理免疫系统多种成分的关系，新的广谱的免疫调节策略已经出现，包括免疫调节治疗（immune modulating treatment，IMT）。这种治疗包括应用氧化应激和温度应激（氧化剂，紫外线，升高的温度）针对血液进行体内外的治疗，引起靶标细胞的凋亡。治疗的样本再通过肌内注射回到动物或人体，凋亡的细胞刺激抗炎症因子，抑制促炎症因子从而产生抗炎症效应。在大鼠实验中，IMT 并未改善梗死后的心脏舒张，但降低了左室舒张性的功能异常。在一项双盲 – 安慰剂对照的研究中，心衰功能级别 II ~ IV 的患者被随机分配到接受 IMT 或安慰剂组，在 1 天、2 天、14 天进行臀肌注射，其后每 28 天一次，平均随访时间为 10.2 个月。在无心梗史和心衰 II 级的患者，IMT 与主要终点全因死亡的时间和心血管病引起的首次入院的危险性降低明显相关，分别降低了 26% 和 39%。这些研究结果也肯定了慢性炎症在早期心衰患者的发生发展过程中发挥的作用。

总的来说，在临床应用方面，低浓度的 TNF-α 有利于缺血预适应期的保护，相反，高浓度的 TNF-α 则会导致心肌功能异常和损伤发生并触发肥大、纤维化、凋亡，这些效应更多的是通过 TNFR1 的激活。除了更好地理解不同细胞类型（血细胞、内皮细胞和心肌细胞）中伴随循环或心脏 TNF-α 浓度升高的信号通路的激活方式，TNF-α 抑制的准确时机和强度也应明确。

IL-18 作为多效促炎性细胞因子，现有基础及临床研究结果均显示出其作为心血管疾病治疗新靶点的可能性。其天然拮抗物 IL-18 结合蛋白（IL-18BP）的发现，为人们针对 IL-18 的靶向治疗提供了思路。有动物实验发现，表达 IL-18BP 的间充质干细胞能够在心肌缺血再灌注损伤模型及心肌梗死模型中发挥心肌保护作用。使用 IL-18 中和抗体、caspase-1 抑制剂进行预处理阻断 IL-18 的作用，同样可以改善心肌梗死动物模型的心肌收缩功能，并减少缺血再灌注损伤后的梗死面积。现已开发出短效的重组人 IL-18 结合蛋白（rh-IL-18BP）皮下注射制剂。在健康志愿者、中到重度类风湿关节炎及片状银屑病患者进行的临床试验中，rh-IL-18BP 表现出相对可靠的安全性。基于前述研究结果，推测 rh-IL-18BP 在心血管疾病中的应用研究会越来越多，并且将来极有可能成为冠心病、心力衰竭患者的治疗备选药物。关于 IL-18 在心血管疾病中的应用前景，我们还需要更多的基础与临床研究证据，平衡 IL-18 的生理与病理作用，明确靶向治疗的目的与时机。

 问题和小结

CHF 时炎症反应、氧化应激、神经内分泌系统形成相互作用的网络，NO 合成，自由基生成，细胞凋亡，钙离子平衡失调，收缩蛋白脱敏，从而引起心肌细胞结构改变，如坏死、纤维化、心肌肥厚、心室扩张、心功能进行性下降、心衰程度恶化。

虽然到目前为止还没有理想的抗细胞因子治疗药物，但越来越多的试验表明抑制细胞因子产生或调节细胞因子生物效应是有可能的，且有利于改变心力衰竭的进行性发展。随着对促炎症细胞因子在 CHF 中的病理生理作用更深入的了解，发现更好、更有效、更安全、更具有针对性的拮抗细胞因子的治疗是有希望的。

参 考 文 献

1. Francis SS, DeJesus NM, Lindsey ML, et al. The crossroads of inflammation, fibrosis, and arrhythmia following myocardial infarction. J Mol Cell Cardiol, 91: 144 – 121, 2016.

2. Wang J, Sun C, Gerdes N, et al. Interleukin 18 function in atherosclerosis is mediated by the interleukin 18 receptor and the NaCl co-transporter. Nat Med, 21: 820 – 26, 2015.

3. Ueland T, Gullestad L, Nymo SH, et al. Inflammatory cytokines as biomarkers in heart failure. Clinica Chimica Acta, 443: 71 – 77, 2015.

4. O'Brien LC, Mezzaroma E, Van Tassell BW, et al. Interleukin 18 as a therapeutic target in acute myocardial infarction and heart failure. Mol Med, 20: 221 – 9, 2014.

5. Krishnan SM, Sobey CG, Latz E, et al. IL-1β and IL-18: inflammatory markers or mediators of hypertension? Br J Pharmacol, 171: 128 – 76, 2014.

6. Ikonomidis I, Tzortzis S, Andreadou I, et a1. Increased benefit of interleukin-l inhibition on vasciuar functIon, myocardiai deormation, and twisting in patients with coronary a rtery disease and coexisting rheumatoid. Vasc maging, 7: 61 9 – 628, 2014.

7. Diamantopoulos AP, Larsen AI, Omdal R. Is it safe to use TNF-α blockers for systemic inflammatory disease in patients with heart failure? Importance of dosage and receptor specificity? International Journal of Cardiology, 167: 1719 – 1723, 2013.

8. Nikolic VN, Jevtovic-Stoimenov T, Stokanovic D, et al. An inverse correlation between TNF alpha serum

levels and heart rate variability in patients with heart failure. Journal of Cardiology, 62: 37 – 43, 2013.

9. Kinugawa T, Kato M, Yamamot K, et al. Proinflammatory cytokine activation is linked to apoptotic mediator, soluble Fas level in Patients with chronic heart failure. Int Heart J, 53: 182 – 6, 2012.

10. McKellar GE, McCarey DW, Sattar N, et al. Role for TNF in atherosclerosis? Lessons from autoimmune disease. Nat Rev Cardiol, 6: 410 – 7, 2009.

11. Schefold JC, Hasper D, von Haehling S, et al. Interleukin-6 serum level assessment using a new qualitative point-of-care test in sepsis: A comparison with ELISA measurements. Clin Biochem, 41: 893 – 8, 2008.

12. Torre-Amione G, Anker SD, Bourge RC, et al. Results of a non-specific immunomodulation therapy in chronic heart failure (ACCLAIM trial): a placebo-controlled randomised trial. Lancet, 371: 228 – 36, 2008.

13. Listing J, Strangfeld A, Kekow J, et al. Does tumor necrosis factor alpha inhibition promote or prevent heart failure in patients with rheumatoid arthritis? Arthritis Rheum Mar, 58: 667 – 77, 2008.

14. Mann DL, McMurray JJ, Packer M, et al. Targeted anticytokine therapy in patients with chronic heart failure: results of the Randomized Etanercept Worldwide Evaluation (RENEWAL). Circulation, 109: 1594 – 602, 2004.

15. LeMaitre JP, Harris S, Fox KA, et al. Change in circulating cytokines after 2 forms of exercise training in chronic stable heart failure. Am Heart J, 147: 100 – 5, 2004.

16. Cesari M, Penninx BW, Newman AB, et al. Inflammatory markers and onset of cardiovascular events: results from the Health ABC study. Circulation, 108: 2317 – 22, 2003.

17. Vasan RS, Sullivan LM, Roubenoff R, et al. Inflammatory markers and risk of heart failure in elderly subjects without prior myocardial infarction: the Framingham Heart Study. Circulation, 107: 1486 – 91; 2003.

18. Aker S, Belosjorow S, Konietzka I, et al. Serum but not myocardial TNF-alpha concentration is increased in pacing-induced heart failure in rabbits. Am J Physiol Regul Integr Comp Physiol, 285: R463 – 9, 2003.

19. Blankenberg S, Luc G, Ducimetiere P, et al. Interleukin-18 and the risk of coronary heart disease in European men: the Prospective Epidemiological Study of Myocardial Infarction (PRIME). Circulation, 108: 2453 – 9, 2003.

20. Chung ES, Packer M, Lo KH, et al. Randomized, double-blind, placebo-controlled, pilot trial of infliximab, a chimeric monoclonal antibody to tumor necrosis factor-alpha, in patients with moderate-to-severe heart failure: results of the anti-TNF Therapy Against Congestive Heart Failure (ATTACH) trial. Circulation, 107: 3133 – 40, 2003.

21. Loppnow H, Werdan K, Werner C. The enhanced plasma levels of soluble tumor necrosis factor receptors (sTNF-R1; sTNF-R2) and interleukin-10 (IL-10) in patients suffering from chronic heart failure are reversed in patients treated with beta-adrenoceptor antagonist. Auton Autacoid Pharmacol, 22: 83 – 92, 2002.

22. Matsumura T, Tsushima K, Ohtaki E, et al. Effects of carvedilol on plasma levels of interleukin-6 and tumor necrosis factor-alpha in nine patients with dilated cardiomyopathy. J Cardiol, 39: 253 – 7, 2002.

23. Nowak J, Rozentryt P, Szewczyk M, et al. Tumor necrosis factor receptors sTNF-RI and sTNF-RII in advanced chronic heart failure. Pol Arch Med Wewn, 107: 223 – 9, 2002.

24. Saraste A, Voipio-Pulkki LM, Heikkila P, et al. Soluble tumor necrosis factor receptor levels identify a subgroup of heart failure patients with increased cardiomyocyte apoptosis. Clin Chim Acta, 320: 65 – 7, 2002.

25. Pomerantz BJ, Reznikov LL, Harken AH, et al. Inhibition of caspase 1 reduces human myocardial ischemic dysfunction via inhibition of IL-18 and IL-1beta. Proc Natl Acad Sci USA, 98: 2871 – 6, 2001.

26. Raymond RJ, Dehmer GJ, Theoharides TC, et al. Elevated interleukin-6 levels in patients with asymptomatic left ventricular systolic dysfunction. Am Heart J, 141: 435 – 8, 2001.

27. Gurlek A, Kilickap M, Dincer I, et al. Effect of losartan on circulating TNFalpha levels and left ventricular systolic performance in patients with heart failure. J Cardiovasc Risk, 8: 279 – 82, 2001.

28. Kapadia SR, Yakoob K, Nader S, et al. Elevated circulating levels of serum tumor necrosis factor-alpha in patients with hemodynamically significant pressure and volume overload. J Am Coll Cardiol, 36: 208 – 12, 2000.

29. Kadokami T, McTiernan CF, Kubota T, et al. Sex-related survival differences in murine cardiomyopathy are associated with differences in TNF-receptor expression. J Clin Invest, 106: 589 – 97, 2000.

30. Maeda K, Tsutamoto T, Wada A, et al. High levels of plasma brain natriuretic peptide and interleukin-6 after optimized treatment for heart failure are independent risk factors for morbidity and mortality in patients with congestive heart failure. J Am Coll Cardiol, 36: 1587 – 93, 2000.

31. Rauchhaus M, Doehner W, Francis DP, et al. Plasma cytokine parameters and mortality in patients with chronic heart failure. Circulation, 102: 3060 – 7, 2000.

32. Torre-Amione G, Kapadia S, Lee J, et al. Expression and functional significance of tumor necrosis factor receptors in human myocardium. Circulation, 92: 1487 – 93, 1995.

33. Okamura H, Tsutsi H, Komatsu T, et al. Cloning of a new cytokine that induces IFN-gamma production by T cells. Nature, 378: 88 – 91, 1995.

34. Levine B, Kalman J, Mayer L, et al. Elevated circulating levels of tumor necrosis factor in severe chronic heart failure. N Engl J Med, 323: 236 – 41, 1990.

35. Nakamura K, Okamura H, Wada M, et al. Endotoxin-induced serum factor that stimulates gamma interferon production. Infect Immun, 57: 590 – 5, 1989.

36. Carswell EA, Old LJ, Kassel RL, et al. An endotoxin-induced serum factor that causes necrosis of tumors. Proc Natl Acad Sci USA, 72: 3666 – 70, 1975.

第二节　C 反应蛋白

　　炎症和组织损伤诱导机体特异的反应称为急性期反应。对这种反应的研究始于 1930 年对 C 反应蛋白（C-reactive protein，CRP）的发现，之所以如此命名，是因为它能够与肺炎球菌-C-多聚糖反应。自此之后，相继有多于 30 多种急性期反应物已经被发现。所谓急性期反应物是指在炎症过程中蛋白的血浆浓度降低或升高至少 25%，其浓度升高的范围改变非常大——从血浆铜蓝蛋白的 50% 到 CRP 和血清 A 型淀粉样蛋白的 1000 倍。急性期反应物主要是在肝细胞受到一些细胞因子如 IL-6、IL-1、TNF-α、IFN-γ 和 TGF-β 的刺激而释放，在所有的急性期反应物中 CRP 是研究最为广泛的。

一、简介

（一）基因定位和结构

　　CRP 在 1930 年由 Tillet 和 Francis 发现。最初他们观察到一些急性患者的血清可与肺炎链球菌的荚膜 C-多糖发生反应，随后证实能与 C-多糖反应的物质是一种蛋白质，因而将这种蛋白质命名为 C 反应蛋白（CRP）。CRP 几乎在所有的哺乳类及鱼和鸡中存在，表明具有很强的进化保守性。在人类，CRP 亚基基因定位于 1 号染色体。CRP 由 5 个同种亚基组成，每个亚单位含 187 个氨基酸，分子量为 21.5kD，这些亚基在血浆中形成分子量 110～144kD 的环肽，并有一个链间二硫键。CRP 不耐热，66℃30 分钟即可被破坏。

（二）体内分布和代谢

　　CRP 由肝脏合成后分泌入血，正常健康人的 CRP 值非常低，一般低于 0.8mg/L，我国健康人群超敏 CRP（high-sensitivity CRP，hs-CRP）水平的中位数范围为 0.58 ～ 1.13mg/L。当有炎症或急性组织损伤后，CRP 的合成在 4～6 小时内迅速增加，8 小时内倍增，36～50 小时达高峰，峰值可为正常值的 100～1000 倍。随着炎症的发展维持在较高水平，但由于其半衰期较短（4～6 小时），炎症控制后其浓度迅速下降。CRP 合成的主要调节因子包括 IL-1b、IL-6、IL-8 及肿瘤坏死因子等。

（三）主要功能

CRP 的生物特性主要表现为能结合细菌、真菌等体内的多糖物质，在钙离子存在下，形成的复合物，激活补体系统，释放炎症介质，促进细胞间黏附和吞噬细胞反应，溶解靶细胞。CRP 的功能主要为以下几点：CRP 能够与多种生物物质结合；参与补体系统的激活并调节白细胞吞噬功能；CRP 可以定位于炎症位点；可以增强巨噬细胞对肿瘤的作用；参与肿瘤坏死因子和 IL-1 的合成并能结合、抑制血小板激活因子。

二、CRP 作为心衰生物标志物的研究进展

CRP 的水平与组织损伤后修复的程度有密切关系，可作为疾病急性期的一个衡量指标。CRP 不受性别、年龄、贫血、高球蛋白血症等因素的影响，即使是反应低下或常规检查正常的患者，CRP 亦可呈阳性，并随着感染的加重而升高。故 CRP 是优于其他升高较慢的急相反应物的指标，具有较高的敏感性和阴性预测值。但是目前 CRP 的传统检测手段下限为 3mg/ml，这种方法还没有足够的敏感性来检测亚临床慢性炎症相关的 CRP 水平。高敏感的方法可以检测到更低水平的 CRP，其敏感性为 0.1～0.2mg/ml。hs-CRP 是临床实验室采用超敏感检测技术，能准确地检测低浓度 C 反应蛋白，提高了试验的灵敏度和准确度，是区分低水平炎症状态的灵敏指标。

随着最近对 CRP 在缺血性心衰和急性冠脉综合征的诊断和预测价值的认识，将它作为实验室标准检测的生物标志物已经引起了大家广泛的兴趣。大量的证据表明 CRP 与心血管疾病有紧密的关系。hs-CRP 已被证实是由慢性炎症引发心血管疾病的独立危险因素，检测其浓度对心血管疾病的干预及预后起重要作用被临床重视。一些大规模前瞻性的流行病学研究已经发现，血浆 hs-CRP 是急性心梗、休克、外周动脉疾病危险性强有力的独立预测因子。心肌梗死通常与 CRP 浓度升高相关联，经常发生在疼痛开始的几小时内，典型的在 3～4 天达高峰，在 CK-MB 回到正常后 7～10 天 CRP 也降至正常。最新资料显示，高循环水平的 CRP 预示稳定或不稳定型心绞痛患者冠心病的发

展。在心力衰竭方面也有一些研究表明低级炎症状态也会促进疾病的进展。

（一）心力衰竭的预测

前瞻性研究显示，hs-CRP 是已知冠心病患者未来心血管病发病和死亡的预测指标。许多研究证实，hs-CRP 能预测首次心肌梗死和疾病的发作。到目前为止，18 项前瞻性研究显示，在表观健康的男性和女性中，hs-CRP 水平增高是将来首次发生心血管疾病危险性非常有效的预测指标。

目前有 4 个基于普通人群的评价 hs-CRP 作为心衰预测因子的研究，分别为心血管健康研究（the Cardiovascular Health Study），Framingham Heart Study，the Health ABC Study，the Rotterdam Study。Vasan 和其同事报道了 CRP 在预测心衰进展中的作用。它们检测了入选 Framingham 心脏研究的老年受试者在出现心衰之前的 CRP 水平。在将近 5 年的随访期间，与正常 CRP 水平的受试者相比，升高了的 CRP 与发展为心衰的危险性增高（升高 2.8 倍）相关。在 the Rotterdam Study 中，hs-CRP 与性别是高度相关的（危险比：男性 4.37，女性 1.86），在校正了已知的心血管危险因子后，危险比均略有下降（分别是 3.73 和 1.42）。这些结果显示 hs-CRP 与男性的心衰发展相关，但在女性这种关联比较弱并且经过危险因子的校正后并不持续，可能是由于女性很有可能有保留的左室收缩功能及有高血压作为潜在因素，而男性则有可能有收缩功能异常并且冠心病作为潜在的因素。所以有学者建议，有必要确定 hs-CRP 针对心血管疾病性别特异的临界值。关于 hs-CRP 与心衰关系的系统综述显示，纳入的所有研究一致表明，hs-CRP 水平最高的前 1/3 或前 1/4 的受试者在 3.5～6.5 年后发展为心衰的危险性升高 2 倍。尽管存在这种强的关联，用来对患者分层的 hs-CRP 的最佳临界值在现已报道的研究中并不统一，2.5～7.4mg/L。3mg/L 的临界点用来定义高危冠心病，这个值也许是指导普通人群心衰高危性比较合理的界值。值得注意的是，有很多研究的受试者都高于 65 岁，这说明可能应用 hs-CRP 来确认心衰高危人群仅仅适合于老年人而非年轻人。这还需要合适的临床试验进行进一步的研究。

很多研究考察了 hs-CRP 在预测急性心梗后短期和长期心衰发展及稳定型冠心病的价值。第一个相关研究发表于 1996 年，该研究对急性心梗的 188 名患者进行了 2 年的随访，发现在急性心梗后有较高 CRP 浓度的患者表现出升高的心衰危险性。Berton 等人对超过 200 名因急性心梗入院的患者进行了前瞻性研究，结果显示，在发展为心衰的患者其第一个 24 小时的 CRP 水平是较高的（30±4mg/L vs 15±3mg/L）。在第一周中 CRP 评价患者心衰进展倾向的最佳临界值为 15mg/L。Suleiman 等人发现，在对受试者第一个 30 天及长期随访过程中，急性心梗症状发作的 12~24 小时内获得的 hs-CRP 值是心衰发展的独立预测因素。发展为心衰的患者与未发展为心衰的患者相比，其 hs-CRP 水平的中位数显著升高（27.0mg/L vs 12.7mg/L）。探索这个问题的最大的研究之一是 Myocardial Infarction Study 中称作"血栓溶解"的亚组研究。症状发作 48 小时内 hs-CRP 浓度的升高与心衰的短期和长期的发展均有强关联。发表于 2007 年的另外三项研究也显示了这种强关联性。2008 年一项对 A-Z 试验（the Early Intensive vs Delayed Conservative Sinvastatin Strategy）数据的析因分析评价了超过 4000 的急性心梗患者（ST 段或非 ST 段抬高）。随着 hs-CRP 四分位数的升高，所有心血管终点事件的发生率也是增高的。hs-CRP 和肾功能的综合评价增强了预测的强度。Sabatine 等人的研究表明，对急性冠脉综合征非 ST 段抬高患者进行 hs-CRP、BNP 和 TnI 的同时评价能够使临床医生更有效对疾病进行危险分层。hs-CRP 的临界值选为 15mg/L，患者根据升高的标志物的数量进行分类。当三个标志物水平都升高时，6 个月内发展为心衰的危险性升高 8 倍。在慢性稳定型心绞痛患者，hs-CRP 的水平也与心衰发展的危险性相关。在脑血管疾病中，Campbell 等人对入选到 PROGRESS 研究中的患者评价了 hs-CRP 在心衰预测中的作用。随着 hs-CRP 水平的不断升高，发展为心衰的危险性也进行性增加。对这些研究的综合分析显示，心梗后具有较高 hs-CRP 水平的患者其发展为心衰的危险性至少升高 2.5 倍。但是目前 hs-CRP 的最佳临界值并不确定，因不同的研究而各不相同。不过比较一致的观点是对急性心梗患者进行心衰预测的 hs-CRP 最佳临界值是高于其应用于最初预防或稳定型冠心病的数值。根据死亡及最近的缺血事件的预测，文献报道的 10~15mg/L 是比较合适的。系统分析表明，即使较高的 hs-CRP 水平也与心衰的发生发展相关联，所以 20mg/L（症状发生后的最初 48 小时）的临界值或许更适合对急性心梗的心衰预测。

（二）心力衰竭的危险分层和预后评估

多数研究认为，hs-CRP 在 3mg/L 以下，冠状动脉事件发生危险较低。美国疾病控制预防中心（CDC）与美国心脏协会（AHA）建议，可根据 hs-CRP 水平对患者进行心血管病危险分类，即 3.0mg/L 为高度危险。

在冠心病的危险性评估时，hs-CRP 与血脂指标均是独立的变量，若将两者同时检测并进行联合分析，其意义更大。来自 PHS 的研究数据显示，与 TC 和 hs-CRP 在正常值 75% 以下的人相比，单独 TC 水平增高的人危险性增加 2.3 倍，单独 hs-CRP 水平增高的人危险性增加 1.5 倍，而 TC 和 hs-CRP 水平均增高的人群，发生冠心病的危险性增加 5 倍。因此认为 TC 和 hs-CRP 两个危险因素的联合作用远远大于单个危险因素所产生的影响。此外，根据 hs-CRP 和 TC/HDL-C 比率的组别进行分级时发现，hs-CRP 和 TC/HDL-C 在最高组别的男性、女性与最低组别相比，冠心病发生的相对危险性均超过 8 倍。因此有学者认为，联合 hs-CRP 与血脂的预测模型是目前进行冠心病危险评估的最佳模型。

第一个关于心衰 CRP 浓度升高的研究发表于 1990 年。在这项研究中，70% 的心衰患者 CRP 血清浓度比正常组高，并与心衰严重程度和呼吸困难密切相关。接下来一项研究在 188 名患有原发性扩张性心肌病及左室射血分数 <40% 的患者检测了 CRP 的水平，5 年随访期间死亡的患者 CRP 浓度明显高于存活者（1.05 ± 1.37 mg/dl vs 0.49 ± 1.04 mg/dl，$P < 0.05$）。CRP > 1.0mg/dl 的患者中有 62% 的人在 5 年内死亡。与其结果相似，Milo 等人报道了 30 名急性心衰的患者，与对照组相比，缺血及非缺血的患者其 CRP 水平均升高。另一项研究纳入了 76 名因心衰入院的患者，心衰患者的 CRP 平均水平明显高于对照组（3.94 ± 5.87 mg/dl vs 0.84 ± 1 mg/dl），这种升高与 NYHA 级别相关。在 18 个月的随访期间，与 CRP 水平正常的患者相比，CRP 水平升高的患者有较高的入院率危险性。Cesari 等人报道在老年患者，CRP 的标准差每升高一个等级，心衰事件的危险性就升高 48%。这些研究揭示了 CRP 与心衰患者的疾病严重性和预后是相关的。

Val-HeFT 研究探讨了 CRP 对心力衰竭患者生存率的影响（图 2-2）。在超过 4000 的心衰患者人群中，其 hs-CRP 中位数为 3.23mg/L，高水平 hs-CRP 的患者有更严重的

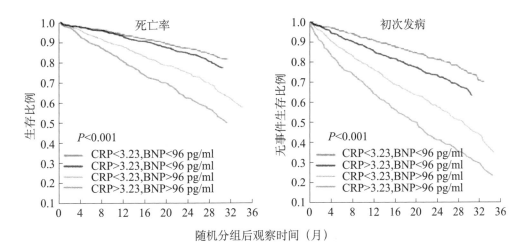

图 2-2　CRP 与心力衰竭患者生存率的关系

（参考于 Circulation，2005，112：1428－1434）

心衰表现——较低的左室射血分数，较高的 NYHA 功能级别（Ⅲ～Ⅳ），较差的生活质量和较高的 BNP、去甲肾上腺素及醛固酮水平。hs-CRP 的预测能力不依赖于 BNP 和心衰病因。一些小规模的研究也得到了相同的结论，认为升高的 hs-CRP 水平预测更差的预后。其中 Lamblin 等人发现只有缺血性心衰患者存在这种关联。不过其他的研究也显示了 hs-CRP 与扩张性，非缺血心衰不良预后的强关联。

一些研究发现，hs-CRP 增加的预测价值超过了 BNP。Win 等人尝试通过同时检测 TnI、hs-CRP 和 BNP，建立一种多标志物的方法对心衰患者进行危险分层。他们发现，升高的标志物数量越多，不良心血管事件发生的危险性就越大。关于 hs-CRP 对急性心衰预后价值的研究比较少。Alonso-Martinez 等人做了首个相关研究，Mueller、Villacorta 等人在较大的人群中对这个问题也做了研究。在所有的研究中，较高的 hs-CRP 的水平预测了不良的预后。但是 Michawitz 等人在扩张性心衰并未发现 hs-CRP 的预测价值。

很多研究都显示了不同病因的心衰（缺血性心脏病、原发性扩张性心肌病或血管性心脏病）均有 hs-CRP 水平的升高及其与不良预后的关联。这表明心衰的炎症激活不依赖于其病因。已发心衰的 hs-CRP 高水平主要是由于心脏代偿失调及其他器官的持续损伤从而诱导 IL-6 的产生。这个关键的细胞因子激活 CRP 伴随后续多种物质的激活及炎症反应的扩散，引起心肌组织的损伤或功能异常。CRP 对心衰进程的这种促进作用可能也与除心脏外的其他器官有关，因为炎症激活也会引起肌肉消耗、贫血、肾功能损伤和心衰的其他常见合并症。

Kamioka 等曾探究过，心脏再同步治疗 CRT 植入前，hs-CRP 检测方式能够预测患者对 CRT 的反应和严重心脏衰竭的心源性死亡率，与对 CRT 有反应的患者相比，未应答者的 CRP 水平显著升高（$P < 0.01$）。Cai 等也发现，hs-CRP 的基线水平可预测植入 CRT 的严重心衰患者的死亡率和入院率，而在随访期间 hs-CRP 水平持续升高或保持高水平的患者不良预后事件显著升高。

总的来说，研究结果显示，高水平的 hs-CRP 至少会使再入院或死亡的危险性升高两倍。用来预测心衰患者预后的最佳临界值仍然不明确，不过大部分的研究即那些规模较大的研究界定的临界值为 5～10mg/L（即介于普通人群和急性梗死后人群），前面提到的一项混合标志物研究也建议以 5mg/L 为临界点。在急性心衰寻找 hs-CRP 的最佳临界点更加困难，因为其代偿失调的机制及感染会导致 hs-CRP 水平升高。

（三）CRP 或 hs-CRP 与其他心力衰竭标志物联合作用

在探讨急性心力衰竭合并感染患者中血清降钙素原（PCT）及 CRP 水平变化临床意义的研究中，CRP 的最佳诊断界值为 38.3mg/L，敏感度为 87.1%，特异度为 69.2%。联合检测 PCT 及 CRP 可为急性心衰合并感染患者的早期诊断、早期治疗提供有力证据。NT-proBNP 与 hs-CRP 联合检测对于慢性心力衰竭病情分级及预后评估具有重要意义。并且联合检测 BNP、CRP、左室射血分数及心室舒张期末内径水平是诊断慢性心力衰竭患者灵敏、稳定的标志物，对诊断慢性心力衰竭的病理具有重要临床价值。在韩国的一项大型临床研究中，对 1608 名急性心力衰竭患者的 NT-proBNP 与 hs-CRP 的水平进行了综合评价，两者均是 12 个月死亡率的独立预测因子，当将这两种生物标志物联合起来分析，并根据其中位数水平将患者分别评价时发现，两者水平都显著升高的患者其死亡风险明显高于仅有一种标志物升高的患者。可见联合分析神经体液标志物和炎性标志物对急性心力衰竭的亚洲人群危险分层具有临床价值。在慢性心衰患者中，标志物 GDF-15、hs-CRP 和 hs-TnT 都是独立的危险因子，并可同时加强 NT-proBNP 对长期死亡率的预测能力。

（四）心力衰竭的指导治疗

有研究发现，血浆中 CRP 的水平与心衰患者心肺功能有关系。CRP 显著升高的患者有更短的运动时间，更低的氧耗量，这些指标都反映了更差的心血管功能。这也支持了对心衰患者可进行抗炎治疗的理论。有多项研究探讨 β 受体阻断剂在抗炎治疗中的作用。卡维地洛对缺血性心肌病及慢性心衰的抗炎效果早有研究，炎症因子及血流动力学标志物来评价治疗预后。卡维地洛治疗中 CRP 基线低水平与左室功能改善相关。另外他汀类药物除了降脂还有抗炎作用。在 JUPITER 试验中，经罗伐他汀治疗的患者其 hs-CRP<2mg/L 的心血管事件发生率降低 62%。但就目前的数据来看，关于慢性心衰和急性心衰的基于 CRP-水平指导的治疗还是缺乏足够的临床证据来说明 CRP 水平的降低与预后改善有明确的关系。但正如前所述，越来越多的证据表明，CRP 与其他标志物的联合可能预测心衰的治疗效果，将来可应用多标志物对心衰进行危险分层和预后评价。

 问题

尽管目前大量的证据证明 hs-CRP 与心衰的发展及预测相关，但现在的实践指南并未给出一种明确的建议，即检测 hs-CRP 的合适时机及当发现了一个患者 hs-CRP 水平升高后工作又将如何继续进行。将来需要做更多的研究来选择最佳临界值并确定药物干预后 hs-CRP 水平的降低是否与更好的预后相关。

目前，虽然比较明确 CRP 与心衰疾病严重程度和预后的关系，hs-CRP 和心衰未来发展的关系并不是非常明确。CRP 是否仅仅反映了潜在的炎症反应或者它是否的确直接参与了炎症反应的扩散而导致进一步心衰的组织损伤？之前的研究已经表明，在不伴有心肌坏死的心血管疾病，较高的 hs-CRP 水平即使在调整了其他心血管危险因素仍然预测较差的预后，并且在有心肌坏死的疾病，无论梗死区域大小或是反复发生的梗死，hs-CRP 均可预测预后。这些发现支持了一种理论，即 hs-CRP 可能通过炎症反应的扩散直接参与了疾病的进程。基于这种解释，Griselli 等人发现在动物模型，冠脉结扎后注射 CRP 增大了梗死区域。尽管研究较多，CRP 在心衰发展中的作用仍需进一步探讨。

 小结

所有的急性期反应物中，CRP 是研究最为广泛的，hs-CRP 已被证实是由慢性炎症引发心血管疾病的独立危险因素，检测其浓度对心血管疾病的干预及预后起重要作用。hs-CRP 似乎是炎症激活最重要的单一标志物，也最适合临床应用。不过它在日常临床实践中的应用还需进一步确立，临床医生对某一特定患者 hs-CRP 的完全价值的解释还有一定难度，基于 hs-CRP 水平的预测评价的临床相关性还需要进一步的探讨，从而确定每种临床环境下的最佳临界值及其水平的降低是否与良好的预后相关。

参 考 文 献

1. 杨文韬，林棱，陈凝. 急性心力衰竭合并感染患者中血清降钙素原及 C 反应蛋白水平变化的临床意义. 中外医疗，29：36 – 38，2016.

2. Canada JM, Fronk DT, Cei LF, et al. Usefulness of C-Reactive Protein Plasma Levels to Predict Exercise Intolerance in Patients With Chronic Systolic Heart Failure. Am J Cardiol，117：116 – 120，2016.

3. Park JJ, Choi D-J, Yoon C-H, et al. Prognostic Value of C-Reactive Protein as an Inflammatory and N-Terminal Probrain Natriuretic Peptide as a Neurohumoral Marker in Acute Heart Failure（from the Korean Heart Failure Registry）. Am J Cardiol，113：511 – 517，2014.

4. Chi CAI, Wei HUA, Li-Gang DING, et al. High sensitivity C-reactive protein and cardfiac resynchronization therapy in patients with advanced heart failure. J Geriatr Cardiol，11：296 – 302，2014.

5. Lok DJ, Klip IT, Lok SI, et al. Incremental Prognostic Power of Novel Biomarkers（Growth-Differentiation

Factor-15, High-Sensitivity C-Reactive Protein, Galectin-3, and High-Sensitivity Troponin-T) in Patients With Advanced Chronic Heart Failure. Am J Cardiol, 112: 831 – 837, 2013.

6. Kamioka M, Suzuki H, Yamada S, et al. High sensitivity C-reactive protein predicts nonresponders and cardiac deaths in severe heart failure patients after CRT implantation. Int Heart J, 53: 306 – 312, 2012.

7. Tang WH, Shrestha K, Van Lente F, et al. Usefulness of C-reactive protein and left ventricular diastolic performance for prognosis in patients with left ventricular systolic heart failure. Am J Cardiol, 101: 370 – 3, 2008.

8. Windram JD, Loh PH, Rigby AS, et al. Relationship of high-sensitivity C-reactive protein to prognosis and other prognostic markers in outpatients with heart failure. Am Heart J, 153: 1048 – 55, 2007.

9. Sabatine MS, Morrow DA, Jablonski KA, et al. Prognostic significance of the Centers for Disease Control/American Heart Association high-sensitivity C-reactive protein cut points for cardiovascular and other outcomes in patients with stable coronary artery disease. Circulation, 115: 1528 – 36, 2007.

10. Bursi F, Weston SA, Killian JM, et al. C-reactive protein and heart failure after myocardial infarction in the community. Am J Med, 120: 616 – 22, 2007.

11. Kardys I, Knetsch AM, Bleumink GS, et al. C-reactive protein and risk of heart failure. The Rotterdam Study. Am Heart J, 152: 514 – 20, 2006.

12. Suleiman M, Khatib R, Agmon Y, et al. Early inflammation and risk of long-term development of heart failure and mortality in survivors of acute myocardial infarction predictive role of C-reactive protein. J Am Coll Cardiol, 47: 962 – 8, 2006.

13. Xue C, Feng Y, Wo J, et al. Prognostic value of high-sensitivity C-reactive protein in patients with chronic heart failure. N Z Med J, 119: U2314, 2006.

14. Lakoski SG, Cushman M, Criqui M, et al. Gender and C-reactive protein: data from the Multiethnic Study of Atherosclerosis (MESA) cohort. Am Heart J, 152: 593 – 8, 2006.

15. Campbell DJ, Woodward M, Chalmers JP, et al. Prediction of heart failure by amino terminal-pro-B-type natriuretic peptide and C-reactive protein in subjects with cerebrovascular disease. Hypertension, 45: 69 – 74, 2005.

16. Anand IS, Latini R, Florea VG, et al. C-reactive protein in heart failure: prognostic value and the effect of valsartan. Circulation, 112: 1428 – 34, 2005.

17. Lamblin N, Mouquet F, Hennache B, et al. High-sensitivity C-reactive protein: potential adjunct for risk stratification in patients with stable congestive heart failure. Eur Heart J, 26: 2245 – 50, 2005.

18. Yin WH, Chen JW, Jen HL, et al. Independent prognostic value of elevated high-sensitivity C-reactive protein in chronic heart failure. Am Heart J, 147: 931 – 8, 2004.

19. Berton G, Cordiano R, Palmieri R, et al. C-reactive protein in acute myocardial infarction: association

with heart failure. Am Heart J, 145：1094 – 101, 2003.

20. Kimberly MM, Vesper HW, Caudill SP, et al. Standardization of immunoassays for measurement of high-sensitivity C-reactive protein. Phase I：evaluation of secondary reference materials. Clin Chem, 49：611 – 6, 2003.

21. Sabatine MS, Morrow DA, de Lemos JA, et al. Multimarker approach to risk stratification in non-ST elevation acute coronary syndromes：simultaneous assessment of troponin I, C-reactive protein, and B-type natriuretic peptide. Circulation, 105：1760 – 3, 2002.

22. Alonso-Martinez JL, Llorente-Diez B, Echegaray-Agara M, et al. C-reactive protein as a predictor of improvement and readmission in heart failure. Eur J Heart Fail, 4：331 – 6, 2002.

23. Heeschen C, Hamm CW, Bruemmer J, et al. Predictive value of C-reactive protein and troponin T in patients with unstable angina：a comparative analysis. CAPTURE Investigators. Chimeric c7E3 AntiPlatelet Therapy in Unstable angina REfractory to standard treatment trial. J Am Coll Cardiol, 35：1535 – 42, 2000.

24. Kaneko K, Kanda T, Yamauchi Y, et al. C-Reactive protein in dilated cardiomyopathy. Cardiology, 91：215 – 9, 1999.

25. Pye M, Rae AP, Cobbe SM. Study of serum C-reactive protein concentration in cardiac failure. Br Heart J, 63：228 – 30, 1990.

26. Ridker PM. C-reactive protein and risks of future myocardial infarction and thrombotic stroke. Eur Heart J, 19：1 – 3, 1998.

第三节　凋亡因子 Fas

一、简介

Fas-FasL 系统是凋亡信号受体分子的代表性系统。Fas 是一种由 319 个氨基酸组成的 I 型膜蛋白，是 TNF 基因超家族的一员，分布在胞质膜，它的结构表明它属于 TNF-R1。分子克隆及核苷酸序列分析表明，人类的 Fas mRNA 变体编码一种可溶性的 Fas 分子（sFas），其分子中由于一个外显子编码域的缺失导致缺乏跨膜域。研究发现，sFas 可存在于不同的人类 B 细胞和 T 细胞系的培养上清中。Fas 配体（FasL）也属于 TNF

家族，是一种细胞表面分子，结合于细胞膜的 FasL 由基质蛋白酶样酶作用转化为可溶性的形式（sFasL）。人类 sFas L 是一个 26kD 的糖蛋白。Fas L 主要在激活的 T 细胞表达。FasL 与其受体 Fas 结合从而激活 caspases 系统并可在数小时内诱导载有 Fas 受体的细胞凋亡。所以，Fas 也被称为死亡受体。Fas 和 FasL 主要在三类生理性凋亡中发挥重要作用：免疫反应末期激活的成熟 T 细胞外周的清除；由细胞毒性 T 细胞和自然杀伤细胞消除靶细胞如病毒感染的细胞或癌细胞；消除"免疫豁免"的位点如眼睛的免疫细胞。所以说，称 Fas 为死亡受体是名副其实，它通过激活 caspases 诱导凋亡。Fas 和 FasL 结合后诱导 Fas-相关的死亡域（FADD）通过其死亡域向 Fas 的胞质部分募集。FADD 包含死亡效应域的另一端则募集 caspase-8 或一种相关蛋白（FLIP）。Caspase-8 通过激活下游的 caspases 诱导凋亡；FLIP 通过胞外的信号相关激酶和 NF-κB 信号通路诱导增殖或肥大。在正常生理状态下，FasL 并不在心肌细胞表达，Fas 的表达也很少，用免疫组化不容易检测到。但是两者的表达在病理情况下会明显上调，如缺血再灌注、容量超负荷及药物刺激。Fas 作为凋亡的一种主要受体，存在于动物模型、人类和培养的心肌细胞中。1994 年，Tanaka 等人发现在体外低氧可诱导心肌细胞凋亡并上调 Fas 的表达。1996 年，凋亡被认为是急性心梗早期心肌细胞缺失的主要类型，并伴随 Fas 的表达上调。其他研究也证实了心肌细胞凋亡并在缺血及低氧后伴随 Fas 的表达上调。

二、Fas 作为心衰生物标志物的研究进展

目前对于 Fas 作为心衰标志物的大型临床研究不多，不像 BNP 和 CRP 研究得那么透彻。

（一）心力衰竭的预测

Niessner 等人评价了 351 个患有严重心衰患者的 sFas 水平。在平均 16 个月的随访期间，175 个患者（50%）经历了混合终点：再入院和死亡。其危险性随 sFas 浓度的升高而增加，第四个四分位数与第一个四分位数相比，危险性升高了 2.4 倍。在应用 Cox 回归模型校正了 BNP 和其他危险因子后，这种关联依然明显存在（$P = 0.014$）。具有高浓度 sFas 和低浓度 BNP 的患者和只有 BNP 升高的患者之间存在可比较的无事件生存率。总的来说，sFas 是严重心衰患者独立的危险预测因子。它或许具有除 BNP 之外的辨别高危患者的特殊价值。

（二）Fas/FasL 体系与充血性心衰

Nishigaki 等人的研究纳入了 70 个患有慢性充血性心衰的患者（28 个冠心病，27 个扩张性心肌病，15 个瓣膜心脏病）及 62 个年龄、性别相匹配的正常对照，ELISA 检测血浆 sFas、sFas-L、TNF-α 和 IL-6 的水平。结果显示，正常对照组与各功能级别的患者相比，sFas-L 水平没有明显差异；而 sFas 则随着功能级别的加重而升高，II 级患者 sFas 水平明显高于正常组及 I 级患者，在 IV 级患者最高（正常：2.2±0.1ng/ml；功能 I：2.2±0.2ng/ml；功能 II：3.1±0.2ng/ml；功能 III：3.3±0.3ng/ml；功能 IV：5.1±0.6ng/ml）。在肺动脉楔压升高和心脏指数降低的患者其 sFas 的血浆水平明显升高。sFas 水平的升高可能在慢性充血性心衰的病生机制中发挥重要作用。另一项研究则发现，在严重慢性心衰患者循环系统中 sFas-L 的水平明显升高，sFas-L 的激活在充血性心衰的进展中可能发挥重要作用，衰竭的心脏也有助于 sFas-L 水平的升高。

（三）Fas/FasL 体系与缺血性心衰

心肌缺血或梗死经常伴随凋亡性和坏死性的心肌细胞缺失，也包括纤维组织的替代、肥大及细胞外基质的聚集。临床与动物实验数据表明，血清的 sFasL 浓度在人类心梗的重建组高于非重建组。大鼠左前降支结扎术后 Fas 表达的上调和心肌细胞凋亡开始于缺血后的 3 小时并在第 3 天达到高峰。在心梗患者，冠脉搭桥术后患者的心肌和一些晚期心梗的动物实验均可检测到 Fas 的表达和心肌细胞的凋亡。为了明确 Fas 是否参与缺血导致的左室重建，Li 等人发现，肉芽组织中 Fas/FasL 的过表达在小鼠心梗后左室重建过程中发挥关键作用。在羊的慢性严重缺血性心衰模型中发现，Fas/FasL 水平与 caspase-2 和 caspase-3 的表达相关，说明 Fas 在严重缺血性心衰凋亡的诱导过程中发挥作用。缺血区域周围心肌细胞 Fas 的表达上调揭示 Fas 可能参与了缺血性心衰的心肌肥大、凋亡，但并没有直接的证据支持这个观点。总之，缺血性心衰进展中 Fas 表达上调的作用目前还不清楚，将来的研究需要明确 Fas 诱导心肌细胞凋亡或肥大的时间点及其潜在的机制。

参 考 文 献

1. Niessner A，Hohensinner PJ，Rychli K，et al. Prognostic value of apoptosis markers in advanced heart failure patients. Eur Heart J，30：789 – 96，2009.

2. Bedi MS，Alvarez RJ，Kubota T，et al. Myocardial Fas and cytokine expression in end-stage heart failure：impact of LVAD support. Clin Transl Sci，1：245 – 8，2008.

3. Movassagh M, Foo RS. Simplified apoptotic cascades. Heart Fail Rev, 13: 111 −9, 2008.

4. Feng QZ, Zhao YS, Abdelwahid E. The role of Fas in the progression of ischemic heart failure: prohypertrophy or proapoptosis. Coron Artery Dis, 19: 527 −34, 2008.

5. Sliwa K, Forster O, Libhaber E, et al. Peripartum cardiomyopathy: inflammatory markers as predictors of outcome in 100 prospectively studied patients. Eur Heart J, 27: 441 −6, 2006.

6. Li Y, Takemura G, Kosai K, et al. Critical roles for the Fas/Fas ligand system in postinfarction ventricular remodeling and heart failure. Circ Res, 95: 627 −36, 2004.

7. Chen QM, Tu VC. Apoptosis and heart failure: mechanisms and therapeutic implications. Am J Cardiovasc Drugs, 2: 43 −57, 2002.

8. Tsutamoto T, Wada A, Maeda K, et al. Relationship between plasma levels of cardiac natriuretic peptides and soluble Fas: plasma soluble Fas as a prognostic predictor in patients with congestive heart failure. J Card Fail, 7: 322 −8, 2001.

9. Yamaguchi S, Yamaoka M, Okuyama M, et al. Elevated circulating levels and cardiac secretion of soluble Fas ligand in patients with congestive heart failure. Am J Cardiol, 83: 1500 −3, A8, 1999.

10. Nishigaki K, Minatoguchi S, Seishima M, et al. Plasma Fas ligand, an inducer of apoptosis, and plasma soluble Fas, an inhibitor of apoptosis, in patients with chronic congestive heart failure. J Am Coll Cardiol, 29: 1214 −20, 1997.

11. Tanaka M, Ito H, Adachi S, et al. Hypoxia induces apoptosis with enhanced expression of Fas antigen messenger RNA in cultured neonatal rat cardiomyocytes. Circ Res, 75: 426 −33, 1994.

12. Suda T, Takahashi T, Golstein P, et al. Molecular cloning and expression of the Fas ligand, a novel member of the tumor necrosis factor family. Cell, 75: 1169 −78, 1993.

（白媛媛）

第三章 氧 化 应 激

　　氧化应激（oxidative stress）是指体内氧化与抗氧化作用失衡，即活性氧族（reactive oxygen species，ROS，包括超氧负离子、过氧化氢和羟基）和内源性抗氧化物防御机制之间的平衡被打破，而倾向于氧化。促氧化过程包括促炎症细胞因子活化、线粒体功能障碍、复发性缺氧（recurrent hypoxia）及肾素－血管紧张素系统和交感神经系统活化。循环血中升高的儿茶酚胺水平，超氧阴离子与一氧化氮相互作用生成的过氧亚硝酸盐等均可增强氧化应激反应。另外，可能受血管紧张素 II 调节的血管中 NADPH 氧化酶活性的升高也导致过量 ROS 产生。与氧化系统相对应，体内还存在强大的抗氧化系统，如超氧化歧化酶（SOD）、过氧化氢酶（CAT）、谷胱甘肽过氧化酶（GSH-PrX）等，可以及时快速清除体内过剩的 ROS。在正常生理条件下，体内氧化和抗氧化系统保持动态平衡，既保证正常氧化应激反应，又防止 ROS 对人体的危害。而当 ROS 大量生成，抗氧化酶表达不足时，氧化和抗氧化平衡失调，ROS 不能及时清除并在体内大量积蓄，则导致氧化应激反应的发生。氧化应激能够损伤细胞内 DNA、蛋白质和脂质，导致心肌细胞凋亡和坏死，内皮功能损伤及重构，这些均是心力衰竭发生及发展的重要原因。并且，一系列的研究证据也支持衰竭的心脏中氧化应激增加并引起心肌重塑这一观点。

　　临床上难以直接检测 ROS，目前采用的方法均间接地对氧化应激标志物进行检测。这些标志物包括氧化低密度脂蛋白、髓过氧化酶、尿中 biopyrrins、尿和血中异前列烷、血浆丙二醛等，它们反映了在心力衰竭病理生理过程中发挥重要作用的氧化应激过程。目前这些新标志物一般可通过商业化的 ELISA 法、比色法或色谱－质谱联用法来进行测定。

升高的氧化应激生物标志物水平与心功能障碍的严重程度相关。例如尿中 biopy-rrins 水平随着左心室收缩末径（LVSD）和 NYHA 心功能分级的严重程度，以及 BNP 水平的升高成比例地升高。类似地，其他的氧化应激生物标志物也随着心力衰竭的严重程度成比例地升高，并与其他的神经激素活化及炎症的标志物成正相关。目前，针对心力衰竭的抗氧化和调控氧化/抗氧化平衡的药物和治疗手段很少，研究结果还存在着争议。其中，药物包括一些抗氧化酶、氧化酶抑制剂、抗炎药物、他汀类药物、维生素 E、维生素 C、一些金属离子（如硒、锌）和一些激素（如皮质素、褪黑色素）等。但它们都缺乏靶向性和特异性。因此，有效、特异的抗氧化，尤其是针对氧化/抗氧化平衡调节的药物和治疗手段还有待于研究和开发。

氧化应激生物标志物的临床研究尚不够全面和系统，上述标志物在临床上应用还存在许多问题和困难，其中一个主要原因是氧化应激与很多的疾病反应都有关，特异性不高，另外，在检测方法和阈值设定上，不同的研究之间存在较大的差异。更多、更深入、更大样本量的临床研究亟待开展。

第一节　氧化型低密度脂蛋白

氧化型低密度脂蛋白（oxidized low-density lipoproteins，Ox-LDL）是由天然的低密度脂蛋白（LDL）经氧化修饰形成的，与 LDL 相比，Ox-LDL 的结构及生物学性质均发生了改变。大量研究表明，Ox-LDL 是导致动脉粥样硬化和血栓形成的主要原因。

一、简介

来源及主要功能

天然的 LDL 经氧化修饰形成的脂蛋白，即 Ox-LDL。LDL 颗粒由一分子的 apoB（apolipoprotein B，载脂蛋白 B）和数目众多的三酰甘油、游离胆固醇、胆固醇酯和磷脂分子构成，分子量 3000kD 左右。天然 LDL 的核心部分含有大量多不饱和脂肪酸，占 LDL 总脂肪酸含量的 35%～70%，另外，LDL 所含的抗氧化物质也较少，所以容易发生自身氧化。LDL 中的多不饱和脂肪酸在自由基或其他氧化剂作用下，生成脂类自由基，并能产生更多的过氧化脂质，引起连锁的自由基链式反应，最终生成多种反应性的醛。这些化学性质活泼的醛和 apoB 发生结合，产生新的抗原决定簇，形成 Ox-LDL。氧化修饰程度低时，apoB 以分解为主，修饰程度高时，降解的 apoB 又可重新聚合成大分子。

与 LDL 相比，Ox-LDL 内维生素 E 含量下降，游离氨基减少，琼脂糖电泳速率增快，原来所含的大量卵磷脂转变为溶血卵磷脂。Ox-LDL 还具有一系列生物学毒性作用。氧化修饰后的 LDL 丧失了正常的胆固醇代谢途径，不能经 LDL 受体代谢，而是由清道夫受体识别、结合、内吞进入细胞，并引起细胞内脂质沉积，泡沫样变。众多研究显示，LDL的氧化修饰是动脉粥样硬化形成的中心环节。Ox-LDL 由血管壁和炎症发生部位产生，可通过多种途径启动和加速动脉粥样硬化的发生发展。Ox-LDL 半衰期约数分钟，具有免疫原性，被认为是一种炎症前期、氧化应激的标志物。最近的研究表明，Ox-LDL 不仅自身可作为氧化应激的标志物存在，还具有诱导其他生物标志物产生的作用，如诱导心衰标志物脑钠肽（BNP）及单核细胞趋化蛋白 1（MCP-1）的产生。

在兔和人的血清中都发现了抗 Ox-LDL 自身抗体的存在，因此可通过检测 Ox-LDL自身抗体来间接反映 Ox-LDL 水平。另外，现在已开发出一系列新的可以直接检测 Ox-LDL 水平的 ELISA 方法，它们使用的单克隆抗体（主要的三种为 DLH3 Ab、E06 Ab、4E6 Ab）种类不同，因而在方法学、敏感性和特异性、检测成本上均存在差异。一般认为这些方法只能检测发生最小程度氧化的 LDL，因为高氧化程度的 LDL 会迅速被识别并清除。健康个体中发生氧化的 LDL 占总 LDL 的比例在 0.001% ~ 0.65%，在心血管病患者中这个比例显著升高，如在急性冠脉综合征患者中约为 5%。

二、Ox-LDL 作为心力衰竭生物标志物的研究进展

有研究表明，Ox-LDL 对冠状动脉疾病诊断具有很好的敏感性和特异性，他汀治疗可能影响 Ox-LDL 水平。此外，Ox-LDL 对心力衰竭的诊断和预后评估具有潜在的价值。

（一）心力衰竭的预测、危险分层和预后评估

Tsutsui 等开展的一项前瞻性研究中，采用双抗夹心 ELISA 法检测了 84 例慢性心力衰竭患者（NYHA 心功能分级Ⅱ~Ⅳ级）及 18 例年龄匹配的正常对照者血浆中 Ox-LDL 水平，平均随访时间为 780 天，心脏事件包括心因性死亡或心力衰竭、心肌梗死或致死性心律失常住院。结果表明，以 Ox-LDL 中位数水平（12.2U/ml）作为分层标准时，

低于该值的患者生存率升高 1.9 倍，无心脏事件的可能性升高 2.5 倍（图 3-1）。重度心力衰竭患者血浆 Ox-LDL 水平比正常对照者及轻度心力衰竭患者显著升高，血浆 Ox-LDL 水平与左室射血分数显著负相关，与血浆去甲肾上腺素水平显著正相关。在该研究随访期间，共有 26 例患者发生心血管病事件，其中 14 例发生心因性死亡，12 例因心力衰竭或其他心血管病事件住院。该研究结果显示，血浆 Ox-LDL 水平可以作为慢性心力衰竭患者死亡的独立预测因素。

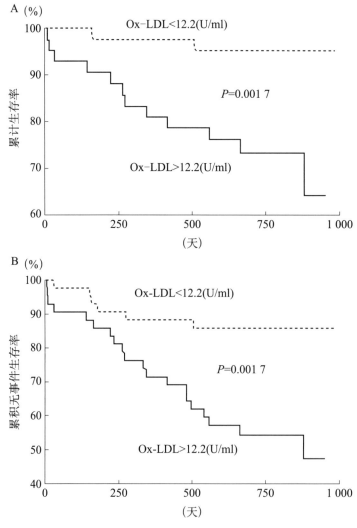

图 3-1　根据 Ox-LDL 水平（12.2U/ml）分为两组的充血性心力衰竭患者累计生存率（A）和无事件生存率（B）

（参考于 J Am Coll Cardiol, 2002, 39：957－962）

Charach 等人开展的一项前瞻性研究中，采用 ELISA 法对 284 例患有重度慢性心力衰竭的门诊患者（平均 NYHA 心功能分级为 2.8）的 Ox-LDL 抗体基线水平进行了检测，平均随访时间为 3.7 年，在此期间，107 例患者（占随访人数的 37%）死亡。从发病到首次因心力衰竭住院的平均时间为 25.8 个月。Cox 多变量回归分析结果表明，Ox-LDL 抗体能够预测发病率和死亡率，风险比（hazard ration）为 1.013（$P < 0.013$），而 NT-proBNP 的风险比为 1.028（$P < 0.099$）。Ox-LDL 抗体水平可能是对心衰患者病情进行监测治疗的一个有用指标，并可能更好地指导治疗，在临床转归预测方面，Ox-LDL 抗体水平在住院时间预测上要优于 NT-proBNP。

Jorde 等人研究了运动诱导的氧化应激对循环血中 Ox-LDL 水平的影响及其与慢性心力衰竭临床转归的关系。研究检测了 48 例心力衰竭患者和 12 例健康对照者血浆中的 Ox-LDL 和低密度脂蛋白胆固醇（LDL-C）水平，结果表明，心力衰竭患者与健康对照者相比有较高的 Ox-LDL 基线水平（77.7 ± 3.2U/L vs 57.9 ± 5.0 U/L，$P = 0.01$）及较高的 Ox-LDL/LDL-C 基线比值（0.87 ± 0.04 vs 0.49 ± 0.04，$P \leqslant 0.001$）；运动导致心力衰竭患者 Ox-LDL 水平升高（77.7 ± 3.2U/L 到 85.3 ± 3.0U/L，$P \leqslant 0.001$），而在对照者中不变（57.9 ± 5.0 到 61.4 ± 5.5，$P = 0.17$）。36 例随访资料齐全的患者在 19 个月的随访期间，Ox-LDL 水平升高幅度高于 11.0U/L 与发生死亡和需要心室辅助装置或心脏移植合并终点事件危险的增加相关（风险比 8.6；95% CI 1.0 ~ 73.8，$P = 0.05$）。该研究结果表明，血浆 Ox-LDL 水平及 Ox-LDL/LDL-C 比值在心力衰竭患者中升高。在最大运动量期间 Ox-LDL 的测得值是否对患者发生恶性心脏事件具有预测价值还有待系统性进一步研究。

Yamaji 等人检测了 319 例有明显症状的慢性心力衰竭患者血浆中包括 Ox-LDL 在内的一系列生物标志物，平均随访时间为 33 个月，随访期间 29 例患者有心脏事件发生（死亡或住院）。研究结果表明，发生心脏事件的患者血浆中 Ox-LDL 水平显著高于无心脏事件发生的患者。逐步多变量分析结果表明，Ox-LDL 水平的升高是心脏事件的独立预测因素之一（$P = 0.002$）。

Mondal 等研究了心力衰竭患者采用连续流式左心室辅助装置后，发生全身炎症反应综合征（SIRS）与不发生 SIRS 的患者氧化应激状态的差异。该研究选取了 31 名采用连续流式左心室辅助装置的心力衰竭患者，根据是否发生全身炎症反应综合征，将其分为两组：SIRS 组及非 SIRS 组。采用 ELISA 方法检测了两组患者血 Ox-LDL 的水平。研究结果显示，与健康对照人群相比，31 位心力衰竭患者在采用连续流式左心室辅助装置之前，他们的血 Ox-LDL 水平已显著升高。使用连续流式左心室辅助装置之后，有 15 名患者发生 SIRS，16 名患者未发生 SIRS。在 SIRS 组的患者中，与手术前血浆 Ox-LDL 水平相比，手术后血浆 Ox-LDL 水平显著升高，在非 SIRS 组，也得出同样的结果，即采用连续流式左心室辅助装置前后的血浆 Ox-LDL 水平有显著差异。另外，与非 SIRS 组相比，SIRS 组的患者血浆 Ox-LDL 水平也明显升高（图 3-2）。该研究表明，Ox-LDL 不仅是心力衰竭发生的预测因子，同时也可作为心力衰竭患者进行左心室辅助装置治疗后及是否发生 SIRS 等并发症的检测指标。

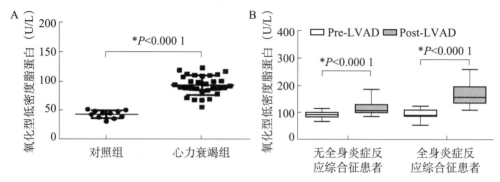

图 3-2 心衰患者采用连续流式左心室辅助装置前后全身炎症反应综合征患者（SIRS）与无全身炎症反应综合征患者组血浆 Ox-LDL 水平变化

心衰患者及正常对照人群中血浆 Ox-LDL 水平差异（A）；SIRS 与无 SIRS 组中采用连续流式左心室辅助装置前后血浆 Ox-LDL 水平差异（B）

（参考于 Artificial Organs，2016，40：434 – 443）

为了更好地将 Ox-LDL 检测应用于临床，Chandrakala 等人研究了心力衰竭患者左心室血及外周血中 Ox-LDL 产生量的差异。研究入选了 61 名心力衰竭患者（NYHA Ⅱ级），根据射血分数将其分为三组：①EF≥60%；②40% < EF <60%，③EF≤40%。采用 ELISA 法对该 61 名患者左心室血及外周血中 Ox-LDL 水平进行了检测。结果显示，在 EF≥60% 及 40% < EF <60% 两组患者中，左室血及外周血中 Ox-LDL 的水平有显著差异（$P < 0.05$），而当 EF≤40% 时，患者外周血中 Ox-LDL 水平升高，并与左室血 Ox-LDL 无显著差异。该研究表明，尽管 Ox-LDL 作为心力衰竭发生的独立预测因子，更倾向于反映左心室的氧化应激状态，但当严重心力衰竭（EF≤40%）发生时，外周血 Ox-LDL 水平也将成为心血管不良事件的检测指标。

Charach 在一项回顾性研究中通过检测 Ox-LDL 抗体水平开展了 Ox-LDL 与心力衰竭患者发病率及死亡率等预后关系的临床研究。该研究入选了 211 名 65 岁以上的慢性心力衰竭患者，根据 Ox-LDL 抗体水平将患者分为两组：①Ox-LDL 抗体 < 200U/ml 和 ②Ox-LDL 抗体≥200U/ml。这些患者的心力衰竭持续时间为 8 ～ 10.5 年，平均随访时间为 5.2 ±1.9 年，患者的终点事件包括再入院、全因死亡或同时出现上述两种结果。

研究结果显示，①组再入院率为66%，②组再入院率为25%，两组的再入院率有统计学差异（*P* <0.001，图3-3）。但两组的全因死亡率并无显著差异。另外，Cox回归分析结果显示，同时发生再入院及全因死亡事件的比率在两组之间有显著差异（37% vs 9%，*P* <0.001，图3-4）。研究结果提示，Ox-LDL抗体水平可作为老年慢性心力衰竭患者心衰控制不良的早期判断指标，该抗体未来可成为检测Ox-LDL水平的常规技术应用于实际工作。

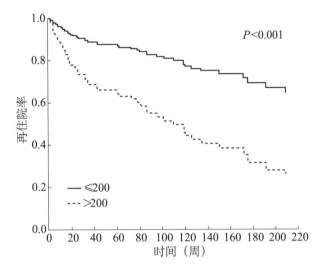

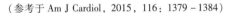

图3-3　两组心力衰竭患者（Ox-LDL 抗体 <200U/ml vs Ox-LDL 抗体≥200U/ml）再入院率的 Cox 回归分析

（参考于 Am J Cardiol，2015，116：1379－1384）

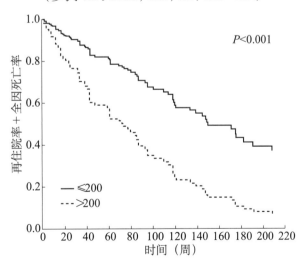

图3-4　两组心力衰竭患者（Ox-LDL 抗体 <200U/ml 对比 Ox-LDL 抗体≥200U/ml）综合结果发生率的 Cox 回归分析

（参考于 Am J Cardiol，2015，116：1379－1384）

（二）心力衰竭的筛查

Rietzschel 等人开展了一项针对 2524 名年龄在 35～55 岁之间健康社区人群的研究，首次在社区水平上研究了 Ox-LDL 与心功能损伤之间的关系。研究采用超声心动图记录了心脏形态、心脏收缩期、舒张早期和晚期二尖瓣环运动速率，随后进行了颈动脉和股动脉检查。采用双抗体夹心 ELISA 法检测血浆中 Ox-LDL 水平，抗体选用 mAb-4E6 单克隆抗体。结果经过校正之后显示，Ox-LDL 水平的升高与左心室腔的球形程度及舒张和收缩功能的降低相关。这项研究结果首次在社区水平上表明，Ox-LDL 为早期心室重构的一个危险因素，提示了其在心力衰竭筛查方面的潜在价值，但由于效应量（effect size）较小，所以将来更可能以辅助的角色和其他筛选方法或生物标志物一起应用于临床。

 问题和小结

虽然现有研究在 Ox-LDL 检测方法、阈值设定等方面存着在诸多差异和分歧，更大样本量、更系统深入的研究尚有待开展，但 Ox-LDL 已在生物标志物研究领域中展现出其独特的优势，例如它能直接地反映脂质过氧化反应，其水平可受他汀类药物调控，另外现在已有商业化抗体可供选用。在心力衰竭标志物研究领域中，初步的研究结果已表明，Ox-LDL 在危险分层、预后评估及筛查等方面具有潜在的价值，近年来，对于 Ox-LDL 作为心力衰竭生物标志物的研究也更广泛及细化，如 Ox-LDL 对其他生物标志物产生的作用，Ox-LDL 对心力衰竭合并其他并发症的预测等，然而其作为一个常规的心力衰竭生物标志物应用于临床，尚有很长的路要走。

参 考 文 献

1. Aluganti Narasimhulu C，Litvinov D，Sengupta B，et al. Increased presence of oxidized low-density lipoprotein in the left ventricular blood of subjects with cardiovascular disease. Physiological Reports，4（6），doi：10. 14814/phy2. 12726，2016.

2. Mondal NK，Sorensen EN，Pham SM，et al. Systemic Inflammatory Response Syndrome in End-Stage Heart Failure Patients Following Continuous-Flow Left Ventricular Assist Device Implantation：Differences in Plasma Redox Status and Leukocyte Activation. Artificial Organs，40：434 – 443，2016.

3. Charach G，Michowitz Y，Rogowski O，et al. Usefulness of Antibodies to Oxidized Low-Density Lipoproteins as Predictors of Morbidity and Prognosis in Heart Failure Patients Aged≥65 Years. Am J Cardiol，116：1379 – 1384，2015.

4. Chandrakala AN, Sukul D, Selvarajan K, et al. Induction of brain natriuretic peptide and monocyte chemotactic protein-1 gene expression by oxidized low-density lipoprotein: relevance to ischemic heart failure. Am J Physiol Cell Physiol, 302: C165 – C177, 2012.

5. Yamaji M, Tsutamoto T, Kawahara C, et al. Serum cortisol as a useful predictor of cardiac events in patients with chronic heart failure: the impact of oxidative stress. Circ Heart Fail, 2: 608 – 615, 2009.

6. Charach G, George J, Afek A, et al. Antibodies to oxidized LDL as predictors of morbidity and mortality in patients with chronic heart failure. J Card Fail, 15: 770 – 774, 2009.

7. Rietzschel ER, Langlois M, De Buyzere ML, et al. Oxidized low-density lipoprotein cholesterol is associated with decreases in cardiac function independent of vascular alterations. Hypertension, 52: 535 – 541, 2008.

8. Jorde UP, Colombo PC, Ahuja K, et al. Exercise-induced increases in oxidized low-density lipoprotein are associated with adverse outcomes in chronic heart failure. J Card Fail, 13: 759 – 764, 2007.

9. Itabe H, Ueda M. Measurement of plasma oxidized low-density lipoprotein and its clinical implications. J Atheroscler Thromb, 14: 1 – 11, 2007.

10. Tsutsui T, Tsutamoto T, Wada A, et al. Plasma oxidized low-density lipoprotein as a prognostic predictor in patients with chronic congestive heart failure. J Am Coll Cardiol, 39: 957 – 962, 2002.

11. Shoji T, Nishizawa Y, Fukumoto M, et al. Inverse relationship between circulating oxidized low density lipoprotein (oxLDL) and anti-oxLDL antibody levels in healthy subjects. Atherosclerosis, 148: 171 – 177, 2000.

12. Holvoet P, Vanhaecke J, Janssens S, et al. Oxidized LDL and malondialdehyde-modified LDL in patients with acute coronary syndromes and stable coronary artery disease. Circulation, 98: 1487 – 1494, 1998.

第二节　髓过氧化酶

髓过氧化物酶（myeloperoxidase，MPO）是一种重要的溶酶体酶，存在于髓系细胞（主要是中性粒细胞和单核细胞）的嗜苯胺蓝颗粒中，是髓细胞的特异性标志物。

一、简介

（一）基因定位和结构

MPO 是由中性粒细胞、单核细胞和某些组织的巨噬细胞分泌的含血红素辅基的血红素蛋白酶，是血红素过氧化物酶超家族成员之一。人的 MPO 基因位于染色体长臂 17q23-q24 段，含有 12 个外显子和 11 个内含子，长约 14kb。MPO 分子量约为 150kD，由两条 15 kD 的轻链和两条重量可变的糖基化重链结合到一个亚铁血红素辅基上构成。现已确定了三种 MPO 亚型，它们之间的区别只在于重链的大小上。

（二）分布及主要功能

MPO 在粒细胞进入循环之前于骨髓内合成并贮存于嗜天青颗粒内，外界刺激可导致中性粒细胞聚集，释放 MPO。在成熟的粒细胞中，MPO 是含量最丰富的糖蛋白，占细胞干重的 3% ~5%。MPO 含有亚铁血红素色素，因而在中性粒细胞的分泌物，如脓汁和某些黏液中呈现绿色。

MPO 是中性粒细胞和单核细胞氧依赖性杀菌系统的重要组分。MPO 在中性粒细胞内通过过氧化氢（H_2O_2）和氯离子（Cl^-）或等分子量的非氯卤化物合成次氯酸，该过程需要亚铁血红素作为辅助因子。另外，它能作为一个氧化剂利用过氧化氢氧化酪氨酸为酪氨酰基。次氯酸和酪氨酰基具有细胞毒性，是中性粒细胞用于杀伤细菌和其他病原体的成分。

尽管 MPO 对于宿主防御反应有益，但在特定条件下，MPO 催化反应生成过量的氧化剂，超过局部抗氧化剂的防御反应时，其形成的氯化、氧化、硝化等产物能损害蛋白质和脂质的生物学功能，从而导致氧化应激和氧化性组织损伤。此外，在心肌组织中，MPO 还通过与心肌脂肪酸结合蛋白作用参与组织损伤过程。

二、MPO 作为心力衰竭生物标志物的研究进展

在 MPO 基因敲除小鼠心力衰竭模型上的实验结果表明，冠脉结扎后瘢痕组织形成过程中，白细胞浸润减少，左室扩张程度减小，左室功能得到一定程度的保护。这可能是 MPO 基因敲除小鼠中纤溶酶原激活物抑制剂（PAI-1）的氧化减少，从而使得纤溶酶活性降低所致。MPO 与活性氧化物的产生之间存在着密切联系，其调节的蛋白酶级联反应和细胞毒素的产生与心肌梗死后恶性心脏重构有关，该研究结果表明 MPO 可能是心力衰竭的潜在易感基因。

（一）心力衰竭的预测、危险分层和预后评估

Rudolph 等人进行的一项单中心前瞻性临床研究，入选了 447 例患者，其中左心室

功能障碍患者 113 例 (射血分数 <50%，非缺血性心肌病，n = 52；缺血性心肌病，n = 61)，与对照者相比，MPO 血浆水平在左心室功能障碍患者中升高 [24.5 (IR：15.8 ~ 54.0) vs 15.5 (IR：8.9 ~ 39.2) ng/ml，$P < 0.01$]。循环血中 MPO 水平升高与心力衰竭的病因和传统的混杂变量无关。另外，MPO 血浆水平还与射血分数 ($P < 0.01$) 和左心室舒张末径相关 ($P < 0.01$)。

Tang 等检测了 105 例正常对照者和 102 例慢性收缩性心力衰竭患者 (左室射血分数 <50%) 血浆中的 MPO 水平，并研究了 MPO 水平、血浆 BNP 水平和左室射血分数之间的关系。结果表明，慢性收缩性心力衰竭患者血浆 MPO 水平较正常对照者显著升高 (1158 ± 2965 vs 204 ± 139pmol/L，$P < 0.0001$)。进一步地，升高的血浆 MPO 水平与 NYHA 心功能分级呈正相关 ($P < 0.0001$)，另外 MPO 水平还与血浆 BNP 水平呈正相关 (Spearman's r = 0.39，$P < 0.0001$)。

随后，Tang 等又进行了血浆 MPO 水平与心脏结构、功能和预后关系的研究，研究入选了 140 例慢性收缩性心力衰竭患者 (LVEF < 35%)，检测了其血浆中的 MPO 水平，并研究了 MPO 水平与心脏收缩舒张功能超声指标及远期临床结局 (死亡、心脏移植或心力衰竭住院) 之间的关系。结果表明，血浆 MPO 水平的升高与患者心力衰竭的严重程度相关 (限制性舒张性阶段，右室收缩功能障碍 ≥3 +，三尖瓣回流区域 ≥1.8cm²)。血浆 MPO 水平对远期临床结局有预测价值 [危险比 (95% CI) = 3.35 (1.52 ~ 8.86)]，ROC 曲线分析结果表明，MPO 与 BNP 联用后，预测远期恶性心脏事件的准确性较之单用 BNP 提高，单用 BNP 后曲线下面积 0.66 ($\chi^2 = 12.9$，$P = 0.0003$)，BNP 与 MPO 联用后该值为 0.70 ($\chi^2 = 15.87$，$P = 0.0004$) (图 3-5)。

Tang 等继续研究了 MPO 与 hs-CRP 两个指标联用对慢性心力衰竭预后的预测价值。研究入选了 136 名慢性收缩性心力衰竭患者 (左心室射血分数 ≤40%)，通过随访监测不良事件的发生，临床不良事件包括死亡、心脏移植及因心力衰竭再入院，随访时间 34 ± 17 个月。研究结果显示，以 MPO 中位数水平 (303pmol/L) 作为分层标准，当 hs-CRP < 5.34mg/L 时，血浆 MPO 高于中位数水平的心力衰竭患者与低于中位数水平的患者相比，有更高的临床不良事件发生率 (95% CI 1.2 ~ 8.1，$P < 0.05$)。以 hs-CRP 中位数水平 (5.34mg/L) 作为分层标准，当 MPO ≥303pmol/L 时，血 hs-CRP 高于中位数水平的心力衰竭患者与低于该中位数水平的患者相比，临床不良事件发生率也有显著差异 (95% CI 1.0 ~ 4.4，$P < 0.05$)。该研究说明，MPO 及 hs-CRP 均可作为慢性收缩期心力衰竭预后的检测指标。

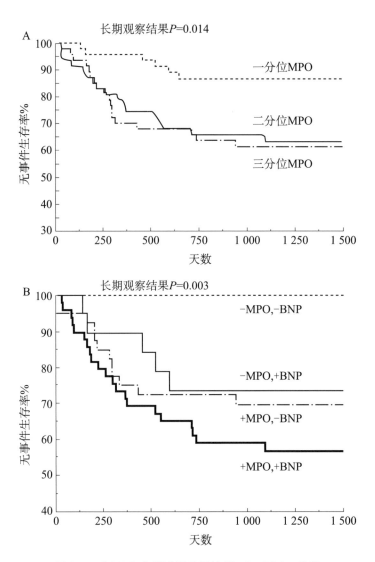

图 3-5 以 MPO 水平进行分层的 Kaplan-Meier 曲线

A. 以 MPO 水平进行三分位分层，MPO 水平对复合终点事件（包括死亡、心脏移植或者心力衰竭住院）有预测价值；B. 用高于中位数的 BNP 水平（65pg/ml）对 MPO 水平最高的两个四分位中的患者（MPO＋）进一步分层以预测无事件生存率，由 MPO 提供的预后信息不依赖于 BNP 水平

（参考于 J Am Coll Cardiol, 2007, 49: 2364 – 2370）

（二）心力衰竭的筛查

Ng 等人开展了一项前瞻性筛选临床试验，研究 MPO 和 CRP 是否能加强 BNP 在社区人群中筛查收缩性心力衰竭患者的特异性，该研究入选了 1360 名年龄 45 到 80 岁，未诊断有左室收缩功能障碍的研究对象，对其中 1331 名进行了超声心动图和血标本的

检查。结果显示，28 例患有左室收缩功能障碍的患者血浆中 N 末端 BNP 前体（NT-proBNP）、CRP、MPO 水平与健康对照者相比升高（$P < 0.0005$）。取 MPO 的临界值为 33.9ng/ml 时，能检出这 28 名患者中的 27 名。NT-proBNP、MPO 和 CRP 的 ROC 曲线下面积分别为 0.839、0.824 和 0.909。作为一个独立的标志物，MPO 具有最高的特异性和正性预测值（图 3-6）。三种标志物的阴性预测值均较高（>99%）。在 Logistic 模型方法中，当三种标志物联用时特异性达到最高值 88.4%。值得注意的是，单独应用 MPO 即能检出 28 例患者中的 27 例。研究结果表明，MPO 确实能加强 BNP 筛查左室收缩功能障碍的特异性。此外，出人意料的是该研究中 MPO 的特异性较 BNP 还要高（74% vs 41%）。

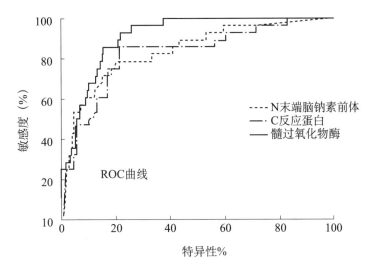

图 3-6　N-BNP、CRP 和 MPO 在筛查左心室收缩功能障碍时的 ROC 曲线

（参考于 Am Heart J，2006，152：94 – 101）

🔍 问题

尽管在慢性心力衰竭方面 MPO 有其可能的价值，但在急性心力衰竭中，对 MPO 的诊断及预后判断价值仍有争论。在 Shah 等人开展的一项多中心前瞻性观察性临床研究中，入选了来自美国 5 个中心的 412 例伴有呼吸困难的急性失代偿性心力衰竭患者（平均年龄 58 岁，39% 为女性），随访时间 1 年。期间检测了包括 MPO 在内的血清/血浆生物标志物水平，并做了经胸壁超声心动图检查。结果表明，MPO 浓度在有急性失代偿性心力衰竭的呼吸困难者（147 例）中 MPO 水平与其他原因所致的呼吸困难患者（265 例）相比并无显著差异（$P = 0.07$）。在该研究随访的 1 年中死亡率为 12%，MPO 浓度也与死亡率无关 [危险比，1.25（高于中位数 vs 低于中位数）；

95% CI 0.71～2.18]。

Reichlin 等在 MPO 对急性心力衰竭的诊断及预后价值方面进行的研究得出了不同的结论。该研究入选了 667 名呼吸困难的患者（平均年龄 76 岁，53% 为男性），其中 377 名患者发生急性心力衰竭。入院时检测了这些患者的血浆 MPO 及 BNP 水平，并进行为期 1 年的随访。研究结果显示，与无心脏事件发生的呼吸困难患者相比，发生急性心力衰竭的患者血 MPO 水平无显著升高（$P = 0.26$）。MPO 对于急性心力衰竭的诊断价值（ROC 曲线下面积 0.53）较 BNP 诊断价值相比（ROC 曲线下面积 0.95）仍有限（$P < 0.001$）。但在发生急性心力衰竭的患者中，当 MPO > 99 pmol/L 时，这些患者的 1 年死亡率显著升高（HR 1.58，$P = 0.02$）。在多因素 Cox 比例风险回归分析中，MPO 也可作为急性心力衰竭患者 1 年死亡率的独立预测因子（HR 1.51，$P = 0.045$）。该研究表明 MPO 对于急性心力衰竭患者的 1 年死亡率有预测价值。

MPO 水平在许多情况如感染、浸润性及炎性疾病下升高，因而 MPO 的检测不具有特异性。另外，Baldus 等人报道了肝素诱导下血管中 MPO 的释放，这导致循环血浆中 MPO 浓度 1.6 倍的升高。近年来的研究中入选的大部分患者都接受了静脉肝素的注射，其带来的临床后果尚不明了。对于 MPO 的检测，目前尚未确定一个为大家所普遍接受的临界值，这是 MPO 作为生物标志物应用于心力衰竭研究中的一个关键性限制因素。另外，不同的临床研究中使用的 MPO 检测方法也不同，使得对这些研究结果之间直接的比较分析变得困难。

 小结

目前血清 MPO 水平在测量方法上已经商业化并且费用较低，不同测量方法之间的相关性较高。对于有胸痛症状或急性冠脉综合征的患者，MPO 能在现有生物标志物的基础上为临床医生提供更进一步的信息，其测得结果也具有较好的重复性。MPO 对这些患者是否具有更重要的意义和应用价值还有待进一步的研究。他汀类药物能下调 MPO 基因表达从而降低 MPO 水平，但目前为止尚未有特异性地针对 MPO 的治疗手段。在心力衰竭方面，不同研究所提供的数据之间的差异较大，未来还需要更多的临床试验和长期的评估来确证 MPO 作为一个生物标志物的价值。

参 考 文 献

1. Gedikli O, Kiris A, Hosoglu Y, et al. Serum Myeloperoxidase Level Is Associated with Heart-Type Fatty

Acid-Binding Protein but Not Troponin T in Patients with Chronic Heart Failure. Med Princ Pract, 24：42 – 46, 2015.

2. Tang WH, Shrestha K, Troughton RW, et al. Integrating Plasma High-Sensitivity C-Reactive Protein and Myeloperoxidase for Risk Prediction in Chronic Systolic Heart Failure. Congest Heart Fail, 17：105 – 109, 2011.

3. Reichlin T, Socrates T, Egli P, et al. Use of Myeloperoxidase for Risk Stratification in Acute Heart Failure. Clinical Chemistry, 56：944 – 951, 2010.

4. Shah KB, Kop WJ, Christenson RH, et al. Lack of diagnostic and prognostic utility of circulating plasma myeloperoxidase concentrations in patients presenting with dyspnea. Clin Chem, 55：59 – 67, 2009.

5. Tang WH, Tong W, Troughton RW, et al. Prognostic value and echocardiographic determinants of plasma myeloperoxidase levels in chronic heart failure. J Am Coll Cardiol, 49：2364 – 2370, 2007.

6. Baldus S, Rudolph V, Roiss M, et al. Heparins increase endothelial nitric oxide bioavailability by liberating vessel-immobilized myeloperoxidase. Circulation, 113：1871 – 1878, 2006.

7. Ng LL, Pathik B, Loke IW, et al. Myeloperoxidase and C-reactive protein augment the specificity of B-type natriuretic peptide in community screening for systolic heart failure. Am Heart J, 152：94 – 101, 2006.

8. Tang W, Brennan M, Philip K, et al. Plasma Myeloperoxidase Levels in Patients With Chronic Heart Failure. The American Journal of Cardiology, 98：796 – 799, 2006.

9. Apple FS, Wu AH, Mair J, et al. Future biomarkers for detection of ischemia and risk stratification in acute coronary syndrome. Clin Chem, 51：810 – 824, 2005.

10. Kumar AP, Reynolds WF. Statins downregulate myeloperoxidase gene expression in macrophages. Biochem Biophys Res Commun, 331：442 – 451, 2005.

11. Askari AT, Brennan ML, Zhou X, et al. Myeloperoxidase and plasminogen activator inhibitor 1 play a central role in ventricular remodeling after myocardial infarction. J Exp Med, 197：615 – 624, 2003.

第三节 胆红素氧化代谢产物

尿液中的胆红素氧化代谢产物（biopyrrins）是由胆红素氧化代谢所产生，是近年来发现的一个较新的氧化应激生物标志物。

一、简介

尿液中的胆红素氧化代谢产物被称为 biopyrrins。在氧化应激过程中，过量的活性氧族（ROS）能够诱导血红素氧化酶的活化，血红素氧化酶为胆红素合成的限速酶，它的活化使得胆红素的合成增加，后者在体内能够清除 ROS 并能通过自身与维生素 E 相互作用保护低密度脂蛋白免受氧化。已有研究揭示了血清胆红素与冠脉疾病之间存在着负相关性，表明胆红素可能具有某种心血管保护作用。目前通过 ELISA 法，使用一种抗胆红素单克隆抗体，可以检测到分泌到尿液中的胆红素氧化代谢产物。

二、尿中 biopyrrins 作为心力衰竭生物标志物的研究进展

在大鼠心肌缺血再灌注损伤模型中，biopyrrins 水平在 8 小时和 24 小时出现一个双相的升高。大鼠在注射 NO 合酶抑制剂后心肌梗死面积减小，血流动力学得到改善，而且尿液中分泌的 biopyrrins 和心脏及肺组织中形成的 biopyrrins 水平均下降。尿液中的 biopyrrins 水平（经过血清肌酐的校正）在心肌梗死患者中升高，而且急性心肌梗死患者中其水平要明显高于稳定型心绞痛患者。冠状动脉再灌注使得尿液中 biopyrrins/肌酐水平升高，在 4 小时后达峰，24 小时到 7 天后回复正常水平。目前对于 biopyrrins 在心力衰竭生物标志物方面的研究尚较少。主要集中在心力衰竭的诊断方面。

心力衰竭的预测、危险分层和预后评估

Hokamaki 等人检测了 94 例心力衰竭患者（59 例男性，平均年龄 65 岁）和 47 例正常对照者（30 例男性，平均年龄 65 岁）尿液中 biopyrrins 水平和血浆中 BNP 水平。结果发现，尿液中 biopyrrins 水平不但在心力衰竭患者中升高，而且随着其程度的加重而成比例地升高。研究表明，尿液中 biopyrrins/肌酐水平（μg/g）在 NYHA 心功能 III/IV 级的患者中最高 [n = 26；17.05（7.85 ~ 42.91）]。尿液中 biopyrrins/肌酐水平在 NYHA 心功能 I 级 [n = 35；3.46（2.60 ~ 5.42）] 或 II 级 [n = 33；5.39（3.37 ~ 9.36）] 的患者中显著高于正常对照者 [2.38（1.57 ~ 3.15）]。在不同分组的患者之间 biopyrrins/肌酐水平的差异明显（图 3-7）。Log biopyrrins/肌酐水平与 log BNP 水平（r = 0.650，$P < 0.001$）、肺动脉楔压、肺动脉压显著正相关，与心脏指数和左心室射血分数显著负相关。经过治疗后的心力衰竭患者尿液中 biopyrrins/肌酐水平 [从 7.43（3.84 ~ 17.05）到 3.07（2.21 ~ 5.71）] 和 NYHA 心功能分级 [（2.5 ± 0.1）~（1.7 ± 0.1）] 均显著下降。

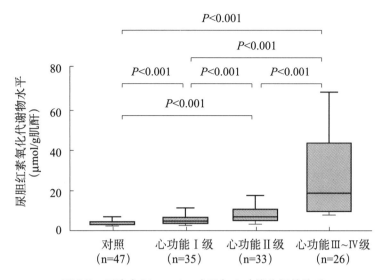

图 3-7　尿液中 biopyrrins 水平与心功能分级的关系

（参考于 J Am Coll Cardiol, 2004, 43: 1880 – 5）

在 Hokamaki 等人的研究中，心力衰竭患者接受标准化治疗后 biopyrrins 水平和 NY-HA 分级均降低。与之相似，Yamamoto 等人开展的一项大鼠心脏移植的实验研究表明，接受了免疫抑制治疗的大鼠 biopyrrins 水平与发生移植物血管病变大鼠相比显著降低。另外，尿液中 biopyrrins 的检出要早于以肌钙蛋白水平升高为标志的心肌坏死。

Nagayoshi 等人开展了一项氧化应激生物标志物与心力衰竭病因学之间关系的研究，该研究中比较了 biopyrrins 水平在缺血性和非缺血性心力衰竭患者中的差异。研究对象分为冠状动脉疾病组（n = 70），非冠状动脉疾病组（n = 61）和正常对照组（n = 33）。在冠状动脉疾病组患者和非冠状动脉疾病组患者中，尿液中 biopyrrins 水平均较正常对照组显著升高并与 NYHA 心功能分级的严重程度及 logBNP 值正相关，但两组之间 biopyrrins 水平并无显著差异（图 3-8）。Nagayoshi 等人认为，在重度心力衰竭状态下，由于血流动力学障碍，导致肝脏充血和低灌注的发生，最后使得胆红素水平在失代偿心力衰竭患者中升高，这可能是两组患者 biopyrrins 水平升高的共同原因。

Kunii 在一项单中心前瞻性研究中检测了血胆红素及血浆、尿液中 biobyrrin 在急性心肌梗死发生过程中的水平变化及与患者发生早期心因性死亡事件的相关性。研究入选了 113 名急性心肌梗死患者，并检测这些患者入院时、入院后 2 天、3 天、7 天及 14 天血浆胆红素及血、尿液 biobyrrin 的水平，以及这些患者中，发生心因性死亡与非死亡患者的血、尿 biobyrrin 水平差异。研究结果显示，血胆红素及血 biobyrrin 水平在急

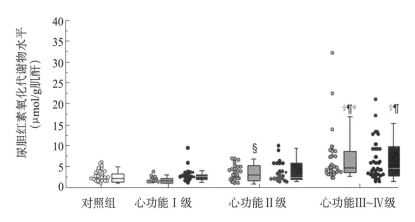

图 3-8　对照组、分级Ⅰ、Ⅱ和Ⅲ/Ⅳ级患者尿中 biopyrrins 水平的比较

（参考于 Free Radic Res，2009，43：1159－1166）

性心肌梗死患者入院 2 天和 3 天即心肌梗死急性期时达到高峰，尿 biobyrrin 水平在患者入院时已开始升高，同样于入院后第 3 天达高峰。入院后 14 天内，有 7 名患者发生心因性死亡，其中 6 名为急性心力衰竭，1 名为室颤。与非死亡患者相比，这 7 名死亡患者血浆、尿液 biobyrrin 水平显著高于非死亡患者（$P < 0.05$）。

 问题和小结

　　尿中 Biopyrrins 是一个相对来说较新的氧化应激类的生物标志物，与其他的生物标志物相比，由于其相关研究数据的不足，因而很难评估其在心脏疾病中的潜在角色，所以目前对于其能否用于临床以辅助提高诊断或预后评估的准确性，尚无明确结论，有待更多、更大规模的临床试验予以确证。

参　考　文　献

1. Kunii H, Ishikawa K, Yamaguchi T, et al, Bilirubin and its oxidative metabolite biopyrrins in patients with acute myocardial infarction. Fukushima J Med Sci, 2：39－51, 2009.

2. Nagayoshi Y, Kawano H, Hokamaki J, et al. Differences in oxidative stress markers based on the aetiology of heart failure：comparison of oxidative stress in patients with and without coronary artery disease. Free Radic Res, 43：1159－1166, 2009.

3. Yamamoto M, Maeda H, Hirose N, et al. Bilirubin oxidation provoked by nitric oxide radicals predicts the progression of acute cardiac allograft rejection. Am J Transplant, 7：1897－1906, 2007.

4. Hokamaki J, Kawano H, Yoshimura M, et al. Urinary biopyrrins levels are elevated in relation to severity

of heart failure. J Am Coll Cardiol, 43：1880 – 1885, 2004.

5. Shimomura H, Ogawa H, Takazoe K, et al. Comparison of urinary biopyrrin levels in acute myocardial infarction（after reperfusion therapy）versus stable angina pectoris and their usefulness in predicting subsequent cardiac events. Am J Cardiol, 90：108 – 111, 2002.

6. Hopkins PN, Wu LL, Hunt SC, et al. Higher serum bilirubin is associated with decreased risk for early familial coronary artery disease. Arterioscler Thromb Vasc Biol, 16：250 – 255, 1996.

7. Schwertner HA, Jackson WG, Tolan G. Association of low serum concentration of bilirubin with increased risk of coronary artery disease. Clin Chem, 40：18 – 23, 1994.

第四节　异前列烷

异前列烷（isoprostanes，iPs）是一类数目庞大的前列腺素样化合物，目前针对经由花生四烯酸氧化而产生的 F_2-isoprostanes 类异前列烷的研究较多。

一、来源及主要功能

iPs 是一类前列腺素样化合物，为不经环氧合酶直接作用，在体内形成的必需脂肪酸（主要是花生四烯酸）在自由基的催化下生成的过氧化产物。它们在形成后能进入多种体液最后分泌出来。尽管某些 iPs 存在于血浆中，大部分形成于细胞膜的磷脂层中并分泌入尿。iPs 与酶合成的前列腺素结构相似，但立体构型（stereoisometric arrangement）与这些体内正常情况下存在的化合物不同，这些非经典的类花生酸类物质具有强大的生物学功能，如介导炎症反应从而使得对痛觉的感知加强。这些化合物是动物和人氧化应激模型中脂质过氧化反应的良好标志物。

目前多数研究集中于由花生四烯酸过氧化反应产生的 F_2-isoprostanes，只此一类即包括多达 64 种 iPs，分属四种不同的结构类别。除花生四烯酸外，多不饱和脂肪酸也可在活性氧族作用下产生异前列烷，例如二十碳五烯酸（EPA）过氧化后可能产生 6 种类别的 F_3-isoprostanes；α-linolenic 酸和 γ-linolenic 酸分别产生各 2 种类别的 E_1-isoprostanes 和 F_1-isoprostanes；二十二碳六烯酸产生 8 种类别的 D_4-isoprostanes 和 8 种类别的 E_4-isoprostanes，其中每种类别又包括多达 8 种的消旋异构体，因而异前列烷分子的总数是相当庞大的（图 3-9）。

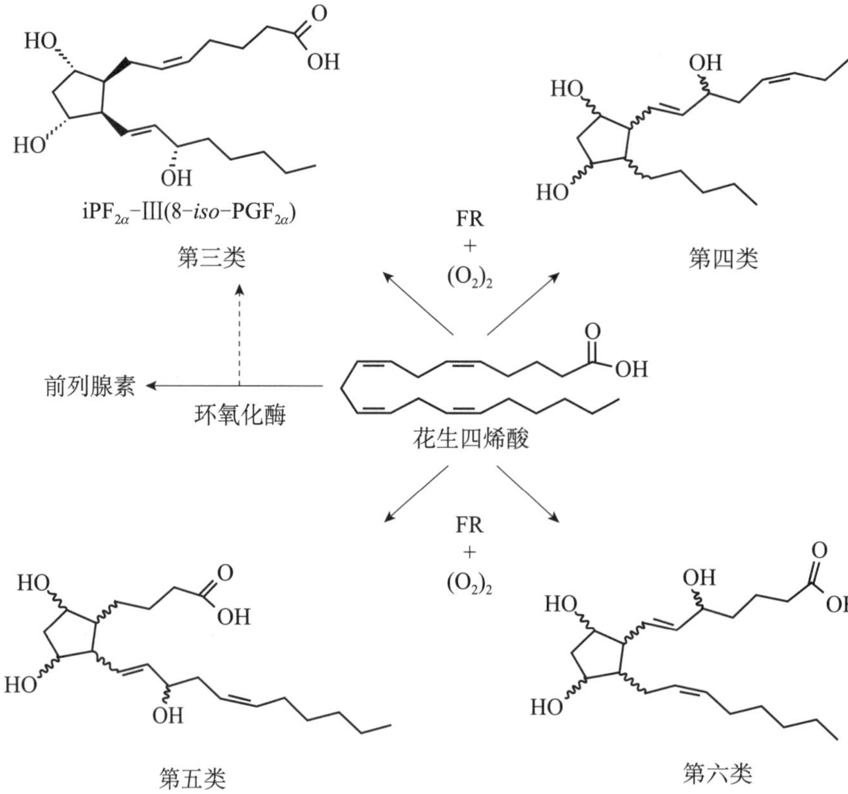

iPF$_{2\alpha}$-Ⅲ(8-*iso*-PGF$_{2\alpha}$)
第三类

FR
+
(O$_2$)$_2$

第四类

前列腺素 ← 环氧化酶

花生四烯酸

FR
+
(O$_2$)$_2$

第五类

第六类

图 3-9　花生四烯酸与自由基反应形成的四种异构体的分子结构式

（参考于 Proc Natl Acad Sci USA，1996，96：13381－13386）

F$_2$-isoprostanes 在血浆中的半衰期很短，而在尿液中半衰期较长。F$_2$-isoprostanes 在 $-70℃$ 保存的生物样本中较为稳定。目前常用色谱质谱联用技术（GC-MS，GC-MS/MS，LC-MS，LC-MS/MS）来检测生物样本中 F$_2$-isoprostanes 水平，其准确度和敏感度较好。此外更为经济简便的 ELISA 法也常用于检测 F$_2$-isoprostanes。

二、尿和血中异前列烷作为心力衰竭生物标志物的研究进展

尿液中分泌的 iPF$_{2a}$-Ⅲ（即 F$_2$-isoprostanes）水平在冠心病患者中升高，且其水平的高低与传统的冠心病危险因子数目的多少相关。大型队列研究表明，iPs 和吸烟、糖尿病及肥胖之间存在显著相关性。已有研究表明，尿液、血浆及心包液中异前列烷水平与充血性心力衰竭相关并随着 NYHA 心功能分级的升高而显著升高。

心力衰竭的预测、危险分层和预后评估

Mallat 等人检测了 51 例患有缺血性或瓣膜性心脏病而需接受心脏手术治疗的患者心包液中 8-iso-PGF$_{2\alpha}$ 的水平。结果表明，心包液中 8-iso-PGF$_{2\alpha}$ 的水平与心力衰竭的严重程度（NYHA 心功能分级）、心室扩张的超声指标相关。在症状明显的心力衰竭患者中，心包液中 8-iso-PGF$_{2\alpha}$ 水平显著高于症状不明显的患者并随着心力衰竭 NYHA 分级的升高而升高（$P = 0.0003$）。另外，心包液中 8-iso-PGF$_{2\alpha}$ 水平与左心室舒张和收缩末直径显著相关（P 值分别为 0.008 和 0.026）。

Kameda 等人检测了 47 例接受冠脉旁路移植手术治疗的冠状动脉疾病患者心包液中 MMP 活性和 8-iso-PGF$_{2\alpha}$ 的水平。结果表明，MMP-2、MMP-9 和总的裂解明胶酶的活性与左心室舒张末期容量指数（LVEDVI）正相关，MMP-2 和总的裂解明胶酶的活性与左心室收缩末期容量指数也正相关。而心包液中 8-iso-PGF$_{2\alpha}$ 水平与 MMP-2、MMP-9 和总的裂解明胶酶的活性均正相关，另外 8-iso-PGF$_{2\alpha}$ 水平也与 LVEDVI 正相关。

Cracowski 等人检测了 25 例 LVEF < 45% 的心力衰竭患者（分为缺血性和原发性扩张性心肌病两个亚组）和 25 例健康志愿者尿液中 8-iso-PGF$_{2\alpha}$ 的水平，结果表明，患有严重心力衰竭的患者尿液中分泌的 8-iso-PGF$_{2\alpha}$ 显著高于年龄性别匹配的对照者，8-iso-PGF$_{2\alpha}$ 的浓度在 NYHA 心功能 IV 级的患者中显著高于 II、III 级患者（$P < 0.05$）。但在该研究中，尿液中 8-iso-PGF$_{2\alpha}$ 浓度与左心室舒张末径或左心室射血分数无关，也在心力衰竭患者的两个亚组之间没有区别。

Polidori 等人检测了 30 例充血性心力衰竭患者（心功能 NYHA 分级 II 和 III 级）和 30 例正常对照者血浆中 8,12-isoprostane F$_{2\alpha}$-VI、维生素 A、维生素 C 和维生素 E、尿酸、五种类胡萝卜素的水平，以及血浆超氧化物歧化酶和谷胱甘肽过氧化物酶的活性，并测量了所有患者的射血分数。与正常对照者相比，8,12-isoprostane F$_{2\alpha}$-VI 水平在充血性心力衰竭患者中显著升高，而抗氧化物的水平及活性则显著降低。8,12-isoprostane F$_{2\alpha}$-VI 水平在 III 级 NYHA 心衰患者中要高于 II 级患者（$P = 0.0012$），并与射血分数、维生素 A、维生素 C 和维生素 E、尿酸、类胡萝卜素水平及超氧化物歧化酶活性负相关。此外，来自动物实验的研究结果表明，维生素 E 能降低 apo-E 缺陷小鼠中异前列烷水平，同时粥样硬化病变程度降低。但对维生素 E 在这方面的临床研究尚存在着争议。

Negi 进行了一项单中心的病例对照研究，检测慢性心力衰竭患者早期出现舒张期功能障碍是否与氧化应激有关。研究入选了 25 名伴舒张期功能障碍的慢性心力衰竭患者及性别年龄匹配的不伴舒张功能障碍的慢性心力衰竭患者 25 名，分别检测了两组患者包括血异前列烷、活性氧代谢物的衍生物、还原性谷胱甘肽、半胱氨酸等在内的氧化应激指标。研究结果显示，在多因素回归分析模型中，与不伴舒张功能障碍的慢性心力衰竭患者相比，伴有早期舒张期功能障碍的慢性心力衰竭的发生与高体重指数（$P = 0.003$）、活性氧代谢物的衍生物（$P = 0.02$）、血异前列烷（$P = 0.03$）及还原性谷胱甘肽（$P = 0.001$）更有相关性。

问题

iPs 作为生物标志物而应用的一个主要的问题在于检测方法和亚型的选择上。在检测方法上，气质联用色谱法是对尿液或血浆中的 iPs 进行测定的经典方法，此外也有一些研究者采用了较为经济但可靠性和精确度较低的 ELISA 法。在亚型选择上，绝大多数有关 iPs 的研究集中于花生四烯酸的过氧化产物：F_2-isoprostanes，其中，又以 8-iso-$PGF_{2\alpha}$的研究居多。测定中选择的 iPs 不同，最终得出的结论可能完全不同，例如，尽管在纯合性家族性高胆固醇血症（homozygous familial hypercholesteremia，HFH）患者尿液中，检测到所有的四种 F_2-isoprostanes 水平均升高，但只有某些特定种类的 F_2-isoprostanes 在充血性心力衰竭患者尿液中升高。

小结

许多研究采用 iPs 作为氧化应激的生物标志物，尤其是脂质的过氧化。iPs 作为一个生物标志物，被认为具有很好的应用前景，其优点有：首先，能够反映非酶催化的脂质过氧化；其次，可迅速分泌进入体液从而能及时反映体内的氧化应激状态；此外，能够非侵入性地在尿液中进行测量，临床取样方便。一项美国国家环境卫生科学研究所（NIEHS）在啮齿动物急性 CCl_4 毒性氧化应激模型上进行的研究表明，血清和尿液中异前列烷，与血清丙二醛一起，在该研究选用的十种潜在的氧化应激生物标志物（不包括氧化低密度脂蛋白、尿酸和髓过氧化酶）中表现最佳。在心力衰竭方面，目前对于 iPs 的研究尚存在着争议，这可能是由于不同研究所采用的检测技术和亚型选择上的不同所造成。因此，虽然已有为数较多的研究将异前列烷作为氧化应激的标志物，其作为一个心力衰竭生物标志物的应用潜力仍有待于将来系统深入的研究予以确证。

参 考 文 献

1. Negi SI, Jeong EM, Shukrullah I, et al. Renin-Angiotensin Activation and Oxidative Stress in Early Heart Failure with Preserved Ejection Fraction. BioMed Research International, 2015: 825027, 2015.

2. Kadiiska MB, Gladen BC, Baird DD, et al. Biomarkers of oxidative stress study Ⅱ: are oxidation products of lipids, proteins, and DNA markers of CCl4 poisoning? Free Radic Biol Med, 38: 698 – 710, 2005.

3. Cracowski JL, Berdeaux O, Durand T. Isoprostanes, biomarkers of lipid peroxidation in humans. Part 3: Biomarkers and mediators in vascular physiology and disease. Pathol Biol (Paris), 53: 364 – 368, 2005.

4. Polidori MC, Pratico D, Savino K, et al. Increased F2 isoprostane plasma levels in patients with congestive heart failure are correlated with antioxidant status and disease severity. J Card Fail, 10: 334 – 338, 2004.

5. Kameda K, Matsunaga T, Abe N, et al. Correlation of oxidative stress with activity of matrix metalloproteinase in patients with coronary artery disease. Possible role for left ventricular remodelling. Eur Heart J, 24: 2180 – 2185, 2003.

6. Griffiths HR, Moller L, Bartosz G, et al. Biomarkers. Mol Aspects Med, 23: 101 – 208, 2002.

7. Janssen LJ. Isoprostanes: an overview and putative roles in pulmonary pathophysiology. Am J Physiol Lung Cell Mol Physiol, 280: L1067 – 1082, 2001.

8. Halliwell B. Lipid peroxidation, antioxidants and cardiovascular disease: how should we move forward? Cardiovasc Res, 47: 410 – 418, 2000.

9. Li H, Lawson JA, Reilly M, et al. Quantitative high performance liquid chromatography/ tandem mass spectrometric analysis of the four classes of F (2) -isoprostanes in human urine. Proc Natl Acad Sci USA, 96: 13381 – 13386, 1999.

10. Mallat Z, Philip I, Lebret M, et al. Elevated levels of 8-iso-prostaglandin F2alpha in pericardial fluid of patients with heart failure: a potential role for in vivo oxidant stress in ventricular dilatation and progression to heart failure. Circulation, 97: 1536 – 1539, 1998.

第五节　丙 二 醛

丙二醛（malondialdehyde, MDA）是一种具有高反应活性的醛类化合物, 在体内由活性氧族降解多不饱和脂质后产生。

一、来源及主要功能

MDA 是分子式为 $CH_2(CHO)_2$ 的有机小分子化合物，具有很高的反应活性。生物体内，活性氧族降解多不饱和脂质后产生 MDA，它是一种高反应活性的醛类化合物，是多种活性亲电子化合物之一，能引起蛋白质、核酸等生命大分子的交联聚合，具有细胞毒性。研究表明，MDA 具有心血管毒性，尤其是它在动脉粥样硬化形成过程中，能够将低密度脂蛋白（LDL）转化为其致动脉粥样硬化的形式，并促进细胞外基质中胶原的交联。

MDA 和硫代巴比妥酸（thiobarbituric acid，TBA）法常用来检测脂质过氧化和过氧化组织损伤。MDA 是由脂质过氧化反应产生的醛类产物，以硫代巴比妥酸（TBA）法测得的硫代巴比妥酸反应产物（thiobarbituric acid reactive substances，TBARS）常用于评估 MDA 水平，该法是在脂质过氧化反应中最常用的方法。但除 MDA 外，TBARS 还涵盖了大部分氧化损伤所产生的醛酮类物质，因而其特异性存在着缺陷。基于高效液相色谱法的 TBARS 检测能够将 MDA 与其他醛酮类物质区分开来，因而是检测多种生物样本中脂质过氧化的一种有效方法。气质联用色谱法也被用来检测血浆中包括 MDA 在内的过氧化终产物。另外，值得注意的是，来自于食物中的过氧化物和醛类经由消化道吸收后能够影响 MDA 在尿液中的水平。

二、MDA 作为心力衰竭生物标志物的研究进展

MDA 和 TBARS 在某些特定人群中升高，如吸烟者、糖尿病患者、葡萄糖耐量异常人群和冠状动脉疾病患者。在进行血液透析的患者中，MDA 水平的升高可能与冠脉疾病的严重程度相关。MDA 在心梗后再灌注时升高还是降低，报道不一，尚待进一步的研究。在心力衰竭方面的一些小样本量的临床研究表明，MDA 水平在心力衰竭患者中升高与射血分数呈负相关。此外，MDA 水平与心力衰竭严重性，如疾病分级、经治疗后临床症状改善等有相关性。

心力衰竭的预测、危险分层和预后评估

Diaz-Velez 等人检测了 53 例充血性心力衰竭患者和 16 例对照者血浆中的 MDA 水平，心力衰竭患者依据左心室射血分数分为两组，A 组包括 30 名症状明显的慢性充血

性心力衰竭患者（NYHA 心功能分级 Ⅱ 和 Ⅲ 级，LVEF＜40%）。B 组包括 23 名症状不明显，LVEF＞40% 的患者。A 组患者（平均 LVEF＝28%）心肌梗死史显著高于 B 组（88% vs 48%；$P＝0.002$）。B 组患者和对照组 LVEF 值相似（58.0 vs 62.1；$P＝0.14$）。A 组和 B 组中 MDA 平均浓度（分别为 $2.65±1.03\mu mol/L$ 和 $2.1±0.7\mu mol/L$）均显著高于对照组（$1.45±0.77\mu mol/L$；$P＜0.05$），另外，在 A 组患者中 MDA 值和充血性心力衰竭状态持续的年数（慢性程度）显著相关（$r＝0.74$；$P＝0.0001$）。

Keith 等人开展的一项临床研究中，对 58 名充血性心力衰竭患者和 19 名健康对照者进行了全面的临床和超声诊断，并检测了可溶性肿瘤坏死因子-α1 型受体和 2 型受体（sTNF-R1 和 sTNF-R2）的水平作为这些患者的预后指标。研究检测了包括 MDA 在内的一系列氧化应激指标［其他还包括血浆脂质过氧化物（LPO）、谷胱甘肽过氧化物酶、维生素 E 和维生素 C］的水平。结果表明，心力衰竭患者 MDA、LPO、sTNF-R1 和 sTNF-R2 水平显著高于正常对照者（P 值均＜0.005）。临床心力衰竭分级与 MDA、LPO、sTNF-R1 和 sTNF-R2 水平之间存在显著正相关性。

Polidori 等人检测了 30 名 NYHA 心功能分级 Ⅱ 和 Ⅲ 级的充血性心力衰竭患者和 55 名健康对照者血浆中 MDA、维生素 A 及一系列抗氧化微量元素包括维生素 E、叶黄素、玉米黄素、β-玉米黄质、番茄红素、α- 和 β-胡萝卜素的水平。所有患者均经心脏超声测定了射血分数以评估心脏排空能力。除 MDA 外，检测的其他所有化合物在心力衰竭患者血浆中均显著低于正常对照者，MDA 水平则显著高于正常对照者（$P＜0.001$）。NYHA 心功能分级 Ⅱ 级心力衰竭患者血浆中 MDA 水平和维生素 A、维生素 E、叶黄素、番茄红素分别显著低于和高于 NYHA 心功能分级 Ⅲ 级的心力衰竭患者。维生素 A、维生素 E、叶黄素、番茄红素与心力衰竭患者射血分数正相关，MDA 水平与心力衰竭患者射血分数负相关。

Campolo 等人检测了 43 例患有慢性心力衰竭，准备接受心脏移植治疗的患者（包括 24 例缺血性心脏病和 19 例非缺血性心脏病）和 30 例年龄、性别和动脉粥样硬化危险因子相匹配的对照者血浆中 MDA 水平，此外还有血中还原的谷胱甘肽、血浆总的和还原的半胱氨酸、高半胱氨酸等指标，结果发现，在缺血性心力衰竭患者中 MDA 水平较对照组显著升高。

Sayar 等人检测了运动诱导下的慢性心力衰竭患者（31 例，16 例缺血性，15 例原发性）血浆中 MDA 水平的波动，并以心肺运动试验评价运动能力，研究两者之间是否存在某种联系。心力衰竭患者和对照者均进行了心肺运动试验，检测了患者静息和高峰运动期血样中的 MDA 水平。结果表明，慢性心力衰竭患者血浆 MDA 水平在运动期间较对照者升高（$P < 0.001$ vs $P = 0.588$）。在缺血性和原发性心肌病组中 MDA 波动均较显著（P 值分别 < 0.05 和 < 0.01）。delta MDA（峰值运动 MDA-静息 MDA）与慢性心力衰竭患者峰值氧消耗呈显著负相关。

Rasovanovic 等进行的一项前瞻性临床研究，检测了包括 MDA、超氧化物歧化酶（SOD）等在内的氧化应激指标与心力衰竭严重性及预后的关系。该研究入选了 120 名 CHF 患者（左心室射血分数 $< 45\%$，其中男性 74 人，女性 46 人）及性别、年龄相匹配的健康对照 69 名。随访时间 13.1 个月。研究结果显示，与正常对照人群相比，心力衰竭患者血浆 MDA 水平升高，在 Cox 回归分析中，MDA 是心力衰竭患者发生死亡事件的独立预测因子（$HR = 3.33$；$CI\ 1.55 \sim 7.12$；$P = 0.002$）。根据 ROC 曲线结果，预测心力衰竭患者发生死亡事件的 MDA 临界值为 $8.0\mu mol/L$（AUC 0.810，$95\%\ CI\ 0.67 \sim 0.95$）。另外，Kaplan-Meier 分析结果显示，与 MDA $< 8.0\mu mol/L$ 的心力衰竭患者相比，血浆中 MDA $> 8.0\mu mol/L$ 的心力衰竭患者无病生存期显著缩短（长期观察结果，$P < 0.001$，图 3-10）。

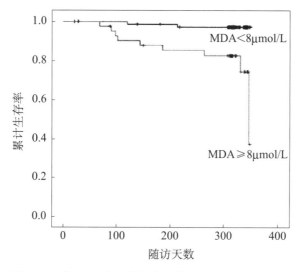

图 3-10　以 MDA 水平进行分层的 Kaplan-Meier 曲线

（参考于 J Cardiac Fail, 2012, 18：493 – 501）

Wojciech 等检测了心力衰竭患者进行心脏同步化治疗前后氧化应激状态的差异。氧化应激指标为患者血浆中 MDA 的水平。研究入选了 49 名进行心脏同步化治疗（CRT）的慢性心力衰竭患者，分别于患者进行 CRT 之前、CRT 后 2 ~ 5 天（急性期），CRT 后 6 个月检测血浆中 MDA 水平。研究结果显示，进行 CRT 前，95% 患者为 NYHA

Ⅲ级，5%患者为 NYHA Ⅳ级。CRT 后 6 个月，88%患者为 NYHA Ⅱ级，另外 12%患者心功能分级仍同接受治疗前一样。而接受治疗前后，患者的左心室射血分数由 21.5%增加到 29%（$P<0.05$），左心室舒张末期内径由 69.5mm 减小到 63mm（$P<0.05$）。血浆 MDA 水平在治疗后 2～5 天与治疗前相比，呈显著升高趋势（$P<0.02$），但治疗后 6 个月与治疗前相比，血浆 MDA 水平显著下降（$P<0.05$）（图 3-11）。该研究结果表明，血 MDA 未来也可能成为评价心力衰竭临床严重性的指标。

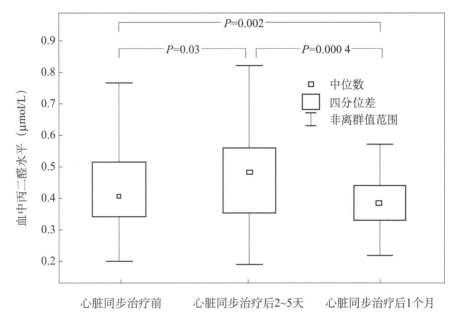

图 3-11　进行心脏同步后治疗（CRT）前后，血 MDA 水平变化

（参考于 Cardiology Journal，2014，5：576－582）

 问题和小结

MDA 水平的检测受到许多因素的影响，其中由于不同研究中采用的检测技术的差异，使得 MDA 和 TBARS 水平在正常对照和不同实验室间的变异幅度很大，而更可靠的，更新的技术所花费的时间、经济成本又较高，这些问题的存在使其临床应用受到了很大的阻碍。另外，有研究表明，在近期发生过心肌梗死的心力衰竭患者或稳定期缺血性及非缺血性心力衰竭患者中 MDA 水平并无显著升高。更大样本量的针对缺血性和非缺血性心脏病患者的临床研究尚待开展。

近期一项美国国家环境卫生科学研究所（NIEHS）的研究中，采用了气质联用色谱的检测方法，结果表明，异前列烷和血清 MDA 作为一种氧化应激的一般性标志物，有高灵敏性和特异性，因此 MDA 作为生物标志物有很大的潜力。目前认为，MDA 水平能辅助加强临床决策的制订或提供更多的疾病相关信息。MDA 在检测结果的重复性和检测方法的规范性等方面存在的问题是其应用受限的主要因素，这些问题的解决，还有待技术的进步及系统深入的临床研究的开展。

参 考 文 献

1. Krupa W，Rozwodowska M，Sielski S，et al. Influence of cardiac resynchronization therapy on oxidative stress markers in patients with chronic heart failure. Cardiology Journal，5：576 − 582，2014.

2. Radovanovic S，Savic-Radojevic A，Pljesa-Ercegovac M，et al. Markers of Oxidative Damage and Antioxidant Enzyme Activities as Predictors of Morbidity and Mortality in Patients With Chronic Heart Failure. J Cardiac Fail，18：493 − 501，2012.

3. Sayar N，Terzi S，Yilmaz HY，et al. Exercise-induced increase in lipid peroxidation in patients with chronic heart failure：relation to exercise intolerance. Cardiology，108：307 − 313，2007.

4. Campolo J，Caruso R，De Maria R，et al. Aminothiol redox alterations in patients with chronic heart failure of ischaemic or non-ischaemic origin. J Cardiovasc Med（Hagerstown），8：1024 − 1028，2007.

5. Tingberg E，Ohlin AK，Gottsater A，et al. Lipid peroxidation is not increased in heart failure patients on modern pharmacological therapy. Int J Cardiol，112：275 − 281，2006.

6. Kadiiska MB，Gladen BC，Baird DD，et al. Biomarkers of oxidative stress study Ⅱ：are oxidation products of lipids，proteins，and DNA markers of CCl4 poisoning? Free Radic Biol Med，38：698 − 710，2005.

7. Polidori MC，Savino K，Alunni G，et al. Plasma lipophilic antioxidants and malondialdehyde in congestive heart failure patients：relationship to disease severity. Free Radic Biol Med，32：148 − 152，2002.

8. Kukin ML，Kalman J，Charney RH，et al. Prospective，randomized comparison of effect of long-term treatment with metoprolol or carvedilol on symptoms，exercise，ejection fraction，and oxidative stress in heart failure. Circulation，99：2645 − 2651，1999.

9. Keith M，Geranmayegan A，Sole MJ，et al. Increased oxidative stress in patients with congestive heart failure. J Am Coll Cardiol，31：1352 − 1356，1998.

10. Diaz-Velez CR，Garcia-Castineiras S，Mendoza-Ramos E，et al. Increased malondialdehyde in peripheral blood of patients with congestive heart failure. Am Heart J，131：146 − 152，1996.

11. Yeo HC，Helbock HJ，Chyu DW，et al. Assay of malondialdehyde in biological fluids by gas chromatography-mass spectrometry. Anal Biochem，220：391 − 396，1994.

（王　莉，史　强）

第四章　细胞外基质重构

心室重构包括心肌细胞重构和细胞外基质重构两方面，后者是心力衰竭发生和进展的主要机制之一。细胞外基质重构（extracellular matrix remodeling）受基质金属蛋白酶（MMPs）及其内源性组织抑制剂（TIMPs）的调节，MMPs 与 TIMPs 在正常心肌组织中存在严格的平衡，MMPs/TIMPs 系统的改变在心力衰竭后的心室重构过程中起着重要的作用。心肌内的胶原纤维是 MMPs 的底物，是心肌间质的主要成分，心肌胶原结构的改建可导致心肌细胞错位、重排、心肌细胞坏死和过度伸展等。

第一节　基质金属蛋白酶

基质金属蛋白酶（matrix metalloproteinases，MMPs）是一组能够特异性降解细胞外基质（extracellular-matrix，ECM）成分的 Zn^{2+} 依赖的蛋白水解酶家族，几乎可以降解 ECM 的所有成分。它可由成纤维细胞、平滑肌细胞、内皮细胞及哺乳动物成熟心肌细胞分泌。迄今为止，在人类已经发现近 30 种的 MMPs。

一、简介

（一）分子结构

MMPs 是一类同源的内肽酶，其家族成员有着相似的亚基结构（图 4-1），自氨基端到羧基端依次为信号肽结构域、前肽结构域、催化结构域、铰链区和羧基端结构域五个部分：①信号肽结构域。由 17～29 个氨基酸组成，其功能为直接引导合成的 MMPs 分泌到 ECM 中。②前肽结构域。又称半胱氨酸开关基元，内含一段高度保守的氨基酸序列，主要功能是保持酶原的稳定，当该区域被外源性酶切断后，MMPs 酶原即被激活。③催化结构域。含有 3 个组氨酸和 2 个 Zn^{2+}，其中一个 Zn^{2+} 与结构有关，另一个 Zn^{2+} 则具有催化作用，位于活性中心，称为催化 Zn^{2+}。3 个组氨酸和催化 Zn^{2+} 以配位键结合，为蛋白水解所必需，对维持酶活性具有重要作用，同时，该部位也是 MMPs 抑制剂所结合的区域。④铰链区。富含脯氨酸，位于催化结构域与羧基端结构域之间。⑤羧基端结构域。又称类血红素结合蛋白区，含有 4 个重复序列，与 MMPs 的底物特异性有关。

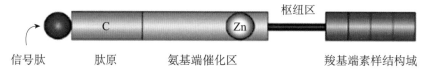

图 4-1　基质金属蛋白酶结构示意图

[参考于 Nat Rev Neurosci, 2001, 2 (7): 502 – 511]

(二) 分类与功能

MMPs 根据结构及其底物的特异性不同可分为六类（表 4-1）。①胶原酶（collagenases）类：包括 MMP-1、MMP-8 和 MMP-13，主要降解 Ⅰ、Ⅱ、Ⅲ、Ⅶ型胶原和基膜成分；②明胶酶（gelatinases）类：包括 MMP-2 和 MMP-9，主要降解明胶、变性的胶原和纤黏连蛋白；③基质溶解素（atromelysins）类：包括 MMP-3、MMP-10 和 MMP-11，主要降解纤黏连蛋白、层黏连蛋白及 Ⅲ、Ⅳ型胶原；④间质酶（matrilysins）类：包括 MMP-7 和 MMP-26，可降解蛋白多糖、层黏连蛋白、纤维连接蛋白和 Ⅲ型胶原；⑤膜型蛋白酶（membrane-type MMPs, MT-MMP）类：包括 MMP-14、MMP-15、MMP-16、MMP-17、MMP-24、MMP-25，为非分泌型蛋白，是浆膜的一部分，可激活 MMP-2 酶原，并直接降解 Ⅰ、Ⅱ、Ⅲ型胶原；⑥其他：包括 MMP-12、MMP-19、MMP-20、MMP-21、MMP-22、MMP-23、MMP-28 等。

MMPs 的功能主要是在体内参与细胞外基质（ECM）的降解与重构及炎症反应、肿瘤、缺血缺氧损伤、动脉粥样硬化等各种生理及病理过程，表现为心室重构、血管重构、慢性炎症、多发性硬化、纤维化及肿瘤浸润和转移等。

表 4-1　基质金属蛋白酶家族分类

基质金属蛋白酶（MMPs）	底物
胶原酶（colagenases）	
基质金属蛋白酶-1	胶原 1，胶原 2，胶原 3，胶原 7，胶原 8，胶原 10，明胶，蛋白多糖，细胞黏合素
基质金属蛋白酶-2	胶原 1，胶原 2，胶原 3，胶原 5，胶原 8，胶原 10，明胶，聚集蛋白聚糖
基质金属蛋白酶-3	胶原 1，胶原 2，胶原 3，胶原 4，胶原 9，胶原 10，明胶，细胞黏合素，纤维连接蛋白，聚集蛋白聚糖，骨黏连蛋白
明胶酶（gelatinases）	
基质金属蛋白酶-2	胶原 1，胶原 4，胶原 5，胶原 7，胶原 10，胶原 11，胶原 14，明胶，弹性蛋白，纤维连接蛋白，层黏连蛋白，聚集蛋白聚糖，蛋白聚糖，骨黏连蛋白，蛋白多糖
基质金属蛋白酶-9	胶原 4，胶原 5，胶原 7，胶原 10，胶原 14，明胶，弹性蛋白，聚集蛋白聚糖，蛋白聚糖，蛋白多糖，骨黏连蛋白，
基质溶解素（stromelysins）	
基质金属蛋白酶-3	胶原 3，胶原 4，胶原 5，胶原 9，明胶，聚集蛋白聚糖，蛋白聚糖，蛋白多糖，细胞黏合素，纤维连接蛋白，层黏连蛋白，骨黏连蛋白
基质金属蛋白酶-10	胶原 3，胶原 4，胶原 5，明胶，酪蛋白，聚集蛋白聚糖，弹性蛋白，蛋白多糖
基质金属蛋白酶-11	胶原 4，酪蛋白，层黏连蛋白，纤维连接蛋白，明胶，转铁蛋白
膜型蛋白酶（MT-MMP）	
基质金属蛋白酶-14	胶原 1，胶原 2，胶原 3，酪蛋白，弹性蛋白，纤维连接蛋白，玻连蛋白，细胞黏合素，蛋白多糖，层黏连蛋白，巢蛋白
基质金属蛋白酶-15	细胞黏合素，纤维连接蛋白，层黏连蛋白
基质金属蛋白酶-16	胶原 3，明胶，酪蛋白，纤维连接蛋白
基质金属蛋白酶-17	无
基质金属蛋白酶-24	无
基质金属蛋白酶-25	无
间质酶（matrilysins）	
基质金属蛋白酶-7	胶原 4，胶原 10，明胶，聚集蛋白聚糖，蛋白多糖，纤维连接蛋白，层黏连蛋白，细胞黏合素，酪蛋白，转铁蛋白，骨黏连蛋白，弹性蛋白
基质金属蛋白酶-26	胶原 4，纤维蛋白原，纤维连接蛋白，酪蛋白
其他	
基质金属蛋白酶-12	胶原 4，明胶，弹性蛋白，酪蛋白，层黏连蛋白，蛋白多糖，纤维连接蛋白，玻连蛋白，巢蛋白
基质金属蛋白酶-20	牙釉蛋白
基质金属蛋白酶-23A	无
基质金属蛋白酶-23B	无
基质金属蛋白酶-27	无
基质金属蛋白酶-28	酪蛋白

（参考于 Front Biosci，2008，13：2916－2921，有修改）

（三）表达调控

正常心肌存在 MMPs，主要是以非活性状态存在，当受到刺激后，会快速激活。目前的研究显示，MMPs 的活性主要在三个水平上受到调节，包括基因转录水平、酶原的激活及 MMPs 的抑制。①基因转录水平的调节：多数 MMPs 基因的调控区域，存在多种转录调节因子的结合位点，许多细胞因子、激素和生长因子能促进或抑制这些转录因子的活化，从而对 MMPs 的转录进行调节。如胰岛素可以通过激活转录因子活化蛋白-1（activated protein，AP-1），进而影响 MMP-12 基因的表达；TGF-β可以通过激活转录因子 Smad3，进而对 MMP-9 的基因表达进行调控；IL-6 可以通过激活转录因子信号转导及转录激活因子（signal trasducer and activator of transcription，STAT）3，进而促进 MMP-10 基因的表达；IL-1 β可以通过抑制转录因子 c-Fos／AP-1 的活性，来抑制 MMP-13 的基因表达。②酶原激活：MMPs 是以无活性酶原形式分泌，必须活化后才能降解胶原和其他基质蛋白。目前，酶原激活的机制比较公认的是"半胱氨酸开关"学说，认为 MMPs 以酶原形式存在时，其活性封闭是由于酶原分子排列中有一高度保守的半胱氨酸残基，从而将酶的活性中心覆盖，阻断了酶活性中心与底物的结合。当酶原激活时，半胱氨酸与 Zn^{2+} 分离，活性中心暴露出来，与底物结合发挥蛋白水解作用。酶的活化是一个复杂的连锁过程，其机制尚不完全清楚，其中瀑布机制被较多学者认可。如纤溶酶系统是 MMPs 的重要激活剂，可以启动瀑布式的酶联激活过程，导致间质的降解。③MMPs 的抑制：MMPs 可以受到特异性和非特异性抑制剂的作用，从而抑制其活性。

二、MMPs 作为心力衰竭生物标志物的研究进展

心力衰竭（heart failure，HF）发生发展的核心是心室重构。心肌 ECM 对维持心室形状、心肌细胞的排列和协调心肌收缩性起重要作用。ECM 成分合成或降解代谢失衡是引起心衰的主要因素之一。MMPs 是降解 ECM 成分的重要蛋白水解酶，正常情况下，是与 TIMPs 之间处于平衡状态。当处于 MMPs 强于 TIMPs 的失衡状态下，则与心室扩张和重构有关。当胶原合成异常增多时，也有可能损害心功能，过度的纤维化可损伤心室功能。因此，一方面提示 ECM 降解增多的标志物水平升高，另一方面提示胶原过度合成的标志物水平升高，都是与心衰患者左室功能受损和不良临床转归相关。

（一）心力衰竭的预测、危险分层和预后评估

1. 胶原酶　MMP-1，MMP-8，MMP-13 也称胶原酶，可以特异性地降解Ⅰ型和Ⅲ型

胶原，因此，被认为是心肌胶原降解的生物标志物，起着抗心肌纤维化的作用。其中，MMP-1 的研究比较明确，主要在舒张性 HF 的心肌组织中有明显的表达升高。并且，MMP-1 在严重的冠状动脉疾病患者、风湿性心脏病等引起 NYHA Ⅲ级和Ⅳ级 HF 及发生进行性恶化 HF 患者的心肌组织中的表达量明显升高，而顽固性 HF 患者的心肌组织中 MMP-1 表达并未发生改变。

相对于 MMP-1，MMP-8 和 MMP-13 在心脏中的研究不是很多。Gunja-Smith 等在特发性扩张性心肌病（dilated cardiomyopathy，DCM）的心肌组织中发现有 MMP-8 表达升高，并且具有年龄依赖性。MMP-8 在需要左心室辅助器（left ventricular assist device，LVAD）治疗的 HF 患者心肌组织中也表达升高。MMP-8 在动脉粥样硬化的研究中有较多报道，Kato 等人发现冠状动脉疾病（狭窄 > 50%）的患者血浆样本中 MMP-8 浓度升高（达到 3.5ng/ml），并且随着血管狭窄数量的增加而逐渐升高。另外，高浓度的血清 MMP-8 也是男性心血管病患者死亡的预测因子，尤其是基线亚临床动脉粥样硬化的患者。Spinale 等报道，HF 末期患者的血清 MMP-13 水平明显升高。慢性起搏的心肌中也有 MMP-13 的表达升高。在体外动物实验中发现，MMP-13 在心梗后早期阶段有明显表达升高，大鼠心梗后最初的 5 周，MMP-13 的活化形式（active-MMP-13）有所增加，在心梗后 5 ~ 16 周，MMP-13 的前体形式（pro-MMP-13）明显增加。研究表明，MMP-13 参与心室重构。

综上所述，胶原酶主要在 HF 晚期表达升高，心功能分级为 NYHA Ⅲ级和Ⅳ级。

2. 明胶酶　MMP-2 和 MMP-9 同属于明胶酶，很多研究表明，MMP-2 和 MMP-9 与心血管疾病关系密切。很多研究者报道，在实验动物及 DCM、缺血性心肌病（ischaemic cardiomyopathy，ICM）和发生 CHF 患者的心肌组织中有 MMP-2 和 MMP-9 的表达和活性增加。Altieri 等发现，HF 患者血清中的 MMP-2 和 MMP-9 的活性水平均比正常水平有所增加，并且在 HF 早期、晚期及急性期的失代偿阶段均可发生。Yamazak 等报道，CHF 患者比同一年龄对照组的 MMP-2 血清水平（861.4 ± 277.0ng/ml vs 533.5 ± 158.3ng/ml，$P < 0.01$）明显升高，在 HF 组中，重度 HF 患者（NYHA Ⅲ级）比轻度 HF 患者（NYHA Ⅱ级）的 MMP-2 血清水平（1282 ± 414ng/ml vs 827 ± 250ng/ml，$P < 0.01$）明显升高。另外，MMP-2 血清水平与左心室舒张末期容积指数（left ventricular volume indices at end-diastole，LVEDI）成正相关，与 LVEF 成负相关。并且，血中 MMP-2 水平与 BNP 和去甲肾上腺素（norepinephrine，NE）的水平成正相关关系，表明 MMP-2 血清水平随着 HF 的发展进程而改变。另外，在缺血再灌注的实验中也发现，早期缺血阶段，

激活的 MMP-2 可使心肌损伤进一步加重。George 等报道，MMP-2 血清水平超过 352ng/ml 的患者具有很高的因 HF 死亡或住院的风险，或者是因 HF 和入院的联合终点升高。另外他们还发现，MMP-2 的血清浓度和 NT-proBNP 血清浓度一样，都是门诊 CHF 患者 24 个月死亡率的独立预测分子。很多研究表明，MMP-9 多发生在急性心肌梗死（acute myocardial infarction，AMI）的初期阶段，中性粒细胞则是 MMP-9 分泌到外周血的一个重要的来源。Jong 等人报道，MMP-9 是患者 MI 后发生 HF 的一个重要标志物，他们将 28 名发生 MI 但未发生 HF 的患者分为一组，称为代偿组，将 27 名发生 MI 且已发生 HF 的患者分为另一组，称为失代偿组，收集患者血清，分别通过 ELISA 和酶谱法来检查 MMP-9 血清浓度和活性的变化。结果显示，失代偿组的 MMP-9 血清水平和 MMP-9 活性比代偿组均明显升高。另外，心肌的纤维蛋白原是肥厚型心肌病（hypertrophic cardiomyopathy，HCM）患者猝死的一种很重要的危险因素。近期的研究报道中显示，MMP-9 的血清水平与 HCM 患者心血管事件的发生和心肌纤维化程度成正相关，并且 MMP-9 还具有性别特异性，它只在女性患者中存在这种相关性，而在男性患者中没有。因此，MMP-9 可以作为女性 HCM 患者发病率的有效生物标志物。

综上所述，明胶酶主要发生在心衰发生早期和轻度心衰。其中 MMP-2 可以作为死亡率的预测因子。检测 MMP-9 的血清浓度则有助于判断 HF 的严重程度。

3. 基质分解素　此类型中的 MMP-3 研究得比较多。已有文献报道，缺血缺氧损伤的家兔 MMP-3 血清浓度可明显升高，在逐步失代偿的 HF 大鼠外周血中，MMP-3 的血清浓度也有明显的上调，室性心动过速引起心肌病的猪的 MMP-3 水平与左室重构密切相关。目前在缺血或非缺血心肌病患者中已检测到 MMP-3 的水平升高。Kelly 等人收集了 382 名 AMI 患者的血清，发现其中 58 名达到死亡或 HF 终点患者的 MMP-3 水平升高，并与患者年龄、肌酐水平、性别及血压成正相关关系，与左室输出时射血分数的关系则相反。与 MMP-2 和 MMP-9 不同，MMP-3 在心室预充盈阶段血清水平升高，这与 LV 重构密切相关。另外，MMP-3 只是作为 AMI 后一种炎症因子而释放出来的。因此，MMP-3 的浓度改变只能预测左心室充盈之后的损伤和重构的程度，而不能作为 MI 后发生 HF 的早期阶段标志物。最近有学者分析了 277 位 NYHA 等级为 Ⅱ～Ⅴ 慢性心衰患者的 MMP-3 基因的多态性，发现 MMP-3 的 5A/5A 基因型的频率在 NYHA Ⅳ 级慢性心衰患者比 Ⅱ 级心衰患者的高，MMP-3-1171 5A/6A 是严重慢性心衰的危险因子。因此，MMP-3 可以预测慢性心衰的发展进程和严重程度。

另外，HF 患者的血清和心肌组织有 MMP-10 的表达升高，并与 LVEF 成正相关关系，因此，MMP-10 可能参与心室重构，而 MMP-11 在 HF 中的研究未见报道。

4. 间质酶　MMP-7 可水解Ⅰ型和Ⅲ型胶原及基膜蛋白，并可水解细胞间的连接蛋白-43（connexin-43）。在心衰大鼠心脏组织中可有 MMP-7 的表达明显升高，提示参与心室重构的过程。已有报道，终末期 HF 患者的心肌组织中也有 MMP-7 的高度表达，这可能与胶原结构和 connexin-43 的破坏而导致的心功能障碍和心律失常有关。另外，MMP-7 基因敲除小鼠 MI 后早期存活率有所升高，并使梗死区周边的心脏传导有所改善，提示 MI 后早期 MMP-7 的诱导性增加可破坏 connexin-43。

5. 膜型基质金属蛋白酶　目前，此类金属蛋白酶已经发现 6 种。在正常心脏中，MT1-MMP、MT2-MMP 和 MT3-MMP 均有弱表达。在人的衰竭心脏中，有 MT1-MMP 的表达升高。MT1-MMP 是在心脏中研究比较多的一种 MT-MMP。在压力负荷、心肌梗死、缺血再灌注损伤、激素刺激及机械牵张等应激条件下均可出现 MT1-MMP 的表达上调。Polyakova 等人的实验结果显示，MT1-MMP 的表达在压力负荷的条件下能够上调，他们将接受过主动脉瓣置换术的主动脉瓣狭窄的患者按照 EF 的不同分为 3 组：EF > 50%组，30% < EF < 50%组和 EF < 30%组，取其瓣下室间隔组织，发现只有 EF > 50%组有明显的 MT1-MMP 表达上调，并且在后期阶段进一步增加。Wilson 等发现，MT1-MMP 在心梗绵羊心脏的梗死区和边缘区可增加 3 倍多。并且，MT1-MMP 能够激活 MMP-13，使 MMP-13 在心梗晚期出现高表达。Deschamps 等发现，心肌的 MT1-MMP 在急性缺血/再灌注（90/120min）损伤，有区域和时间依赖性，在长期缺血/再灌注（60min/7d），心肌的 MT1-MMP 在非缺血区和缺血区均有所增加，且与 LV 重构相关。Coker 等报道，用内皮素（endothelin，ET）-1、血管紧张素（angiotensin，Ang）Ⅱ 和异丙肾上腺素（isoproterenol，Iso）等能引起心肌肥厚和 HF 的因子刺激猪的心肌细胞，免疫荧光结果显示，有 90%的心肌细胞呈现 MT1-MMP 的高表达。Wang 等报道，新生大鼠心肌细胞受到牵张后，MT1-MMP 在牵张 6 小时即可表达，到 12 小时可达到对照组的 5.6 ± 0.9 倍（$P < 0.001$）。

由此可见，MT1-MMP 参与心室重构，并且能够在 CHF 发展过程中激活 MMP-13 前体，放大其局部蛋白水解活性。但是，能够成为 HF 的标志物还需要进一步的证据加以证明。

（二）心力衰竭的指导治疗

由于在心室重构、HF 过程中可有多种 MMPs 不同程度的活性升高，因此，可以通过抑制 MMPs 的活性，延缓甚至逆转心室重构，从而改变 HF 的进展。动物实验表明，广谱的 MMPs 抑制剂能够改善心功能和延缓 HF 的进展。Spinale 等用 MMPs 抑制剂 PD166793 治疗快速起搏引起的 CHF 的猪模型中，超声心动结果显示，使用 PD166793 可减轻左心室扩张和后壁变薄的程度，并能改善心室功能。King 等给发生 HF 的猪应用选择性 MMPs 抑制剂 PGE7113313 后，室壁张力降低，而胶原纤维容积分数不变。Peterson 等在自发性高血压的 HF 大鼠模型中证实，早期应用 MMP 抑制剂可以减少左室扩张度，并改善心室功能。但是，使用大剂量的非选择性 MMP 抑制剂会引起心肌硬化，左室顺应性降低，这可能与 MMP 抑制剂引起胶原含量增加有关。因此，Li 等将 MMP 抑制剂与血管紧张素转换酶抑制剂（angiotensin-converting enzyme inhibitors，ACEI）联合使用，发现可以减少左室扩张度，而不引起心肌硬化。最近研究报道，利尿剂螺内酯可以降低急性失代偿性心衰（acutely decompensated heart failure，ADHF）患者血中 MMP-2 的水平。另外，在心衰发展进程中，随之增加的细胞因子或生长因子也被认为是 MMPs 的诱导物，尤其是炎症因子。所以，通过对这些因子的抑制，降低有害 MMPs 的活性，从而减轻心肌重构。文献报道，使用抗肿瘤坏死因子（tumor necrosis factor，TNF）α 治疗 HF 患者，可以减轻左室重构和心室扩张，减少 MMPs 活性。因此，通过抗细胞因子治疗来改变 MMPs 的活性，改善心功能的方法，也可以作为 HF 治疗的一种手段。

 小结

心脏基质在 MMPs 的作用下发生重构，已有几种 MMPs（如 MMP-1、MMP-2、MMP-9、MMP-13、MT1-MMP 等）被证实参与 HF 过程。但是，有些 MMPs 的表达变化只在心肌组织中发现，而没有在循环血中发现，因此，在临床上进行检测则有一定困难。并且，这几种 MMPs 也不能像 BNP 那样明确地作为 HF 的标志物来指导 HF 的早期诊断。

目前，MMP 抑制剂的应用，使得我们在 MI、DCM 及 CHF 的治疗上有了一个新选择。因此，针对 MMPs 活性变化的治疗对于预防心室重构和 HF 有着重要意义。

参 考 文 献

1. Munch J, Avanesov M, Bannas P, et al. Serum matrix metalloproteinases as quantitative biomarkers for myocardial fibrosis and sudden cardiac death risk stratification in patients with hypertrophic cardiomyopathy. J Card Fail, 22 (10): 845 – 850, 2016.

2. Ferreira JP, Santos M, Oliveira JC, et al. Influence of spironolactone on Matrix Metalloproteinase-2 in acute decompensated heart failure. Arg Bras Cardiol, 104（4）: 308 – 314, 2015.

3. Tepliakov AT, Berezikova EN, Shilov SN, et al. Assessment of the role of matrix metalloproteinase-3 gene pholymorphism in the development of chronic heart failure. Ter Arkh, 87（4）: 8 – 12, 2015.

4. Decoux A, Lindsey ML, Villareal F, et al. Myocardial matric metalloproteinase-2: inside out and upside down. J Mol Cell Cardiol, 77: 64 – 72, 2014.

5. Hyun Lim, Haeil Park, Hyun Pyo Kim. Effect of flavonoids on Matrix metalloproteinase-13 expression of interleukin-1 β-treated articular chondrocytes and their cellular mechanisms: inhibition of c-Fos/AP-1 and JAK/STAT signaling pathways. J Pharmacol Sci, 116: 221 – 231, 2011.

6. Peeters W, Moll FL, Vink A, et al. Collagenase matrix metalloproteinase-8 expressed in atherosclerotic carotid plaques is associated with systemic cardiovascular outcome. Eur Heart J, 32（18）: 2314 – 25, 2011.

7. Yingjie Wei, Chuanjue Cui, Mitja Lainscak, et al. Type-specific dysregulation of matrix metalloproteinases and their tissue inhibitors in end-stage heart failure patients. J Cell Mol Med, 15: 773 – 782, 2011.

8. Zile MR, Desantis SM, Baicu CF, et al. Plasma biomarkers that reflect determinants of matrix composition identify the presence of left ventricular hypertrophy and diastolic heart failure. Circ Heart Fail, 4（3）: 246 – 56, 2011.

9. Back M, Ketelhuth DF, Agewall S. Matrix metalloproteinases in atherothrombosis. Prog Cardiovasc Dis, 52（5）: 410 – 428, 2010.

10. Dhillon OS, Khan SQ, Narayan HK, et al. Matrix metalloproteinase-2 predicts mortality in patients with acute coronary syndrome. Clin Sci, 118: 249 – 257, 2010.

11. Djuric T, Zivkovic M, Stankovic A, et al. Plasma levels of matrix metalloproteinase-8 in patients with carotid atherosclerosis. J Clin Lab Anal, 24（4）: 246 – 251, 2010.

12. Shirakabe A, Asai K, Hata N, et al. Clinical significance of matrix metalloproteinase（MMP）-2 in patients with acute heart failure. Int Heart J, 51: 404 – 410, 2010.

13. Gordon GM, Ledee DR, Feuer WJ, et al. Cytokines and signaling pathways regulating matrix metalloproteinase-9（MMP-9）. J Cell Physiol, 221（2）: 402 – 411, 2009.

14. Spinale FG, Wilbur NM. Matrix metalloproteinase therapy in heart failure. Curr Treat Options Cardiovasc Med, 11（4）: 339 – 346, 2009.

15. 魏英杰, 胡盛寿, 李君, 等. MMP-7、MMP-10 和 TIMP-4 在心力衰竭心室重构中的表达。中国病理生理杂志, 25（3）: 440 – 446, 2009.

16. Zhang X, Yin P, Di D, et al. IL-6 regulates MMP-10 expression via JAK2/STAT3 signaling pathway in human lung adenocarcinoma cell line. Anticancer Res, 29（11）: 4497 – 4501, 2009.

17. Kelly D, Khan S, Cockerill G, et al. Circulating stromelysin-1（MMP-3）: A novel predictor of LV dys-

function, remodelling and all-cause mortality after acute myocardial infarction. Eur J Heart Fail, 10: 133 – 139, 2008.

18. Rodriguez JA, Orbe J, Martinez de Lizarrondo S, et al. Metalloproteinases and atherothrombosis: MMP-10 mediates vascular remodeling promoted by inflammatory stimuli. Front Biosci, 13: 2916 – 2921, 2008.

19. Gallagher GL, Jackson CJ, Hunyor SN. Myocardial extracellular matrix remodeling in ischemic heart failure. Front Biosci, 12: 1410 – 1419, 2007.

20. Spinale FG. Myocardial matrix remodeling and the matrix metalloproteinases: influence on cardiac form and function. Physiol Rev, 87 (4): 1285 – 1342, 2007.

21. Spruill LS, Lowry AS, Stroud RE, et al. Membrane-type-1 matrix metalloproteinase transcription and translation in myocardial fibroblasts from patients with normal left ventricular function and from patients with cardiomyopathy. Am J Physiol Cell Physiol, 293: C1362 – C1373, 2007.

22. Tuomainen AM, Nyyssonen K, Laukkanen JA, et al. Serum matrix metalloproteinase-8 concentrations are associated with cardiovascular outcome in men. Arterioscler Thromb Vasc Biol, 27: 2722 – 2728, 2007.

23. Wang Y, Xu HT, Ueda Y, et al. Activation ratio of MMP-2 and expression of MT1-MMP are correlated in thymic epithelial tumours. Pathology, 39 (5): 486 – 490, 2007.

24. Graham HK, Trafford AW. Spatial disruption and enhanced degradation of collagen with the transition from compensated ventricular hypertrophy to symptomatic congestive heart failure. Am J Physiol Heart Circ Physiol, 292: H1364 – H1372, 2006.

25. Jong GP, Ma T, Chou P, et al. Serum MMP-9 activity as a diagnosing marker for the developing heart failure of post MI patients. Chin J Physiol, 49 (2): 104 – 109, 2006.

26. Jugdutt BI. Matrix metalloproteinases as markers of adverse remodeling after myocardial infarction. J Card Fail, 12 (1): 73 – 76, 2006.

27. Kindsey ML, Escobar GP, Mukherjee R, et al. Matrix metalloproteinase-7 affects connexin-43 levels, electrical conduction, survial after myocardial infarction. Circulation, 113 (25): 2919 – 2928, 2006.

28. Manso AM, Elsherif L, Kang SM, et al. Integrins, membrane-type matrix metalloproteinases and ADAMs: Potential implications for cardiac remodeling. Cardiovasc Res, 69: 574 – 584, 2006.

29. Webb CS, Bonnema DD, Ahmed SH, et al. Specific temporal profile of matrix metalloproteinase release occurs in patients after myocardial infarction: relation to left ventricular remodeling. Circulation, 114: 1020 – 1027, 2006.

30. Alla F, Kearney-Schwartz A, Radauceanu A, et al. Early changes in serum markers of cardiac extra-cellular matrix turnover in patients with uncomplicated hypertension and type II diabetes. Eur J Heart Fail, 8 (2): 147 – 153, 2005.

31. Deschamps AM, Yarbrough WM, Squires CE, et al. Trafficking of the membrane type-1 matrix metallopro-

teinase in ischemia and reperfusion: relation to interstitial membrane type-1 matrix metalloproteinase activity. Circulation, 111: 1166 – 1174, 2005.

32. Geoge J, Patal S, Wexler D, et al. Circulating matrix metalloproteinase-2 but not matrix metalloproteinase-3, matrix metalloproteinase-9, or tissue inhibitor of metalloproteinase-1 predicts outcome in patients with congestive heart failure. Am Heart J, 150 (3): 484 – 487, 2005.

33. Kato R, Momiyama Y, Ohmori R, et al. Plasma matrix metalloproteinase-8 concentrations are associated with the presence and severity of coronary artery disease. Circ J, 69: 1035 – 1040, 2005.

34. Pauschinger M, chandrasekharan K, Schultheiss HP. Myocardial remodeling in viral heart disease: possible interactions between inflammatory mediators and MMP-TIMP system. Heart Fail Rev, 9 (1): 21 – 31, 2004.

35. Polyakova V, Hein S, Kostin S, et al. Matrix metalloproteinases and their tissue inhibitors in pressure-overloaded human myocardium during heart failure progression. J Am Coll Cardiol, 44 (8): 1609 – 1618, 2004

36. Yamazaki T, Lee JD, Shimizu H, et al. Circulaing matrix metalloproteinase-2 is elevated in patients with congestive heart failure. Eur J Heart Fail, 6: 41 – 45, 2004.

37. Altieri P, Brunelli C, Gariba S, et al. Metalloproteinases 2 and 9 are increased in plasma of patients with heart failure. Eur J Clin invest, 33: 648 – 656, 2003.

38. Barton PJ, Birks EJ, Felkin LE, et al. Increased expression of extracellular matrix regulators TIMP1 and MMP1 in deteriorating heart failure. J Heart Lung Transplant, 22 (7): 738 – 744, 2003.

39. Boixel C, Fontaine v, rucker-Martinc, et al. Fibrosis of the left atria during progression of heart failure is associated with increased matrix etalloproteinases in the rat. J Am Coll cardiol, 42 (2): 336 – 344, 2003.

40. Jones CB, Sane DC, Herrington DM. Matrix metalloproteinases: a review of their structure and role in acute coronary syndrome. Cardiovasc Res, 59 (4): 812 – 823, 2003.

41. King MK, Coker ML, Goldberg A, et al. Selective matrix metalloproteinase inhibition with developing heart failure: effects on left ventricular function and structure. Circ Res, 92: 177 – 185, 2003.

42. Robert V. Matrix metalloproteinases and tissue inhibitors of metalloproteinases: structure, function and biochemistry. Circ Res, 92: 827 – 839, 2003.

43. Wilson EM, Moainie SL, Baskin JM, et al. Region-and type-specific induction of matrix metalloproteinases in post-myocardial infarction remodeling. Circulation, 107: 2857 – 2863, 2003.

44. Bradham WS, Moe G, Wendt KA, et al. TNF-$\alpha$and myocardial matrix metalloproteinases in heart failure: relationship to LV remodeling. Am J Physiol Heart Circ Physiol, 282: H1288 – H1295, 2002.

45. Reinhardt D, Sigusch HH, Henβe J, et al. Cardiac remodelling in end stage heart failure: upregulation of

matrix metalloproteinase（MMP）irrespective of the underlying disease，and evidence for a direct inhibitory effect of ACE inhibitors on MMP. Heart，88：525 – 530，2002.

46. Spinale FG. Matrix metalloproteinases regulation and dysregulation in the failing heart. Circ Res，90：520 – 530，2002.

47. Coker ML，Jolly JR，Joffs C，et al. Matrix metalloproteinase expression and activity in isolated myocytes after neurohormonal stimulation. Am J Physiol Heart Circ Physiol，281：H543 – H551，2001.

48. Yong VW，Power C，Forsyth P，et al. Metalloproteinases in biology and pathology of the nervous system. Nat Rev Neurosci，2（7）：502 – 511，2001.

49. Li YY，Feng YQ，Kadokami T，et al. Myocardial extracellular matrix remodeling in transgenic mice over-expressing tumor necrosis factor alpha can be modulated by anti-tumor necrosis factor alpha therapy. Proc Natl Acad Sci USA，97（23）：12746 – 12751，2000.

50. Jormsjo S，Ye S，Moritz J，et al. Allele-specific regulation of matrix metalloproteinase-12 gene activity is associated with coronary artery luminal dimensions in diabetic patients with manifest coronary artery disease. Circ Res，86：998 – 1003，2000.

51. Peterson T，Li H，Dillon L，et al. Evolution of matrix metalloprotease and tissue inhibitor expression during heart failure progression in the infracted rat. Cardiovasc Res，46（2）：307 – 315，2000.

52. Gunja-Smith Z，Thomas CV，Clair MJ，et al. Myocardial matrix metalloproteinase activity and abundance with congestive heart failure. Am J Physiol，148：1639 – 1648，1996.

53. Springman EB，Angleton EK，Brikedal-Hansen H，et al. Multiple modes of activation of latent human fibroblast collagenase：evidence for the role of a Cys 73 active-site zinc complex in latency and a "cysteine switch" mechanism for activation. Proc Natl Acad Sci，87（1）：364 – 368，1990.

第二节　基质金属蛋白酶组织抑制剂

　　基质金属蛋白酶组织抑制剂（tissue inhibitors of metalloproteinases，TIMPs）家族是一个多基因家族的编码蛋白，是 MMPs 的特异性抑制剂，在细胞外基质（extracellularmatrix，ECM）的代谢调节过程中，是对应于 MMPs 的负调节因子，常由分泌 MMPs 的同一细胞合成，可与 MMPs 的酶原及其活化形式相结合。目前已鉴定出四种 TIMPs，分别被命名为 TIMP-1、TIMP-2、TIMP-3 和 TIMP-4。

一、简介

（一）基因定位和结构

TIMPs 各成员的氨基酸序列均有部分同源性（图 4-2）。TIMP-1 是一类 21-34kD 的可溶性糖蛋白，含有 12 个保守的半胱氨酸残基，以二硫键结合形成氨基端三个较大的环状结构及羧基端三个较小环状结构，并形成 N-末端和 C-末端两个区域。TIMP-2 是分子量为 21kD 的非糖蛋白，其氨基酸序列有约 40% 与 TIMP-1 同源。TIMP-3 分子量为 24kD 的非糖蛋白，其氨基酸序列与 TIMP-1、TIMP-2 的同源性分别为 28% 和 42%，TIMP-4 分子量为 22kD，也是非糖蛋白，其氨基酸序列与 TIMP-1、TIMP-2、TIMP-3 分别有 37%、51% 和 51% 的同源性。TIMP-1、TIMP-2、TIMP-3、TIMP-4 分别定位于人的染色体 Xp11.23-p11.4、17q23-17q25、22q12.1-13.2、3p25。

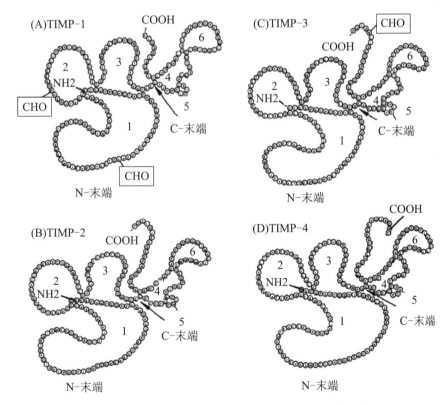

图 4-2 基质金属蛋白酶组织抑制剂（TIMPs）的结构示意图

（参考于 Heart Fail Rev，2011）

（二）调节与功能

TIMPs 与 MMPs 各成员之间存在相互调节作用，使得 MMPs 和 TIMPs 在一定程度上保持协调平衡的关系。TIMPs 主要从两个方面抑制 MMPs 的活性：①在酶原活化阶段，TIMPs 可与 MMPs 酶原形成稳定的复合体并阻碍其自我活化；②在活化后的 MMPs 阶段，TIMPs 可直接与活化的 MMPs 以 1∶1 的比例结合，进而抑制其活性。

二、TIMPs 作为心力衰竭生物标志物的研究进展

（一）心力衰竭的预测、危险分层和预后评估

不同的 TIMPs 可发生在不同心脏病和不同的发病阶段。有文献报道，缺血性（ischaemic cardiomyopathy，ICM）或者扩张性（dilated cardiomyopathy，DCM）心肌病患者的心肌组织中，TIMP-1、TIMP-3 和 TIMP-4 的蛋白水平均有所降低，而 TIMP-2 不改变。当 DCM 患者接受左心室辅助器（left ventricular assist device，LVAD）治疗后，他们心肌组织的 TIMP-1 和 TIMP-3 水平则有所增加。主动脉瓣狭窄的患者，其心肌组织的 TIMP-1 和 TIMP-2 水平均明显增加，并与纤维化的程度相关，Fielitz 等在相同疾病的患者心肌组织中发现，TIMP-3 的水平也升高。Noji 等报道，收缩功能障碍的肥厚型心肌病患者的 TIMP-2 血清水平升高，而保留收缩功能的患者的 TIMP-2 血清水平不变，因此，TIMP-2 的血清水平与肥厚性心肌病的收缩功能相关，而 TIMP-1 的血清水平可在这两种肥厚性心肌病患者中均有所升高。另外，TIMP-1 的血浆水平增加与心肌肥厚、纤维化及高血压患者的舒张功能不全相关。房颤患者左心室肌的 TIMP-1 和 TIMP-3 蛋白水平均可升高，并且，TIMP-1 水平的增加程度与心房胶原成分的改变成正相关关系。淀粉样变心肌病患者的血清 TIMP-1 水平也升高，并与收缩功能相关。Webb 等观察 32 名心肌梗死患者，发现 TIMP1 的血浆浓度在 MI 后所有时间点均可增加，而 TIMP-2 的血浆浓度在心梗后 28 天有所增加。Zile 等发现舒张性心力衰竭的 TIMP-4 血清水平增加。

四种 TIMPs 与 HF 均有关。研究表明，TIMP-1 可以作为预测慢性 HF 患者死亡风险的独立预测因子。另外，TIMP-1 的血清浓度与 HF 的严重程度有关，可作为 NYHA 分级的重要指标。而 TIMP-2 则与 MI 的严重程度相关。

（二）心力衰竭的指导治疗

TIMPs 是 MMPs 的天然抑制剂。两者呈 1∶1 结合（摩尔比），形成 MMP-TIMP 复合

体，这种结合是稳定且不可逆的，从而阻断 MMPs 与底物的结合，由此可见，直接通过抑制活化的 MMPs 可以改变 HF 的进程。Chancey 等研究 HF 实验动物模型发现，应用 TIMP（PD166793）能够显著减轻长期容量超负荷所致的左心室扩张，心室肥厚及左室重量的增加，并减轻 HF 所致的心室重构。Spinale 等发现，给猪 HF 模型应用 TIMP 后，能限制左室扩大和降低室壁张力，改善左室功能。另外，近期临床前瞻性研究中，研究者对接受过心脏再同步化（Cardiac resynchronization therapy，CRT）治疗的心衰患者的血浆 TIMP-1 进行检测，发现它是接受 CRT 治疗的心衰患者死亡率的有效预测因子。因此，使用 MMPs 的内源性抑制剂 TIMPs，进而调节 MMP 的活性，可能是 HF 的一个潜在治疗靶点。

 问题和小结

MMPs/TIMPs 系统的改变在 HF 后的心室重构过程中起着重要的作用。在正常心肌组织中，MMPs 与 TIMPs 存在严格的平衡。当 MMPs/TIMPs 系统失衡，可导致心肌纤维化，从而心室变硬，阻碍心脏收缩舒张的功能。尽管在 HF 患者心肌组织中 TIMPs 的变化情况报道并不统一，但 HF 患者外周血中的 TIMP-1 水平报道均是升高。这有一种可能是 MMPs 和 TIMPs 在心肌细胞中产生，释放到间质，从而使外周血的 MMPs 和 TIMPs 发生改变。但文献报道，在其他细胞中，如白细胞和内皮细胞也能够产生 MMPs 和 TIMPs，因此，HF 患者外周血中水平升高的 TIMPs 的来源还不清楚，有待进一步研究。

参 考 文 献

1. Trucco E, Tolosana JM, Castel MA, et al. Plasma tissue inhibitor of matrix metalloproteinase-1 a predictor of long-term mortality in patients treated with cardiac resynchronization therapy. Europace, 18（2）：232 – 237, 2016.

2. Moore L, Fan D, Basu R, et al. Tissue inhibitor of metalloproteinases（TIMPs）in heart failure. Heart Fail Rev, 17（4）：693 – 706, 2012.

3. Yingjie Wei, Chuanjue Cui, Mitja Lainscak, et al. Type-specific dysregulation of matrix metalloproteinases and their tissue inhibitors in end-stage heart failure patients. J Cell Mol Med, 15：773 – 782, 2011.

4. Zile MR, Desantis SM, Baicu CF, et al. Plasma biomarkers that reflect determinants of matrix composition identify the presence of left ventricular hypertrophy and diastolic heart failure. Circ Heart Fail, 4（3）：246 – 256, 2011.

5. Kelly D, Squire IB, Khan SQ, et al. Usefulness of plasma tissue inhibitors of metalloproteinases as markers of prognosis after acute myocardial infarction. Am J Cardiol, 106: 477 – 482, 2010.

6. 魏英杰, 胡盛寿, 李君, 等. MMP-7、MMP-10 和 TIMP-4 在心力衰竭心室重构中的表达. 中国病理生理杂志, 25 (3): 440 – 446, 2009.

7. Spinale FG. Wilbur NM. Matrix metalloproteinase therapy in heart failure. Curr Treat Options Cardiovasc Med, 11 (4): 339 – 346, 2009.

8. Biolo A, Ramamurthy S, LConnors LH, et al. Matrix metalloproteinases and their tissue inhibitors in cardiac amyloidosis: relationship to structural, functional myocardial changes and to light chain amyloid deposition. Circ Heart Fail, 1: 249 – 257, 2008.

9. Kelly D, Khan SQ, Thompson M, et al. Plasma tissue inhibitor of metalloproteinase-1 and matrix metalloproteinase-9: novel indicators of left ventricular remodelling and prognosis after acute myocardial infarction. Eur Heart J, 29: 2116 – 2124, 2008.

10. Webb CS, Bonnema DD, Ahmed SH, et al. Specific temporal profile of matrix metalloproteinase release occurs in patients after myocardial infarction: relation to left ventricular remodeling. Circulation, 114: 1020 – 1027, 2006.

11. Heymans S, Schroen B, Vermeersch P, et al. Increased cardiac expression of tissue inhibitor of metalloproteinase-1 and tissue inhibitor of metalloproteinase-2 is related to cardiac fibrosis and dysfunction in the chronic pressure-overloaded human heart. Circulation, 112: 1136 – 1144, 2005.

12. Fielitz J, Leuschner M, Zurbrugg HR, et al. Regulation of matrix metalloproteinases and their inhibitors in the left ventricular myocardium of patients with aortic stenosis. J Mol Med, 82: 809 – 820, 2004.

13. Noji Y, Shimizu M, Ino H, et al. Increased circulating matrix metalloproteinase-2 in patients with hypertrophic cardiomyopathy with systolic dysfunction. Circ J, 68: 355 – 360, 2004.

14. Barton PJ, Birks EJ, Felkin LE, et al. Increased expression of extracellular matrix regulators TIMP1 and MMP1 in deteriorating heart failure. J Heart Lung Transplant, 22: 738 – 744, 2003.

15. Chancey AL, Brower GL, Peterson JT, et al. Effects of matrix metalloproteinase inhibition on ventricular remodeling due to volume overload. Circulation, 105 (16): 1983 – 1988, 2002.

16. Lindsay MM, Maxwell P, Dunn FG. TIMP-1: a marker of left ventricular diastolic dysfunction and fibrosis in hypertension. Hypertension, 40: 136 – 141, 2002.

17. Tummalapalli CM, Heath BJ, Tyagi SC. Tissue inhibitor of metalloproteinase- 4 instigates apoptosis in transformed cardiac fibroblasts. J Cell Biochem, 80: 512 – 521, 2001.

18. Li YY, Feldman AM, Sun Y, et al. Differential expression of tissue inhibitors of metalloproteinases in the failing human heart. Circulation, 98: 1728 – 1734, 1998.

19. Greene J, Wang M, Liu YE, et al. Molecular cloning and characterization of human tissue inhibitor of

metalloproteinases 4. J Biol Chem, 271（48）：30375 – 30380, 1996.

20. Pavioff N, Staskus PW, Kishinami NS, et al. A new inhibitor of metalloproteinases from chicken：CHIMP-3. Athrid member of TIMP family. J Cell Biochem, 267（24）：17321 – 17326, 1992.

21. Howard EW, Bullen EC, Banda MJ. Preferential inhibitor of 72-and 92-kDa gelatinases by tissue inhibitor of metalloproteinase-2. J Biol Chem, 266：13070 – 13075, 1991.

第三节 胶 原

心肌组织由实质细胞和间质构成，胶原纤维是心肌间质的主要成分，由间质内成纤维细胞产生分泌，分布于有形细胞之间，占成年心肌组织的 2% ~5%。心脏胶原蛋白的主要类型是 I 、Ⅲ 型胶原（collagens）。胶原在合成中先形成前胶原（procollagen），再分泌至细胞间隙。前胶原在氨基端和羧基端含有前肽序列，称为前胶原前肽（或前胶原肽，procollagen propeptide），形成成熟胶原时前胶原前肽被特定的内切酶切下进入循环系统。

心血管基质胶原代谢中的胶原及前胶原前肽，主要包括 I 型前胶原羧基末端前肽（procollagen type I C-terminal propeptide, P I CP）、I 型前胶原氨基末端前肽（procollagen type I N-terminal propeptide, P I NP）、I 型胶原羧基末端肽（collagen type I C-terminal telopeptide, CⅠTP, 又ⅠCTP）、Ⅲ型前胶原氨基末端前肽（procollagen type Ⅲ N-terminal propeptide, PⅢNP）、Ⅲ型前胶原羧基末端前肽（procollagen type Ⅲ C-terminal propeptide, PⅢCP）、Ⅲ型胶原氨基末端肽（collagen type Ⅲ N-terminal telopeptide, PⅢP）。其中, P I CP、P I NP 是 I 型胶原合成的标志，C I TP 由 MMP-1 降解 I 型胶原纤维生成，是 I 型胶原降解的标志。PⅢP、PⅢCP 是Ⅲ型胶原合成的标志，PⅢNP 既是Ⅲ型胶原合成又是Ⅲ型胶原降解的标志。

一、简介

（一）基因定位和结构

I 型胶原由两个基因编码，COL1A1 基因编码两条 α1（I）链，位于染色体

17q21.33，长17.5kb，含51个外显子；COL1A2基因编码一条α2（I）链，位于染色体7q22.1，约36.7kb，含52个外显子。Ⅲ型胶原为三条α1（Ⅲ）链组成的同源三聚体，由COL3A1基因编码，位于染色体2q31，约38.4 kb，含51个外显子，编码1466个氨基酸。

胶原分子最典型的特征是其三螺旋结构，每一螺旋都由3条α链（α1或α2链）相互缠绕。Ⅰ、Ⅲ型胶原均为三条多肽链以三螺旋结构组成的三聚体。合成的前α多肽链，其两端各具有一段不含Gly-X-Y序列的前肽。3条前α多肽链的C端前肽借二硫键形成链交联，使3条前α多肽链"对齐"排列，然后从C端向N端形成三股螺旋结构。前肽部分呈非螺旋卷曲，在不同的胶原类型间结构各异，是胶原分子具有免疫原性的部位。带有前肽的三股螺旋胶原分子称为前胶原（procollagen）。3条前α多肽链的"对齐"排列对于三股螺旋的形成至关重要，羧基端前肽在这一过程中发挥重要作用。胶原变性后不能自然复性重新形成三股螺旋结构，成熟胶原分子的肽链不能再进行"对齐"排列。

PⅠNP和PⅠCP均为来源于Ⅰ型前胶原的异三聚体，即两条多肽链来源于前α1（I）链，一条来源于前α2（I）链。虽然PⅠNP和PⅠCP均为同一基因表达的前肽，但两者的分子大小、化学特征及代谢去向明显不同。PⅠCP为分子量100kD的球蛋白，在proα1（I）和proα2（I）均含高甘露糖型寡糖侧链，二硫键将亚单位连在一起形成球形结构。这些键对三条proα链的准确装配并形成正确的三螺旋结构非常重要。前胶原的中部，三股多肽链缠绕紧密，而在其氨基端结合松散。proα2（I）链较短，较少参与Ⅰ型前胶原氨基端的结构，该区域称为Col 1区，是整个PⅠNP多肽免疫原性最强的部分。血清PⅠNP抗原性检测呈现双峰，大分子抗原对应体内酶解下来的完整前肽结构，即PⅠNP，分子量35kD，小分子抗原则为Col 1结构域。部分PⅠNP可保留于成熟的胶原分子，称为type Ⅰ pN-collagen，可掺入胶原纤维，限制胶原分子的增粗。随着type Ⅰ pN-collagen的降解，以及前肽本身可能的进一步降解，这些Col 1结构域相关肽释放入循环。

Ⅲ型前胶原及其前肽的结构与Ⅰ型前胶原相似。Ⅲ型前胶原在形成胶原纤维时，也有部分氨基端前肽（PⅢNP）不被酶切，仍附着在胶原纤维表面。在Ⅲ型胶原降解时，这部分PⅢNP会从胶原表面释放入血，故PⅢNP不但可以反映胶原合成，也可以反映胶原的降解。

（二）体内分布和代谢

完成翻译后修饰的前胶原在高尔基体被包装入分泌小泡运送至细胞外，然后被细胞外的特异性蛋白内切酶作用切断氨基和羧基多肽，切下的前肽释放入血，前胶原转变成原胶原。胶原基因的表达均受 TGF-β 信号调控。心肌胶原合成受多种因素的影响，肝、肺、血管内皮细胞及皮肤等也能合成胶原，使血清前胶原肽的浓度升高。而心力衰竭、MI 患者常伴随肺和肝的淤血，使肺和肝组织也发生不同程度的纤维化，另外 MI 面积不同等都影响血中前胶原肽的浓度。

在胎儿和儿童生长的骨或其他组织，Ⅰ型胶原的高度表达反映在循环中 PⅠNP 和 PⅠCP 的高浓度。循环 PⅠNP 和 PⅠCP 浓度的变化存在不同步性，PⅠCP/PⅠNP 比值在儿童约为 0.5，青春期逐渐增加至 2～3，成年人其浓度比值约为 1。更年期后 PⅠNP 浓度的增加快于 PⅠCP 浓度的增加，因而，激素替代治疗使 PⅠNP 较 PICP 浓度下降得更多。

前胶原前肽的血清浓度具有性别差异，PⅠNP 在男性和女性的浓度分别为 20～76μg/L 和 19～84μg/L，PⅠCP 在男性和女性的浓度分别为 38～202μg/L 和 50～170μg/L。前胶原前肽进入血循环后，主要经肝、肾代谢或排泄。基于分子大小（PⅠCP）、形状和负电荷（PⅠNP），前胶原前肽不直接在肾小球滤出，而 Col 1 结构域主要经肾清除。PⅠNP 及其类似物 PⅢNP 被肝网状内皮细胞清道夫受体摄取并进一步代谢。清道夫受体的摄取信号为靶蛋白表面的负电荷，在 PⅠNP 为磷酸基共价键，在 PⅢNP 为酪氨酸的 O-硫酸盐。Jensen 等的研究表明，PⅢNP 的肝外代谢不是主要的清除途径。PⅠCP 被肝网状内皮细胞通过甘露糖受体途径摄取。极少数个体存在 PⅠCP 清除机制的遗传缺陷，呈常染色体显性遗传特征，在这些个体，循环 PⅠCP 浓度升高可达参考值上限的 10 倍。巨噬细胞表面表达有类似于肝内皮细胞清道夫受体或甘露糖受体的结构，而且可受几种激素的诱导，但没有证据显示巨噬细胞参与了前胶原前肽的清除。

（三）主要功能

心肌间质主要由胶原纤维及糖蛋白组成，其中Ⅰ型胶原占 80%～85%，Ⅲ型占 11%，其余是少量的Ⅳ、Ⅴ、Ⅵ型。Ⅰ型胶原主要聚合成粗纤维，其伸展和弹性较小，僵硬度较大，有很强的抗牵拉特性而用于保持室壁的强度，对维持压力负荷增高的左室心肌结构和功能的完整性具有重要意义。Ⅲ型胶原主要形成细纤维，其伸展和回弹性较大，与室壁弹性有关。

前胶原的氨基端或羧基端前肽，其功能是阻止胶原分子在细胞内提前成熟聚集成微纤维。从前胶原酶解下来后，这些前肽没有明显的功能，其组成氨基酸可被重新利用。Ⅰ型前胶原羧基端前肽和Ⅲ型前胶原氨基端前肽被切下并释放入血,可作为胶原纤维形成的间接标志。其中,PⅠCP、PⅠNP是Ⅰ型胶原合成的标志,CⅠTP是Ⅰ型胶原降解的标志,PⅢP、PⅢCP是Ⅲ型胶原合成的标志,PⅢNP既是Ⅲ型胶原合成又是Ⅲ型胶原降解的标志。

二、前胶原前肽作为心力衰竭生物标志物的研究进展

Ⅰ型和Ⅲ型胶原代谢产生的各种血清肽可以反映心肌纤维化程度,其中PⅠCP、PⅠNP、PⅢNP由Ⅰ型和Ⅲ型胶原合成时定量生成,可作为心肌纤维化的标志物。理论上讲,这些标志物并非心肌特异性的,然而Querejeta等提出高血压时心肌胶原含量与血清PⅠCP浓度相关,而且增多的PⅠCP由心脏冠脉窦分泌。PⅠCP/CⅠTP比值,反映Ⅰ型胶原合成和降解的指标,发现在高血压伴随心肌组织胶原沉积增多患者较正常胶原沉积的高血压患者升高。Izawa等认为,在扩张性心肌病患者,血清PⅠCP/CⅠTP比值升高者与比值下降者比较,前者的左室胶原容积率及Ⅰ型和Ⅲ型胶原mRNA丰度较高。这是血清ECM标志物与心脏ECM含量相关的直接证据,为其作为心脏疾病的标志物提供了理论依据。

运动性缺血与Ⅲ型胶原含量增加相关,Ⅲ型胶原似乎是反应性缺血相关纤维中的主要成分。在心梗后的心脏,梗死区存在心肌和ECM时间依赖性的损伤,伴随逐渐的纤维化修复,新生的胶原主要为Ⅲ型胶原,尤其是未能成功实现血管再通者。在自发性高血压大鼠和高血压患者,心肌纤维化的组织学证据和血清PⅠCP存在直接的相关性。在心力衰竭的试验模型中,机械负荷可增加胶原的合成,可检测到Ⅲ型胶原mRNA的增加。Nakahara等报道血清PⅢNP浓度与左室肥大的高血压患者室壁相对厚度显著相关。向心性肥大亚群的血清PⅢNP浓度较基本高血压群体显著升高,提出血浆醛固酮浓度与PⅢNP相关,可能是促进心脏纤维化而偏心性肥大的原因。Martos等的研究为无症状舒张功能障碍患者的胶原代谢提供了新的信息。升高的PⅠNP和PⅢNP水平及PⅠNP的增加趋势提示舒张性心力衰竭患者胶原合成的增加,这一结果的另外一个原因可能是周围血管中的胶原增加,引起了心脏胶原量的增加。同样,扩心病和收缩性心力衰竭患者中的胶原水平的变化也可能与外周血管中胶原增加有关。另外,血清CⅠTP、MMP-2和MMP-9水平的升高提示心肌胶原及其他ECM成分的降解加快。越严重的舒张功能障碍具有越多的胶原含量,提示舒张功能障碍与胶原过量直接相关。在

另一个高血压队列（Lindsay，2007）中，血浆 TIMP-1 和 CⅠTP、PⅠCP 水平显著升高。在舒张功能障碍患者 TIMP-1 水平显著升高，并与舒张期灌注的标志物（E/A 比值和 E Dec）相关，血浆 TIMP-1 水平 >500ng/ml 时特异性为 97%，预测舒张功能障碍的预测值为 96%。

（一）心力衰竭的诊断

虽然心肌纤维化是心力衰竭发生的一个重要机制，但不同类型心力衰竭患者的纤维化水平差异较大，其血清前胶原前肽的量也很不一致，反映心肌纤维化指标的前胶原前肽尚不能用于心力衰竭的诊断。

（二）心力衰竭的预测、危险分层和预后评估

高血压患者出现心力衰竭可归结于因心肌松弛和僵硬度变化导致左室舒张功能障碍。这些患者胶原微纤维的沉积可导致心脏僵硬度增加和功能异常。此外，血管周围胶原纤维的沉积可影响冠脉血管舒张功能并影响冠脉血流。因而，使用Ⅰ、Ⅲ型胶原的血清型标志物非侵入性监测心肌纤维化状况，对抗高血压治疗以降低心肌纤维化的程度和效果可提供间接的诊断信息。Lopez 等报道，胶原沉积的方式及 MMP-1/TIMP-1 系统的平衡在收缩性心力衰竭和舒张性心力衰竭患者的心肌内是不同的。收缩性高血压心力衰竭和舒张性高血压心力衰竭相比，其心肌的 MMP-1 水平较 TIMP-1 高，可在收缩性高血压心力衰竭患者的心肌细胞和间质水平检测到 MMP-1 表达的上调，增加的 MMP-1/TIMP-1 比值与左室舒张和收缩功能障碍相关。Querejeta 等考察了高血压性心力衰竭患者Ⅰ型胶原合成与心肌纤维化的关系。65 例左室肥大的高血压患者，心力衰竭组 31 例，非心力衰竭组 34 例，非高血压对照 12 名。与正常血压者相比，高血压组的胶原量、Ⅰ型胶原沉积的程度、外周及冠脉 PICP 浓度均增高（$P < 0.01$），同样的参数心力衰竭组较不伴心力衰竭组也显著升高（$P < 0.01$）。高血压患者冠脉 PⅠCP 较外周高（$P < 0.01$），而在非高血压患者则无差异。高血压患者胶原组织的量与射血分数负相关，与冠脉和外周 PⅠCP 浓度直接相关。认为心脏Ⅰ型胶原过度的合成和沉积与心肌纤维化增强有关，并伴随高心病患者心力衰竭的进展。

充盈压的升高与心力衰竭恶化相关，Biolo 等分析了血清Ⅲ型前胶原与 80 例心力衰竭伴严重收缩功能障碍的患者［EF(26 ±7)%，平均 59 ± 15 岁，男性 61.5%］右心充盈压的关系。平均 PⅢNP 水平为 6.11 ±2.62μg/L，缺血性和非缺血性心力衰竭患者的 PⅢNP 水平无显著差异，PⅢNP 与估算的右心房压力（RAP）正相关（r = 0.36，$P = 0.001$）。RAP <5mmHg 的患者平均 PⅢNP 水平为 5.04 ± 2.42μg/L，RAP >15mmHg 的

患者平均 P Ⅲ NP 水平为 7.59 ± 2.54μg/L。采用受试者操作曲线，通过 P Ⅲ NP 水平鉴别心力衰竭患者的 RAP 是否大于 15mmHg，其曲线下面积为 0.72（0.60 ~ 0.84，$P = 0.003$）。从 P Ⅲ NP 水平看，收缩性心力衰竭患者右心充盈压的升高与活跃的细胞外基质生成相关，对持续性充血性心力衰竭的患者，细胞外基质合成的活跃程度可反映心力衰竭综合征的进展加速。Alla 等检测了 239 例充血性心力衰竭患者、64 例 2 型糖尿病患者及 92 名健康对照的胶原含量血浆标志物，发现充血性心力衰竭和糖尿病患者的 P Ⅲ NP 水平较对照显著升高，而 MMP-1 水平显著下降，Ⅰ 型胶原的标志物（P Ⅰ NP 和 P Ⅰ CP）不受充血性心力衰竭的影响，但在糖尿病患者下降。因而，心力衰竭时，心脏胶原合成的标志物升高，而降解的标志物下降，可能导致心肌纤维化并预后较差。胶原含量的变化可能发生于高风险患者疾病进展的早期，早于心力衰竭的临床诊断。Quilliot 等报道 P Ⅲ NP 水平与胰岛素抵抗密切相关，可作为肥胖人群中左室功能障碍的一个早期指标。

EPHESUS 试验的一个亚组评价了 476 例 AMI 后充血性心力衰竭伴 LVSD 患者的血清胶原标志物。基础血清胶原标志物与 BNP 和 hs-CRP 水平显著相关（$P < 0.0001$），心梗后第一个月的标志物水平变化明显。PINP 水平在心梗后第一个月显著增加（$P < 0.0001$），随后逐渐下降。P Ⅲ NP 的变化基本相似，但直到 9 个月时仍保持高于基线水平。C Ⅰ TP 基线水平显著高于参考水平，从基线到第一个月，C Ⅰ TP 水平持续而显著下降（$P < 0.0001$），并在随后稳定于略低于参考水平的上限（5.3 ± 2.8ng/ml）。其他的研究中，C Ⅰ TP 水平于 AMI 后 10 天升高（Murakami，1998），心梗后的高 C Ⅰ TP 水平（6.9 ± 3.6ng/ml）与左室重构相关（Cerisano，2007）。血清 C Ⅰ TP 水平独立于 BNP，与长期预后强烈相关，基础 C Ⅰ TP 水平每升高 2ng/ml，全因死亡和心血管死亡的风险分别增加约 17%（$P = 0.035$）和 21%（$P = 0.017$）。

Jensen 等考察了 AMI 后血清 P Ⅲ NP 的变化情况，发现血清 P Ⅲ NP 于心梗后第 2 至第 3 天升高（$P < 0.01$）并保持高水平达 4 个月，峰值出现于心梗后第 3 至第 7 天。个体的峰值变化与根据血清 CK-MB 和血清 ADH 算得的梗死面积相平行（$P = 0.60$，$P = 0.02$），提示血清 P Ⅲ NP 反映了 AMI 后修复的进程和斑块形成。AMI 时血清 P Ⅲ NP 的变化不同于反映心肌损伤的心肌酶变化，反映了心梗后愈合的信息，与 AMI 患者的预后有关。

Ⅲ 型胶原的合成在各种原因导致的严重或非代偿性心肌病时增强，Klappacher 等首次报道了 P Ⅲ NP 的预后作用：具有较高水平 P Ⅲ NP（>7μg/L）的患者较较低水平者具有更严重的临床分级、心脏移植及死亡风险。随后，Zannad 等（RALES 临床试验）报道，循环 PⅢNP 水平的升高与不良后果相关。Cicoira 等分析了 101 例慢性心力衰竭患者（平均 61.7 岁，男性 88%）循环 PⅢNP 的预后价值，联合终点为死亡和心力衰竭住院，平均随访 38 个月，共 15 例死亡、11 例因心力衰竭恶化住院。生存模型分析，年龄（$P = 0.02$）、NYHA 分级（$P = 0.014$）、血清肌酐（$P = 0.014$）、血浆 PⅢNP（$P = 0.005$）、LVEF（$P = 0.0002$）及 RMFP（限制性二尖瓣充盈形式，$P = 0.0003$），可预测无事件生存率。多变量分析，PⅢNP 水平独立于其他临床变量、激素、超声指标及运动实验结果，可预测患者的终点事件。PⅢNP > 4.7μg/L 的患者较 PⅢNP < 4.7μg/L 的患者具有更差的后果，其于 12、24、36 个月的无事件生存率分别由 82%、69% 和 66% 升高至 95%、89% 和 85%。LVEF < 31% 的患者中，PⅢNP > 4.7μg/L 与死亡或住院的高风险显著相关。因而，慢性心力衰竭患者的 PⅢNP 水平独立于临床特征、血流动力学和激素，可预测患者的后果。在入选 RECOVER 临床试验的 1009 名充血性心力衰竭患者中，多变量分析提示，PⅢNP（$P = 0.03$）和 MMP-1（$P = 0.048$）与 6 分钟行走试验结果呈负相关，PⅢNP 还可独立预测生存率和无事件生存率（$P = 0.001$）。PⅢNP 是与死亡和因心力衰竭住院事件独立相关的唯一标志物，这与 Zannad 等的研究结果一致。在包含众多标志物的多变量分析中，PⅢNP（$P = 0.03$）和 MMP-1（$P = 0.048$）可独立预测 6 分钟行走实验结果。ECM 功能和 PⅢNP 与心力衰竭发病率/死亡率的独立相关性，提示过多的 ECM 含量与心脏功能恶化及预后相关。

严重的舒张功能障碍是终末期收缩性心力衰竭患者重要的临床合并症。Ruiz-Ruiz 等评价了Ⅰ型前胶原前肽与失代偿性心力衰竭的关系。111 例失代偿心力衰竭患者，25 例非心脏病患者对照，随访 21 个月，首要终点为全因死亡和心力衰竭住院。心力衰竭患者平均 PⅠCP 浓度（80.84 ± 36.40ng/ml）较对照（54.03 ± 14.89ng/ml）明显升高，随访中发生首要终点事件的患者较无事件患者的 PⅠCP 水平显著升高（$P = 0.029$）。Kaplan-Maier 生存分析，PⅠCP 浓度大于 124ng/ml 可预测患者死亡（$P < 0.001$）或心力衰竭住院事件（$P < 0.003$）。Cox 风险回归分析，PⅠCP 水平、收缩功能障碍和糖尿病可独立预测死亡；PⅠCP 水平、年龄和性别可独立预测心力衰竭加重和住院事件。结论：血清 PⅠCP 可预测失代偿心力衰竭患者的预后，具有较高 PⅠCP 水平的失代偿心力衰竭患者具有较高的死亡和心力衰竭住院风险。Roongsritong 等分析了 40 例心力衰竭伴 EF < 35% 的患者（平均 58.7 ± 13.9 岁，女性 28%）的血清 PⅠCP 水平，发现终末期收缩性心力衰竭患者平均血清 PⅠCP 水平显著升高（1053.4 ± 362.9ng/ml），单变

量分析，血清ＰⅠCP水平与舒张功能障碍存在显著相关性（$P=0.003$），多变量分析，ＰⅠCP水平可强烈的独立预测舒张功能（$P=0.004$）。近期的临床研究中，研究者发现血清和尿液胶原水平可以作为扩张性左心室损伤患者的生物标志物。他们的研究结果显示，扩张性左心室损伤的患者与正常人比较，血清CITP（$6.26\mu g/L$ vs $5.34\mu g/L$），TIMP-1（$696ng/ml$ vs $653ng/ml$）和ＰⅢNP（$562pg/ml$ vs $447pg/ml$）水平明显增高，而血清ＰⅠCP无变化。并且，血清的ＰⅠCP and TIMP-1与尿液中胶原Ⅰ（uCⅠ）相关（$P<0.0001$），而这些循环中的标志物水平降低与尿液中的胶原Ⅲ（uCⅢ）相关。

心脏ECM纤维化可造成电节律不均一性及心律失常，引起心源性猝死（SCD），后者是心力衰竭患者死亡的一个主要原因，临床常采用心率变异性（HRV）指标预测心力衰竭患者SCD的概率，正常R-R间期的标准差（SDNN）$<65.3ms$时患者具有较高的SCD发生率，50个月内的生存概率较低。Lin等对21例心力衰竭伴LVEF$\leqslant 50\%$（平均62岁，男15例）患者行24小时心率变异性（HRV）分析，与血清ＰⅢNP浓度显著相关的有SDNN（$r=-0.722$，$P<0.001$）、相邻R-R间期差值$>50ms$所占百分比（pNN50）（$r=-0.528$，$P=0.014$）、pNN20（$r=-0.545$，$P=0.002$）、极低频率（VLF）（$r=-0.490$，$P=0.024$）、低频率（LF）（$r=-0.491$，$P=0.024$）和高频率（HF）（$r=-0.513$，$P=0.018$）。使用ＰⅢNP$\geqslant 6.07\mu g/L$作为参考值，其预测心力衰竭患者SDNN$<65.3ms$的敏感性和特异性分别为100%和67%。ＰⅢNP与心力衰竭患者HRV的时域和频域分析相关，血清ＰⅢNP浓度升高反映心脏自主控制的损伤较严重，可作为评价心力衰竭患者心脏自主控制和SCD风险一个潜在的血清学标志物。

（三）心力衰竭的指导治疗

实验研究表明，血管紧张素转换酶抑制剂（ACEI）可抑制胶原沉淀和纤维化，由于ACEI的作用，伴随胶原合成的下降，proMMP-1和MMP-1活性也下降，可能与ECM含量的下降有关。血管紧张素Ⅱ1型受体阻断剂与高血压患者Ⅰ型胶原合成的抑制及心肌纤维化减退相关。在络沙坦与氨氯地平的对比研究中，心肌活检表明，络沙坦治疗组的心肌纤维化减退同时血清Ⅰ型前胶原肽下降，而氨氯地平治疗组的胶原容积率和血清Ⅰ型前胶原肽均无显著变化。这些结果进一步提示，抗高血压药物减退纤维化的能力独立于其降低血压的疗效。抗高血压和心力衰竭治疗以降低心肌纤维化的程度可通过检测各种胶原代谢的血清多肽进行评估。

LIFE试验的一个亚组研究对比了一种血管紧张素Ⅱ受体阻断剂（氯沙坦）和一种β受体阻断剂（阿替洛尔）对心肌胶原容积的影响。共219例高血压患者，超声示

LVH，治疗前心内活检表明胶原容积率与超声结果直接相关，持续检测血清胶原合成的标志物（P I CP、P Ⅲ NP）和降解标志物（ITCP）。结果氯沙坦而不是阿替洛尔，与增加的超声回声相关。胶原标志物也在接受氯沙坦治疗组下降，但两组间差异无显著性。Javier 等报道，原发性高血压患者经氯沙坦治疗后，其中严重纤维化患者的胶原容积率和左室僵硬度显著下降，非严重纤维化患者相应指标未明显改变。另一个关于高血压性左室肥大患者的小型临床试验（SIL VHIA）中，依贝沙坦和阿替洛尔均可以下降 P I CP 浓度，只有在依贝沙坦组 PICP 的变化与等容舒张期和左室质量的变化相关，提示血管紧张素 Ⅱ 在控制高血压伴左室肥大患者的心肌纤维化和舒张功能中发挥作用。

在主动脉上瓣结扎的大鼠 LVH 模型中，采用卡维地洛（一种舒张血管 β 受体阻断剂）治疗，伴随层连蛋白、纤连蛋白、Ⅰ 型和Ⅲ型胶原的下降。卡维地洛的效应可能源于非选择性 β 肾上腺素能受体阻断剂的抗增殖或抗氧化能力。Wei 等采用大鼠左冠脉结扎心梗模型，口服卡维地洛、美托洛尔或卡托普利治疗 11 周，卡维地洛和卡托普利使非心梗区胶原含量的增加减慢。ECM 的这些变化表明，卡维地洛（舒血管性 β 受体阻断剂）可能有助于充血性心力衰竭患者受益。

在实验模型和临床实践中，醛固酮可促进心脏纤维化，醛固酮拮抗剂应使高血压性 LVH 获益。对小样本原发性高血压患者采用螺内酯和 ACEI 治疗 24 周，两组的血压和血清 P Ⅲ NP 水平均显著下降。LVMI 和 P Ⅲ NP 的变化具有显著的相关性。这些结果提示螺内酯限制了高 P Ⅲ NP 患者的心脏胶原含量。较大的临床研究表明，醛固酮参与了具有异常高 P Ⅲ NP 水平患者的 LVH 过程。入选 RALES 试验的一个 261 例患者的样本，随机采用螺内酯（12.5 ~ 50mg/d）或安慰剂治疗 6 个月，螺内酯组血清 P I CP 和 P Ⅲ NP 下降，而安慰剂组无变化。螺内酯的这种效应仅在相应标志物高于平均水平的患者具有显著性，提示对 ECM 含量过多的限制是螺内酯对充血性心力衰竭患者诸多肾外性受益机制之一。Izawa 等考察了螺内酯对扩张性心肌病（DCM）的作用。基于血清 P I CP/C I TP 比值将患者分为两组：≤35，A 组，n = 12；>35，B 组，n = 13。与 A 组比较，组织活检显示基线水平 B 组的左室舒张性僵硬度、胶原容积率及 Ⅰ 型和Ⅲ型胶原 mRNA 的丰度增高，而左室早期舒张速率减小。经螺内酯治疗后，B 组的这些差异均明显减小，而 A 组无明显变化。无论是否经螺内酯治疗，所有患者的胶原容积率与 P I P/C I TP 比值、左室早期舒张速率和左室舒张性僵硬度显著相关。因而，螺内酯改善了左室舒张功能障碍，并使左室僵硬度下降，与其对轻度 DCM 患者心肌纤维化的减退作用相关。盐皮质激素受体拮抗剂治疗仅仅使心力衰竭伴较高心肌胶原沉积的患者临床受益，患者的预后与心脏胶原水平降低的程度相关，这可能与其抑制并逆转心脏纤维化效应有关，可以通过 ECM 标志物筛选那些更可能受益于盐皮质激素受体拮抗剂治疗的患者。

在 AMI 患者，Hayashi 等提出，醛固酮产生于心梗之后，并提出心梗后醛固酮刺激左室重构。除 ACEI 治疗外，他们将 134 例首次心梗的患者随机分为坎利酸钾（螺内酯的活性代谢物）组和对照组。醛固酮拮抗剂组的 LVEF 显著改善，左室舒张末期容积的扩张和心脏醛固酮释放被显著抑制，血浆 PⅢNP 水平显著下降。提出醛固酮拮抗剂联合 ACEI 治疗较单纯的 ACEI 治疗，可较好地抑制梗死后左室重构。在 EPHESUS 临床试验中，AMI 后首个月的血清胶原标志物水平发生了巨大的变化，长期随访发现，使用依普利酮治疗可减弱这种变化并保持于较低水平，提示依普利酮可抑制胶原生成。该试验结果与前述针对心力衰竭和 AMI 后醛固酮拮抗剂治疗试验相一致，提示醛固酮拮抗剂对 ECM 重构的效应将产生相应的临床受益。

Loch 等在 DOCA-盐型高血压大鼠的实验表明，罗伐他汀减弱了高血压诱导的心血管重构而没有影响血压。因而，他汀类药可有效调节心脏收缩性和心肌间质组织的关系，这将改善心肌的弹性和舒张期灌注。然而，尚没有临床报道他汀类药可影响心脏的纤维化。Majima 等的研究表明，阿伐他汀使高脂血症患者的血清 Ⅰ 型胶原 N 端肽水平下降，这可看作其对骨组织代谢的潜在受益作用，也可能与其对心肌 ECM 的效应有关。该项研究指出了血清 ECM 标志物的非特异局限性。Rajagopalan 等的研究表明，缬沙坦/辛伐他汀联合治疗较单纯缬沙坦治疗不能改变高脂血症和高血压患者的纤维化标志物。

Host 等报道，早期检测血清 PⅢNP 水平可预测心脏移植后 60 天时的严重急性排斥反应。Lin 等分析 20 例心脏移植的男性患者血清 PⅢNP 水平与急性心肌排斥的关系，术后 6 个月，5 名患者表现为排斥，6 个月内其血清 PⅠNP 和 PⅢNP 水平持续升高，没有排斥的 15 名患者中，术后 6 个月血清 PⅠNP 和 PⅢNP 水平显著下降。术后 6 个月时，心脏排斥的患者与没有排斥的患者（$P = 0.025$）及对照（$P = 0.003$）相比，其血清 PⅢNP 水平显著升高。经免疫抑制治疗至术后 12 个月时，表现心脏排斥的患者不再排斥，其血清 PⅢNP 水平显著下降。因而血清 PⅢNP 水平可反映急性心脏排斥的发生。

Dong 等分析了 45 例接受心脏再同步化治疗（CRT）的终末期心力衰竭患者和 20 名健康对照的 PⅢNP 水平，随访 6 个月，CRT 治疗有效定义为 6 个月后左室收缩末期容积缩小至少15%。心力衰竭患者与对照相比，基线 BNP 和 PⅢNP（0.88±0.21μg/L vs 0.71±0.14μg/L，$P=0.01$）显著升高，对 CRT 治疗有效的患者较治疗无效的患者，其基线 PⅢNP 水平较低（0.80±0.20μg/L vs 0.96±0.19μg/L，$P=0.03$）。单变量和多变量分析均表明，心力衰竭患者血浆 PⅢNP 水平轻度升高可独立预测对 CRT 治疗的较好效果（$OR=0.20$，95% CI 0.03~1.17，$P=0.07$）。

 小结

胶原合成非心肌特异性，骨、肝、肺、血管内皮细胞及皮肤等也能合成胶原，使血清前胶原肽的浓度升高。除了心血管重构，其他的病生理情况下也涉及 ECM 重构，比如妊娠、癌症、感染性疾病、炎症相关疾病、肾脏疾病、骨代谢紊乱等。同样，循环前胶原肽水平的变化也见于多种疾病的报道。因而，在对个体或群体评价这些标志物的有效性之前，充分考虑各种混杂情况显得至关重要。另外，需进一步研究不同类型心力衰竭患者心肌纤维化的机制和不同的药物治疗对心肌纤维化的影响。

心室重建包括心肌细胞重建和细胞外间质重建两方面，细胞外基质重建即心肌纤维化，是心力衰竭发生和进展的主要机制之一。慢性心力衰竭时，细胞外基质的改变即心肌纤维化可导致心脏顺应性降低、僵硬度增加、心肌供血障碍、室性心律失常发生及心脏收缩和舒张功能障碍。以循环 ECM 标志物反映的心脏纤维化程度作为患者的一个特征，对患者的危险分层、预后评估及选择适当的药物治疗方案可提供帮助。针对胶原及其调控因素研制新的药物和治疗措施以预防和治疗心肌纤维化具有重要意义。仍需大型和长期的临床试验，以获得足够的数据证明该方法的有效性。

参 考 文 献

1. Zhang ZY, Ravassa S, Yang WY, et al. Diastolic Left Ventricular Function in Relation to Urinary and Serum Collagen Biomarkers in a General Population. PLoS One, 11 (12): e0167582, 2016.

2. Chalikias GK, Tziakas DN. Biomarkers of the extracellular matrix and of collagen fragments, Clin Chim Acta, 443: 39-47, 2015.

3. Du X, Wan Z, Yu XF, et al. Plasma amino-terminal propeptide of procollagen type Ⅲ is associated with subclinical left ventricular systolic dysfunction in aortic stenosis. Int J Cardiol, 156 (1): 24-27, 2012.

4. Deswal A, Richardson P, Bozkurt B, et al. Results of the Randomized Aldosterone Antagonism in Heart Failure With Preserved Ejection Fraction Trial (RAAM-PEF). J Card Fail, 17 (8): 634-42, 2011.

5. Dong YX, Burnett JC Jr, Chen HH, et al. Effect of cardiac resynchronization therapy on broad neurohor-

mone biomarkers in heart failure. J Interv Card Electrophysio, . 30 （3）: 241 – 9, 2011.

6. Machino-Ohtsuka T, Seo Y, Tada H, et al. Left Atrial Stiffness Relates to Left Ventricular Diastolic Dysfunction and Recurrence After Pulmonary Vein Isolation for Atrial Fibrillation. J Cardiovasc Electrophysiol, 22 （9）: 999 – 1006, 2011.

7. Koivula MK, Richardson J, Leino A, et al. Validation of an automated intact N-terminal propeptide of type Ⅰ procollagen （P Ⅰ NP） assay. Clin Biochem, 43 （18）: 1453 – 7, 2010.

8. Lin YH, Lin C, Lo MT, et al. The relationship between aminoterminal propeptide of type Ⅲ procollagen and heart rate variability parameters in heart failure patients: a potential serum marker to evaluate cardiac autonomic control and sudden cardiac death. Clin Chem Lab Med, 48 （12）: 1821 – 7, 2010.

9. McGavigan AD, Maxwell PR, Dunn FG. Time course of early changes in plasma markers of collagen turnover following percutaneous transluminal coronary angioplasty. Can J Cardiol, 26 （9）: 471 – 4, 2010.

10. Ormezzano O, Baguet JP, Thony F, et al. Aminoterminal propeptide of type Ⅲ procollagen （P Ⅲ NP） is associated with ascending aortic aneurysm growth rate. Int J Cardiol, 145 （2）: 379 – 80, 2010.

11. Hutchinson KR, Stewart JA Jr, Lucchesi PA. Extracellular matrix remodeling during the progression of volume overload-induced heart failure. J Mol Cell Cardiol. 48 （3）: 564 – 9, 2010.

12. Zannad F, Rossignol P, Iraqi W. Extracellular matrix fibrotic markers in heart failure. Heart Fail Rev, 15 （4）: 319 – 29, 2010.

13. Biolo A, Rohde LE, Goldraich LA, et al. Serum procollagen type Ⅲ is associated with elevated right-sided filling pressures in stable outpatients with congestive heart failure. Biomarkers, 14 （6）: 438 – 42, 2009.

14. Iraqi W, Rossignol P, Fay R, et al. Extracellular cardiac matrix biomarkers in patients with acute myocardial infarction complicated by left ventricular dysfunction and heart failure: insights from the EPHESUS study. Circulation, 119 （18）: 2471 – 9, 2009.

15. Graham HK, Horn M, Trafford AW. Extracellular matrix profiles in the progression to heart failure. European Young Physiologists Symposium Keynote Lecture-Bratislava 2007. Acta Physiol （Oxf）, 194 （1）: 3 – 21, 2008.

16. Radauceanu A, Ducki C, Virion JM, et al. Extracellular matrix turnover and inflammatory markers independently predict functional status and outcome in chronic heart failure. J Card Fail, 14: 467 – 474, 2008.

17. Roongsritong C, Sadhu A, Pierce M, et al. Plasma carboxy-terminal peptide of procollagen type I is an independent predictor of diastolic function in patients with advanced systolic heart failure. Congest Heart Fail, 14 （6）: 302 – 6, 2008.

18. Blangy H, Sadoul N, Dousset B, et al. Serum BNP, hs-Creactive protein, procollagen to assess the risk of ventricular tachycardia in ICD recipients after myocardial infarction. Europace, 9: 724 – 729, 2007.

19. Cerisano G, Pucci PD, Sulla A, et al. Relation between plasma brain natriuretic peptide, serum indexes of collagen type I turnover, and left ventricular remodeling after reperfused acute myocardial infarction. Am J Cardiol, 99: 651 – 656, 2007.

20. Lin YH, Liu CP, Hsu RB, et al. Association of amino-terminal propeptide of type Ⅲ procollagen and acute myocardial rejection in male patients receiving heart transplantation. Clin Chem Lab Med, 45 (8): 1004 – 1008, 2007.

21. Majima T, Komatsu Y, Fukao A, et al. Short-term effects of atorvastatin on bone turnover in male patients with hypercholesterolemia. Endocr J, 54: 145 – 151, 2007.

22. Martos R, Baugh J, Ledwidge M, et al. Diastolic heart failure: evidence of increased myocardial collagen turnover linked to diastolic dysfunction. Circulation, 115: 888 – 895, 2007.

23. Muller-Brunotte R, Kahan T, Lopez B, et al. Myocardial fibrosis and diastolic dysfunction in patients with hypertension: results from the Swedish Irbesartan Left Ventricular Hypertrophy Investigation versus Atenolol (SILVHIA). J Hypertens, 25: 1958 – 1966, 2007.

24. Rajagopalan S, Zannad F, Radauceanu A, et al. Effects of valsartan alone versus valsartan/simvastatin combination on ambulatory blood pressure, C-reactive protein, lipoproteins, and monocyte chemoattractant protein-1 in patients with hyperlipidemia and hypertension. Am J Cardiol, 100: 222 – 226, 2007.

25. Nakahara T, Takata Y, Hirayama Y, et al. Left ventricular hypertrophy and geometry in untreated essential hypertension is associated with blood levels of aldosterone and procollagen type III amino-terminal peptide. Circ J, 71: 716 – 721, 2007.

26. Radauceanu A, Moulin F, Djaballah W, et al. Residual stress ischaemia is associated with blood markers of myocardial structural remodelling. Eur J Heart Fail, 9: 370 – 376, 2007.

27. Ruiz-Ruiz FJ, Ruiz-Laiglesia FJ, Samperiz-Legarre P, et al. Propeptide of procollagen type Ⅰ (PIP) and outcomes in decompensated heart failure. Eur J Intern Med, 18 (2): 129 – 134, 2007.

28. Alla F, Kearney-Schwartz A, Radauceanu A, et al. Early changes in serum markers of cardiac extra-cellular matrix turnover in patients with uncomplicated hypertension and type Ⅱ diabetes. Eur J Heart Fail, 8: 147 – 153, 2006.

29. Cremers S, Garnero P. Biochemical markers of bone turnover in the clinical development of drugs for osteoporosis and metastatic bone disease: potential uses and pitfalls. Drugs, 66: 2031 – 2058, 2006.

30. Funder JW. Minireview: aldosterone and the cardiovascular system: genomic and nongenomic effects. Endocrinology, 147: 5564 – 5567, 2006.

31. Jung K, Nowak L, Lein M, et al. Role of specimen collection in preanalytical variation of metalloproteinases and their inhibitors in blood. Clin Chem, 42: 2043 – 2045, 2006.

32. Loch D, Levick S, Hoey A, et al. Rosuvastatin attenuates hypertension-induced cardiovascular remodeling

without affecting blood pressure in DOCA-salt hypertensive rats. J Cardiovasc Pharmacol, 47: 396 – 404, 2006.

33. Lopez B, Gonzalez A, Querejeta R, et al. Alterations in the pattern of collagen deposition may contribute to the deterioration of systolic function in hypertensive patients with heart failure. J Am Coll Cardiol, 48: 89 – 96, 2006.

34. Sato A, Takane H, Saruta T. High serum level of procollagen type Ⅲ amino-terminal peptide contributes to the efficacy of spironolactone and angiotensin-converting enzyme inhibitor therapy on left ventricular hypertrophy in essential hypertensive patients. Hypertens Res, 24: 99 – 104, 2006.

35. Young MJ. Mechanisms of mineralocorticoid receptormediated cardiac fibrosis and vascular inflammation. Curr Opin Nephrol Hypertens, 17: 174 – 180, 2006.

36. Ishikawa J, Kario K, Matsui Y, et al. Collagen metabolism in extracellular matrix may be involved in arterial stiffness in older hypertensive patients with left ventricular hypertrophy. Hypertens Res, 28: 995 – 1001, 2005.

37. Izawa H, Murohara T, Nagata K, et al. Mineralocorticoid receptor antagonism ameliorates left ventricular diastolic dysfunction and myocardial fibrosis in mildly symptomatic patients with idiopathic dilated cardiomyopathy: a pilot study. Circulation, 112: 2940 – 2945, 2005.

38. Lopez B, Gonzalez A, Querejeta R, et al. The use of collagen-derived serum peptides for the clinical assessment of hypertensive heart disease. J Hypertens, 23: 1445 – 1451, 2005.

39. Malone JP, Alvares K, Veis A. Structure and assembly of the heterotrimeric and homotrimeric C-propeptides of type I collagen: significance of the alpha2 (I) chain. Biochemistry, 44 (46): 15269 – 79, 2005.

40. Papadopoulos DP, Moyssakis I, Makris TK, et al. Clinical significance of matrix metalloproteinases activity in acute myocardial infarction. Eur Cytokine Netw, 16: 152 – 160, 2005.

41. Poulsen SH, Andersen NH, Heickendorff L, et al. Relation between plasma amino-terminal propeptide of procollagen type Ⅲ and left ventricular longitudinal strain in essential hypertension. Heart, 91: 624 – 629, 2005.

42. Quilliot D, Alla F, Bohme P, et al. Myocardial collagen turnover in normotensive obese patients: relation to insulin resistance. Int J Obes (Lond), 29: 1321 – 1328, 2005.

43. Zannad F, Radauceanu A. Effect of MR blockade on collagen formation and cardiovascular disease with a specific emphasis on heart failure. Heart Fail Rev, 10: 71 – 78, 2005.

44. Cicoira M, Rossi A, Bonapace S, et al. Independent and additional prognostic value of aminoterminal propeptide of type Ⅲ procollagen circulating levels in patients with chronic heart failure. J Card Fail, 10 (5): 403 – 411, 2004.

45. Ciulla MM, Paliotti R, Esposito A, et al. Different effects of antihypertensive therapies based on losartan or atenolol on ultrasound and biochemical markers of myocardial fibrosis: results of a randomized trial. Circulation, 110: 552 – 557, 2004.

46. Querejeta R, Lopez B, Gonzalez A, et al. Increased collagen type I synthesis in patients with heart failure of hypertensive origin: relation to myocardial fibrosis. Circulation, 110: 1263 – 1268, 2004.

47. Cutroneo KR. How is Type I procollagen synthesis regulated at the gene level during tissue fibrosis. J Cell Biochem, 90 (1): 1 – 5, 2003.

48. Hayashi M, Tsutamoto T, Wada A, et al. Immediate administration of mineralocorticoid receptor antagonist spironolactone prevents post-infarct left ventricular remodeling associated with suppression of a marker of myocardial collagen synthesis in patients with first anterior acute myocardial infarction. Circulation, 107: 2559 – 2565, 2003.

49. Bilchick KC, Fetics B, Djoukeng R, et al. Prognostic value of heart rate variability in chronic congestive heart failure (Veterans Affairs' Survival Trial of Antiarrhythmic Therapy in Congestive Heart Failure). Am J Cardiol, 90: 24 – 8, 2002.

50. Javier Díez, Ramón Querejeta, Begoña López, et al. Losartan-dependent regression of myocardial fibrosis is associated with reduction of left ventricular chamber stiffness in hypertensive patients. Circulation, 105 (21): 2512 – 2517, 2002.

51. Jugdutt BI. Remodeling of the myocardium and potential targets in the collagen degradation and synthesis pathways. Curr Drug Targets Cardiovasc Haematol Disord, 3: 1 – 30, 2003.

52. Jugdutt BI. Ventricular remodeling after infarction and the extracellular collagen matrix: when is enough enough? Circulation, 108: 1395 – 1403, 2003.

53. Fontaine V, Jacob MP, Houard X, et al. Involvement of the mural thrombus as a site of protease release and activation in human aortic aneurysms. Am J Pathol, 161: 1701 – 1710, 2002.

54. Lindsay MM, Maxwell P, Dunn FG. TIMP-1: a marker of left ventricular diastolic dysfunction and fibrosis in hypertension. Hypertension, 40: 136 – 141, 2002.

55. Grimm D, Huber M, Jabusch HC, et al. Extracellular matrix proteins in cardiac fibroblasts derived from rat hearts with chronic pressure overload: effects of beta-receptor blockade. J Mol Cell Cardiol, 33: 487 – 501, 2001.

56. Zannad F, Dousset B, Alla F. Treatment of congestive heart failure: interfering the aldosterone-cardiac extracellular matrix relationship. Hypertension, 38: 1227 – 1232, 2001.

57. Garnero P, Bianchi F, Carlier MC, et al. Biochemical markers of bone remodeling: pre-analytical variations and guidelines for their use. SFBC (Societe Francaise de Biologie Clinique) Work Group. Biochemical markers of bone remodeling. Annales de Biologie Clinique, 58: 683 – 704, 2000.

58. Li H, Simon H, Bocan TM, et al. MMP/TIMP expression in spontaneously hypertensive heart failure rats: the effect of ACEHeart and MMP-inhibition. Cardiovasc Res, 46: 298 – 306, 2000.

59. Poulsen SH, Host NB, Jensen SE, et al. Relationship between serum amino-terminal propeptide of type Ⅲ procollagen and changes of left ventricular function after acute myocardial infarction. Circulation, 101: 1527 – 1532, 2000.

60. Querejeta R, Varo N, Lopez B, et al. Serum carboxy terminal propeptide of procollagen type I is a marker of myocardial fibrosis in hypertensive heart disease. Circulation, 101: 1729 – 1735, 2000.

61. Wei S, Chow LT, Sanderson JE. Effect of carvedilol in comparison with metoprolol on myocardial collagen post infarction. J Am Coll Cardiol, 36: 276 – 281, 2000.

62. Zannad F, Alla F, Dousset B, et al. Limitation of excessive extracellular matrix turnover may contribute to survival benefit of spironolactone therapy in patients with congestive heart failure: insights from the randomized aldactone evaluation study (RALES). Rales Investigators. Circulation, 102: 2700 – 2706, 2000.

63. Varo N, Etayo JC, Zalba G, et al. Losartan inhibits the posttranscriptional synthesis of collagen type Ⅰ and reverses left ventricular fibrosis in spontaneously hypertensive rats. J Hypertens, 17: 107 – 114, 1999.

64. Zucker S, Hymowitz M, Conner C, et al. Measurement of matrix metalloproteinases and tissue inhibitors of metalloproteinases in blood and tissues. Clinical and experimental applications. Ann N Y Acad Sci, 878: 212 – 227, 1999.

65. Concepción Laviades, Nerea Varo, Javier Fernández, et al. Abnormalities of the extracellular degradation of collagen type Ⅰ in essential hypertension. Circulation, 98: 535 – 540, 1998.

66. Laviades C, Varo N, Fernandez J, et al. Abnormalities of the extracellular degradation of collagen type Ⅰ in essential hypertension. Circulation, 98: 535 – 540, 1998.

67. Murakami T, Kusachi S, Murakami M, et al. Timedependent changes of serum carboxy-terminal peptide of type I procollagen and carboxy-terminal telopeptide of type I collagen concentrations in patients with acute myocardial infarction after successful reperfusion: correlation with left ventricular volume indices. Clin Chem, 44: 2453 – 61, 1998.

68. Risteli J, Risteli L. Assays of type I procollagen domains and collagen fragments: problems to be solved and future trends. Scand J Clin Lab Invest Suppl, 227: 105 – 13, 1997.

69. Uusimaa P, Risteli J, Niemela M, et al. Collagen scar formation after acute myocardial infarction: relationships to infarct size, left ventricular function, and coronary artery patency. Circulation, 96: 2565 – 2572, 1997.

70. Weber KT. Extracellular matrix remodeling in heart failure: a role for de novo angiotensin Ⅱ

generation. Circulation, 96: 4065 – 4082, 1997.

71. Diez J, Panizo A, Gil MJ, et al. Serum markers of collagen type Ⅰ metabolism in spontaneously hyperten-sive rats: relation to myocardial fibrosis. Circulation, 93: 1026 – 1032, 1996.

72. Host NB, Aldershvile J, Horslev-Petersen K, et al. Serum aminoterminal propeptide of type Ⅲ procollagen after cardiac transplantation and the effect of rejection. Am J Cardiol, 78: 1406 – 1410, 1996.

73. Diez J, Laviades C, Mayor G, et al. Increased serum concentrations of procollagen peptides in essential hypertension. Relation to cardiac alterations. Circulation, 91: 1450 – 1456, 1995.

74. Eriksen EF, Brixen K, Charles P. New markers of bone metabolism: clinical use in metabolic bone dis-ease. Endur J Eocrinol, 132 (3): 251 – 63, 1995.

75. Klappacher G, Franzen P, Haab D, et al. Measuring extracellular matrix turnover in the serum of patients with idiopathic or ischemic dilated cardiomyopathy and impact on diagnosis and prognosis. Am J Cardiol, 75: 913 – 918, 1995.

76. Risteli J, Niemi S, Kauppila S, et al. Collagen propeptides as indicators of collagen assembly. Acta Orthop Scand Suppl, 266: 183 – 8, 1995.

77. Albaladejo P, Bouaziz H, Duriez M, et al. Angiotensin converting enzyme inhibition prevents the increase in aortic collagen in rats. Hypertension, 23: 74 – 82, 1994.

78. Carver W, Nagpal ML, Nachtigal M, et al. Collagen expression in mechanically stimulated cardiac fibro-blasts. Circ Res, 69: 116 – 122, 1991.

79. Mukherjee D, Sen S. Alteration of collagen phenotypes in ischemic cardiomyopathy. J Clin Invest, 88: 1141 – 1146, 1991.

80. Jensen LT, Horslev-Petersen K, Toft P, et al. Serum aminoterminal type Ⅲ procollagen peptide reflects repair after acute myocardial infarction. Circulation, 81: 52 – 57, 1990.

81. Mukherjee D, Sen S. Collagen phenotypes during development and regression of myocardial hypertrophy in spontaneously hypertensive rats. Circ Res, 67: 1474 – 1480, 1990.

82. Hørslev-Petersen K, Kim KY, Pedersen LR, et al. Serum aminoterminal type Ⅲ procollagen peptide: Re-lation to biosynthesis of collagen type Ⅲ in experimental induced granulation tissue in rats. Acta Pathol Mi-crobiol Immunol Scand, 96: 793 – 804, 1988.

（崔传珏，王国亮）

第五章 神 经 激 素

心力衰竭是各种心血管疾病发展到心功能受损阶段的疾病状态，在此过程中持续的神经－内分泌系统的激活是心力衰竭发生的病理生理学基础。心力衰竭导致左室收缩功能障碍，心排量降低，肾血液灌注量降低，引发交感－肾上腺素能系统激活、肾素－血管紧张素－醛固酮系统的激活、血流动力学改变、心室重构等一系列心脏生理病理学变化。

交感－肾上腺素能系统（SNS）包括交感神经和肾上腺髓质，通过合成和分泌儿茶酚胺类物质，去甲肾上腺素、肾上腺素等进行心血管系统的体液调节。这些神经递质通过心肌细胞和血管平滑肌表面的 β 肾上腺素能受体引起心率加快、心肌收缩力加强和房室传导加速的作用。在心力衰竭初期，交感神经的激活对机体是有益的。SNS 被激活，去甲肾上腺素水平增高，增强心肌收缩能力，使心排血量增加，并且通过减少外周血流，保证心脑重要器官的血供。然而，交感神经长期兴奋，在提高心排量和增加心脏后负荷之后，也导致心率加快，增加心肌的耗氧量，使心脏的负担进一步加重。

肾素－血管紧张素－醛固酮系统（RAAS）是心血管疾病发生心力衰竭时另一个重要的内分泌调控系统，心力衰竭时心排血量降低，肾血流量随之减低，RAAS 被激活，其作用是使心肌收缩力增强，并且使周围血管收缩以维持血压，调节血液的再分配，保证心、脑等重要脏器的血液供应。同时促进醛固酮分泌，保证钠水平衡，增加总体液量及心脏前负荷，对心力衰竭起到代偿作用。RAAS 被激活后，血管紧张素 II（angiotensin II，Ang II）及醛固酮分泌增加使心肌、血管平滑肌、血管内皮细胞等发生一系列变化，称为细胞和组织的重塑。在心肌中，血管紧张素 II 及醛固酮分泌增加刺激心肌发生纤维化，加速心室重塑进程，使得心力衰竭进展和心功能恶化。Ang II 通过各种途径使新的收缩蛋白合成增加；细胞外的醛固酮刺激成纤维细胞转变为胶原纤维，使胶原纤维增多，加重心肌间质纤维化。在血管中使平滑肌细胞增生管腔变窄，同时降低血管内皮细胞分泌一氧化氮的能力，使血管舒张受影响。这些不利因素的长期作用，加重心肌损伤和心功能恶化，后者又进一步激活神经体液机制，如此形成恶性循环，使心力衰竭日趋恶化。

近年来，针对心力衰竭 SNS 和 RAAS 的功能研究，活性监测及抑制剂药物研发和疗效评价的研究层出不穷。鉴于去甲肾上腺素、肾素、血管紧张素Ⅱ、醛固酮、加压素、内皮素等均在心力衰竭发生发展中发挥重要作用，并且通过各自在心肌细胞或血管细胞表面受体，调控心肌或血管的收缩，因而在心力衰竭的诊断治疗，疾病危险分层和预后，甚至评价心力衰竭干预治疗中具有重要的应用价值，本章对神经－内分泌激素系统的各组分在心力衰竭患者中作为分子标志物的研究做一概览。

第一节　去甲肾上腺素

1946 年，瑞典生理学家 Ulfvon Euler 发现和鉴定了去甲肾上腺素（norepinephrine，NE），并证明 NE 主要是由交感神经节后纤维释放的。这一工作使 Euler 在 1970 年获得了诺贝尔生理学或医学奖。NE 作为一种神经递质，除了在中枢神经系统中发挥重要的作用之外，在心脏及外周血管系统中通过其受体起到控制血管收缩和舒张的作用。当机体发生应激反应时，由交感神经释放的 NE 与肾上腺髓质释放的肾上腺素一起，使心率加快，血压上升，以保证机体获得足够血供。心力衰竭患者血液中 NE 水平升高，作用于心肌细胞肾上腺素能受体，增强心肌收缩力并提高心率，以提高心排血量。与此同时，周围血管收缩，增加心脏后负荷，心率加快，使心肌耗氧量增加。除了上述血流动力学效应之外，NE 对心肌细胞有直接的毒性作用，可促使心肌细胞凋亡，参与心脏重塑的病理过程。

一、去甲肾上腺素简介

（一）NE 合成与代谢

NE 是一种神经递质，化学结构上属于儿茶酚胺（图 5-1）。肾上腺髓质合成和分泌的儿茶酚胺中，肾上腺素约占 80%，NE 约占 20%。交感神经节后纤维末梢释放的神经递质 NE 主要进入血液循环。

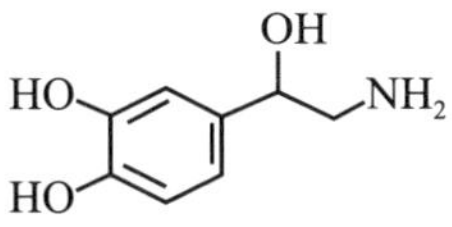

$$HO-\bigcirc-CH(OH)-CH_2-NH_2$$

图 5-1　去甲肾上腺素分子结构

NE 在体内的合成过程主要在去甲肾上腺素能神经末梢中进行。酪氨酸在酪氨酸羟化酶催化下发生羟基化成为二羟基苯丙氨酸（L-DOPA），然后在磷酸吡哆醛和 DOPA 脱羧酶作用下脱羧生成多巴胺，之后多巴胺在多巴胺-β-羟化酶和辅因子抗坏血酸作用下发生羟基化，最后生成 NE，储存在神经元细胞的囊泡中。NE 被释放到突触间隙后，大部分由神经元再摄取回神经末梢内，再次储存在囊泡中；未被摄取的 NE 被肝肾等组织代谢掉，使 NE 的作用及时被终止。

（二）主要生理功能

NE 作为神经递质在神经系统的研究比较早，早期研究证明，精神分裂症患者缺少目标导向性的行为可能与他们皮质去甲肾上腺素系统的功能缺损有关。但是，NE 是否参与了学习和记忆的行为一直存在争议。Murchison CF 等利用突变小鼠观察并证明去甲肾上腺素通过海马区中的 β 肾上腺素受体进行记忆修复。Groch S 等也证明，NE 参与了睡眠时的记忆巩固。

在心血管系统中，心力衰竭患者的交感神经系统激活，并通过神经末梢释放神经递质 NE。血中 NE 水平升高，增强心肌收缩力并提高心率，房室传导加速，从而提高心排血量，维持体液平衡。但是，当心衰持续进展时，肾上腺素能受体介导的一系列信号传导过程会受到影响，使正性肌力减弱，负性肌力增强，机体将处于失代偿状态。因此，交感神经在心力衰竭急性期的兴奋对心肌有代偿作用，而持续兴奋对心肌有失代偿作用。NE 对心血管活动的调节是通过相应的细胞表面受体及转运蛋白来实现的。

1. 肾上腺素能受体　肾上腺素能受体分为 α 和 β 两型（图 5-2）。NE 主要与 α 受体结合，发挥收缩血管的功能。也可与心肌的 $β_1$ 肾上腺素能受体结合，但和血管平滑肌的 $β_2$ 肾上腺素能受体结合的能力较弱。静脉注射去甲肾上腺素，可使全身血管广泛收缩，动脉血压升高；血压升高导致动脉压力感受性反射活动加强，压力感受性反射对心脏的效应超过去甲肾上腺素对心脏的直接效应，使心率减慢。

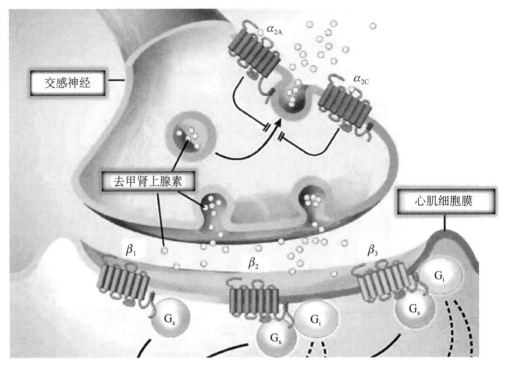

图 5-2　心脏中的肾上腺素能受体示意图

[参考于 N Engl J Med, 2002, 347 (15)：1135 – 42]

2. 去甲肾上腺素转运蛋白　血浆中 90% 的 NE 是通过去甲肾上腺素转运蛋白（NET）再摄取回神经突触，进一步被利用。NET 是位于交感神经突触前膜上的一种微量的膜转运蛋白，其主要功能是将神经元释放的 NE 再摄取回突触前膜中，调控突触间隙中的 NE 浓度，终止神经冲动信号。不同组织交感神经末梢摄取、合成 NE 的速度差异很大，这也是 NE 在不同器官表现出功能差异的原因。外周血管存在解剖屏障，释放的 NE 几乎不再被摄取；心脏 NE 再摄取速度最快，这与 NET 的作用密不可分。心力衰竭时心脏交感神经功能异常激活，心脏 NET 表达和功能下降，导致心脏交感神经、心肌间质中 NE 浓度异常增高，对心肌细胞产生毒害作用，介导心肌肥厚，凋亡和纤维化进程，导致病情恶化进展。

（三）实验室检测

血浆 NE 检测需要应用高效液相色谱仪，因技术难度较高，所以常规检测 NE 存在困难，因而限制了临床广泛应用。血液中的 NE 水平受到多种因素影响，干扰因素多，在临床研究中需要仔细控制患者组间取样时间等保持一致。

二、NE 作为心力衰竭标志物的研究进展

心力衰竭的各个阶段均有神经 – 内分泌系统的激活参与，交感神经的激活与心力衰竭中心血管事件发生和预后相关。NE 是参与心力衰竭疾病发病过程中的重要因子，同时也是用于治疗急性心肌梗死、体外循环血容量不足引起的低血压的一种重要血管收缩药。近年来，为了寻找有效的干预心力衰竭的药物治疗靶点和方法，对心力衰竭发生时神经系统激活的研究也日益深入。

NE 作为心力衰竭预测标志物的研究已有几十年的历史。1962 年，Chidsey CA 报道心衰患者的血浆 NE 水平异常提高，尿中的 NE 水平也表现出同样的情况，开启了利用 NE 水平作为心力衰竭诊断和治疗预测的研究。

（一）NE 在心力衰竭的预测、危险分层和预后评估中的作用

心力衰竭早期，左室心功能轻度受损，患者尚未出现心衰症状时，血浆 NE 水平已经开始升高，交感神经激活。许多临床研究发现，血浆 NE 水平是心力衰竭患者尤其是慢性心衰患者发生心血管死亡事件最有用的预测因素之一。

1984 年，Swedberg K 等对 30 个左室心力衰竭患者和 25 个心绞痛但未发生心衰患者的血浆儿茶酚胺研究表明，心力衰竭患者的血浆中 NE 水平远远高于未心衰的患者组。随后，该小组继续对血浆中 NE 水平与心力衰竭的关系进行研究，发现血浆中 NE 水平是心衰患者发生心血管死亡事件的独立预测因素。NE 血浆水平的提高与心力衰竭的进程密切相关，尤其是当血浆水平 >900pg/ml，预测患者发生心血管死亡风险大大提高。随后，Masahiko Kato 等对 38 名充血性心衰患者运动后血浆中神经激素水平监测发现，运动后血浆 NE 水平随着心衰的严重程度有明显的增高。之后 Giuseppe Rengo 等对 221 名心衰患者进行短期运动训练，观察运动后神经激素的改变幅度是否与心血管事件发生率相关。随访 2.3 年后，共 101 名心衰患者死于心血管病事件，死亡组患者血浆 NE 水平在运动训练前后几乎无改变。因而短期训练后血浆 NE 水平的改变幅度能够独立预测心血管死亡事件发生率。Tsutamoto Takayoshi 等对 356 名慢性心力衰竭的患者进行随访 3.5 年后，40 人死于心血管疾病事件。研究发现，死亡组患者血浆 NE 水平远远高于未死亡组，血浆 NE 和 NT-proBNP 是死亡事件的独立预测因素，变量校正后血浆 NE 是最佳的独立预测慢性心力衰竭患者发生死亡事件的标志物。Cohn JN 对 106 名充血性心力衰竭患者血浆中的 NE 水平进行检测和追踪随访 5 年，研究评价了心率、血

浆肾素活性、血浆 NE、血清钠等指标，最终也发现血浆 NE 是预测心力衰竭患者发生死亡事件的最相关指标，尤其是在对慢性心力衰竭患者的死亡预测中。此外，Mallamaci F 等对 224 例进行长期血液透析的患者进行研究。这些患者的基础水平无充血性心衰并且左室射血分数 >35%。研究中应用血浆 NE 水平作为检测交感神经激活的指标。研究发现，在 102 例透析患者（45%）中血浆 NE 超过正常范围的上限（临界值为 3.54nmol/L）。应用多变量 Cox 回归模型分析，证明血浆 NE 是终末期肾病发生致命性和非致命性心血管事件的独立预测因素。Latini R 等对一个 4300 心力衰竭患者的大样本的临床统计研究中，检测了 BNP、NE、肾素活性、醛固酮和 ET-1，NE 和血浆肾素活性是继 BNP 之后对死亡率和患者再入院率最有效的预测指标。

Núria Farré 等检测了 742 例慢性心力衰竭患者，其中有 33% 的肥胖心衰患者，在多变量线性回归分析发现，在那些 BMI 指数高的心衰患者中，NE 水平明显较低，交感神经激活低，因而推测肥胖的慢性心衰患者交感神经激活水平低可能是这部分患者预后较好的原因。

心肌中 NE 水平对心力衰竭的发生进展起到重要作用。心肌中的 NE 水平呈区域性分布，右心房 NE 水平高于左房与左室（表 5-1）。而术前 LVEF 和左心房组织 NE 水平之间有相关性。Razina R Nigmatullina 等在对 24 名慢性心力衰竭患者的研究中发现，血浆 NE 浓度与室间隔厚度和左室后侧壁厚度呈相关性。

表 5-1　心肌层各部分 NE 含量比较（ng/mg 蛋白）

	扩张性心肌病受体心脏	对照
左室		
心内膜	2.99 ± 0.32	7.23 ± 0.36
心外膜	4.74 ± 0.74	9.33 ± 0.34
心房		
左心房	3.32 ± 1.21	6.96 ± 0.26
右心房	6.78 ± 3.25	19.10 ± 0.89
升主动脉	1.16 ± 0.15	1.95 ± 0.075

DCM：心力衰竭致心脏扩大行心脏移植的受体心脏；Control：来自尸体捐献

[参考于 Cell Physiol Biochem, 2011, 27（5）：497－502，并作适当修改]

（二）NE 在心力衰竭的治疗评价作用

NE 是交感神经系统最重要的神经激素之一，交感神经的激活程度与心力衰竭的预后密切相关，并且 NE 能够在心肌中介导心肌肥厚、凋亡和纤维化等病理生理过程。心力衰竭时，虽然血液中 NE 浓度升高，但是心肌中的 NE 含量在减少。在心肌中，因为交感神经的激活，NE 的消耗增加，而同时心肌细胞膜上的 β 受体数量减少，敏感性降低，最终导致心肌的兴奋－收缩偶联功能障碍。Lunde IG 等证明，在心肌细胞中，NE 是通过激活活化 T 细胞核因子（NFATc）介导的信号通路的 NFATc2 来调控下游的基因表达，从而导致心肌肥厚或者病理性心肌重构。这为针对 NE 进行心力衰竭干预治疗提供了理论依据。利用血浆 NE 水平变化评价心力衰竭干预治疗的有效性，以期获得降低死亡率的临床研究也逐渐增多。

目前，血浆 NE 水平在心力衰竭指导治疗方面的大规模临床研究较少。Faris R 等总结几个小型临床试验证明，通过利尿剂降低血浆 NE 水平能够减缓充血性心力衰竭的症状，从而降低死亡风险。但是这个观点目前尚缺少临床大规模试验的证据支持。并且 NE 的测定依赖高效液相色谱，因而很难实现在临床常规检测中利用监控血浆 NE 水平来对患者进行医疗帮助。Swedberg K 等对 239 个严重心衰患者进行依那普利和安慰剂研究，研究表明依那普利能够明显降低严重心衰患者短期死亡率，并且 NE 水平与服用安慰剂组患者死亡率相关。

利用血浆 NE 浓度评价再同步化治疗效果。Mustafa Yildiz 等比较了 14 例难治性心力衰竭患者，植入 CRT 前后血浆 NE 和 BNP 的变化。术前 24 小时和 CRT 植入术后 48 小时采集血样，研究发现患者 NE 水平降低，动脉弹性度提高，改善了患者预后情况。血浆 NE 导致交感神经系统的激活，NE 水平的提高也是心室功能不全和心力衰竭患者心脏中一种重要的平衡血流动力学的补偿机制。然而，对心衰患者的药物和其他干预治疗也可能影响血浆中的 NE 水平。Ying-xue Don 等对 45 名接受了心脏再同步化治疗（CRT）的心衰患者和 20 名健康人对照的研究中，发现心衰患者和非心衰患者的 NE 水平并没有差异，推测是内科药物的使用，尤其是 β 受体阻断剂的使用，影响了 HF 患者血浆中 NE 的水平。但在静脉窦中观察到 NE 的实际浓度要高于动脉中，推测这是来自交感神经的过度激活导致的 NE 过量释放和 NE 的再摄取功能在心衰心脏中下调所造成的。可能是 CRT 后病情发展的自然结果，也可能是患者使用了最合适的内科药物治疗方案，使那些有心衰进一步恶化风险的患者血液中的 NE 水平变化迟缓，甚至掩盖了应该发生的变化。因此，NE 在独立作为心力衰竭标志物进行病情预测尚存在一定问题，应联合应用多种血液标志物进行心力衰竭病情预测和指导治疗。

血浆 NE 浓度受去甲肾上腺素转运蛋白（NET）影响。心力衰竭时 NET 功能异常可能与交感神经去极化、神经元表面表达降低、内化、转录后异常、氧化负荷增加、细胞因子对心脏交感神经的损伤等作用有关。Suwa M 等发现，NET 的多态性能够影响使用 β 受体阻断剂治疗心力衰竭的效果，并证明了 NET T182C 位点多态性与药物治疗限制有关，并且这个多态性位点在亚洲人群里的检出率要高于其他人群，这对药物的临床应用有很好的指导作用。因此，也有部分研究小组寻找 NET 的基因多态性是否与血浆 NE 浓度和心肌 NE 释放相关，目前研究尚无定论。

 小结

心肌和血管平滑肌都受到交感神经的支配，在心力衰竭过程中，交感－肾上腺素能系统（SNS）的激活起到了重要作用。交感神经系统通过释放递质，调控去甲肾上腺素浓度、终止神经递质信号传递、递质与受体结合等实现对心脏生理功能的调控作用。心力衰竭患者的交感神经系统激活后，心肌收缩功能障碍是导致交感神经系统失衡的重要原因。NE 的释放与再摄取在其中起到了复杂的调控作用，心力衰竭早期，机体以选择性增加心脏 NE 的释放和降低迷走神经对心率的调控进行代偿，而 NE 长期作用于心肌细胞及血管平滑肌细胞，促进心肌重构，加重心肌损伤，从而促进心力衰竭的发展，后者又进一步激活交感神经，形成恶性循环。血浆中 NE 水平能够反映交感神经系统的整体兴奋水平，心力衰竭时交感神经持续激活，过量的 NE 进入血液循环，加重心力衰竭症状甚至引起猝死。因而，NE 既是临床诊疗中常用的收缩血管、升高血压的药物，同时血浆中 NE 水平也是心力衰竭患者预后及治疗评价的有力指标。

参 考 文 献

1. Rengo G，Pagano G，Parisi V，et al. Changes of plasma norepinephrine and serum N-terminal pro-brain natriuretic peptide after exercise training predict survival in patients with heart failure. Int J Cardiol，171：384－9，2014.

2. Yildiz M，Hasdemir H，Turkkan C，et al. Acute effects of cardiac resynchronization therapy on arterial distensibility and serum norepinephrine levels in advanced heart failure. Cardiol J，20：304－9，2013.

3. Faris RF，Flather M，Purcell H，et al. Diuretics for heart failure. Cochrane Database Syst Rev，Cd003838，2012.

4. Groch S，Wilhelm I，Diekelmann S，et al. Contribution of norepinephrine to emotional memory consolidation during sleep. Psychoneuroendocrinology，36：1342－50，2011.

5. Dong YX，Burnett JC，Jr，Chen HH，et al. Effect of cardiac resynchronization therapy on broad neurohormone biomarkers in heart failure. J Interv Card Electrophysiol，30：241－9，2011.

6. Kurnik D，Muszkat M，Sofowora GG，et al. Ethnic and genetic determinants of cardiovascular response to the selective alpha 2-adrenoceptor agonist dexmedetomidine. Hypertension，51：406－11，2008.

7. Murchison CF, Zhang XY, Zhang WP, et al. A distinct role for norepinephrine in memory retrieval. Cell, 117: 131 – 43, 2004.

8. Mallamaci F, Tripepi G, Maas R, et al. Analysis of the relationship between norepinephrine and asymmetric dimethyl arginine levels among patients with end-stage renal disease. J Am Soc Nephrol, 15: 435 – 41, 2004.

9. Kaye DM, Smirk B, Finch S, et al. Interaction between cardiac sympathetic drive and heart rate in heart failure: modulation by adrenergic receptor genotype. J Am Coll Cardiol, 44: 2008 – 15, 2004.

10. Small KM, Wagoner LE, Levin AM, et al. Synergistic polymorphisms of beta1-and alpha2C-adrenergic receptors and the risk of congestive heart failure. N Engl J Med, 347: 1135 – 42, 2002.

11. Suwa M, Otake Y, Moriguchi A, et al. Iodine-123 metaiodobenzylguanidine myocardial scintigraphy for prediction of response to beta-blocker therapy in patients with dilated cardiomyopathy. Am Heart J, 133: 353 – 8, 1997.

12. Kato M, Kinugawa T, Omodani H, et al. Responses of plasma norepinephrine and renin-angiotensin-aldosterone system to dynamic exercise in patients with congestive heart failure. J Card Fail, 2: 103 – 10, 1996.

13. Swedberg K, Eneroth P, Kjekshus J, et al. Hormones regulating cardiovascular function in patients with severe congestive heart failure and their relation to mortality. CONSENSUS Trial Study Group. Circulation, 82: 1730 – 6, 1990.

14. Swedberg K, Viquerat C, Rouleau JL, et al. Comparison of myocardial catecholamine balance in chronic congestive heart failure and in angina pectoris without failure. Am J Cardiol, 54: 783 – 6, 1984.

15. Cohn JN, Levine TB, Olivari MT, et al. Plasma norepinephrine as a guide to prognosis in patients with chronic congestive heart failure. N Engl J Med, 311: 819 – 23, 1984.

16. Chidsey CA, Braunwald E, Morrow AG. Catecholamine Excretion and Cardiac Stores of Norepinephrine in Congestive Heart Failure. Am J Med, 39: 442 – 51, 1965.

17. Chidsey CA, Harrison DC, Braunwald E. Augmentation of the plasma nor-epinephrine response to exercise in patients with congestive heart failure. N Engl J Med, 267: 650 – 4, 1962.

第二节　肾　　素

　　肾素（renin）也被称为血管紧张素原酶，1898 年，由瑞典斯德哥尔摩卡罗琳医学院生理学教授 Robert Tigerstedt 发现并命名。主要在肾小球分泌，经肾静脉进入血液循环。肾素是肾素-血管紧张素-醛固酮系统（RAAS）的第一个重要水解酶，在血浆中水解血管紧张素原，生成血管紧张素Ⅰ（Ang Ⅰ），Ang Ⅰ是血管紧张素Ⅱ的前体，之后被血管紧张素转换酶（ACE）酶解为血管紧张素Ⅱ（Ang Ⅱ），Ang Ⅱ是目前已知的RAAS系统中最重要的血管紧张素因子。

一、简介

（一）基因定位和结构

人肾素基因定位于1q32，共11.7kb，含有10个外显子和9个内含子。转录翻译后得到全长的肾素前体原，经翻译后修饰成为肾素前体。肾素前体由406个氨基酸残基组成，成熟的肾素包含340个氨基酸残基，分子量约为37kD。肾素mRNA在体内广泛分布，但以肾脏为主。肾素前体经过酶切加工成为具有生物活性的成熟肾素。在生物体中，肾素主要在肾近球细胞合成和分泌，是一种酸性单链蛋白酶。

（二）体内分布和代谢

肾素经肾静脉进入血循环后，血浆中的肾素底物，即血管紧张素原，在肾素的作用下水解，产生一个十肽，为血管紧张素Ⅰ。在血浆和组织中，特别是在肺循环血管内皮表面，存在有血管紧张素转换酶，能够水解血管紧张素Ⅰ产生一个重要的收缩血管的物质，即血管紧张素Ⅱ。血管紧张素Ⅱ在血浆和组织中的血管紧张素酶A的作用下，再失去一个氨基酸，成为七肽血管紧张素Ⅲ。血管紧张素Ⅱ和血管紧张素Ⅲ作用于血管平滑肌和肾上腺皮质等细胞的血管紧张素受体，调控细胞合成并分泌醛固酮。这是RAAS系统三个最主要的组分的互相调控过程。RAAS不但在维持水、电解质平衡中起显著作用，而且也是循环血压及各脏器血循环的重要调节系统。肾素在这其中充当了启始的作用。

当肾脏血液灌注减少或者血浆中Na$^+$浓度降低时，肾素分泌会增多。心力衰竭使肾血流降低，随后肾小球滤过率降低，导致RAAS激活，以维持系统循环量和肾小球滤过率。此外，交感神经兴奋也能使肾素分泌增多。

（三）主要生理功能

肾素是一种高度特异的内切酶，迄今为止，所知的唯一的生物学功能是酶解血管紧张素原生成Ang Ⅰ。1898年，Tigerstedt和Bergman在试验中发现，注射从兔肾中分离的一种物质，会引起高血压，进而发现肾素-血管紧张素系统，并将该物质命名为肾素，此后便开始了对肾素-血管紧张素系统的研究。肾素通过与肾素受体和肾素结合蛋白相互作用，实现对心血管生理活动的调控。许多器官和组织包括心脏内膜都存在肾素受体和肾素结合蛋白。

1. 肾素受体　2002 年，Nguyen 等报道了人肾素/肾素原受体（RnR）的存在，并且克隆了该受体。RnR 的 mRNA 广泛分布在心、脑、肝、肾、胰及胚胎；肾素（原）与肾素受体结合后，使血管紧张素原（angiotensinogen，AGT）向血管紧张素 I（ANG I）转化的效率提高，并激活 MAPK 信号转导通路（ERK1/2）。Nguyen 等通过免疫荧光的方法确定，肾素受体主要存在于心脏的血管平滑肌细胞和肾脏的系膜区，另外在巨噬细胞、T 细胞和粒细胞中也存在肾素受体的 mRNA 和蛋白表达。RnR 是一个包含 350 个氨基酸的单跨膜结构的酪氨酸激酶受体，克隆的 RnR 表达定位于细胞表面，但也有一些研究认为细胞内也存在 RnR。Schefe 等报道，早幼粒细胞锌指蛋白（PLZF）是肾素受体的上游调控因子，肾素能够通过肾素受体促进大鼠 H9C2 心肌细胞的增殖并减少细胞的凋亡。肾素受体在各种生理及病理生理机制，特别是心血管疾病和糖尿病肾病的发病中发挥着十分重要的作用（图 5-3）。

Mahmud H 等发现在心力衰竭时，随着血管重构，肾素受体也发生了变化，并且评价了不同物种心衰模型里肾素受体的变化情况。小鼠和大鼠在心梗之后，肾素受体的 mRNA 表达升高。在扩张性心肌病患者心衰末期，肾素受体的 mRNA 和肾素受体蛋白表达均升高。

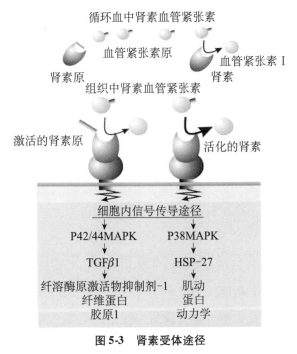

图 5-3　肾素受体途径

［参考于 Can J Cardiol，2011，27（3）：296－301］

2. 肾素结合蛋白　心血管局部可产生和分泌一种内分泌物质——肾素结合蛋白（RnBP），可与肾素分子结合成异源二聚体，抑制肾素的活性，但它不能分泌出细胞，为细胞内肾素的调节蛋白。

（四）实验室检测方法

目前血浆肾素活性（PRA）常用放射免疫法进行测定。经典的检测 PRA 的方法是酶活性检测方法，是 20 个世纪 70 年代建立的。一个肾素单位是指单位时间内体外 37℃ 孵育产生一单位 Ang I 的酶，是一种酶活性的间接检测法。因而，温度、pH 值等对结果影响较大。近几年，才发展了间接或直接检测血浆肾素和肾素原的新方法。尤其是抗体的应用，可以直接标记肾素和前肾素本身，以及酶活性位点，因此用 ELISA、CLIA 直接检测肾素和肾素原蛋白的量和酶活性的方法被建立起来。临床研究时，可根据研究目的选择合适的方法。

二、肾素作为心力衰竭生物标志物的研究进展

肾素是肾素 - 血管紧张素 - 醛固酮系统（RAAS）中的第一个关键酶，RAAS 负责平衡机体的水盐代谢，调控心血管系统的细胞生长、增殖和其他生理功能等。心衰患者的 RAAS 处于活化状态，RAAS 在心力衰竭的病理生理过程中起重要作用，RAAS 长期激活，也会对肾功能产生负影响。因而许多抑制 RAAS 各组成成分的药物被用于治疗心力衰竭，例如血管紧张素抑制剂（ACEI）等。尽管 RAAS 抑制剂的应用改善了心力衰竭预后，但心力衰竭发病率和死亡率依然很高，尤其当患者合并肾脏疾病时，肾功能减退是心力衰竭患者发生死亡事件的有力预测因素之一。而作为 RAAS 的一个关键酶，肾素无疑在其中起到了关键作用。

（一）肾素用作心力衰竭的诊断、危险分层和预后

心力衰竭是有一系列因素导致的、以新增收缩和舒张功能降低为主要病理生理变化的复杂的临床综合征，同时伴有神经内分泌异常激活和心肌重构等分子机制异常。因其复杂的病因和病理机制，心力衰竭的诊断和治疗仍然是心血管临床面临的最大挑战。心力衰竭实际上是心脏功能从初始损伤逐渐发展成为终末期衰竭的一个过程。提早识别发生心力衰竭的高危人群，进行预防干预治疗是提高患者生存率的关键。肾素作为 RAAS 系统第一个活性酶，对血浆中活性肾素的监测，有可能成为有效诊断和评估心力衰竭的指标之一。Nishiyama K 等人的研究表明，在稳定的心力衰竭所致扩张性

心肌病患者中，血浆肾素变化水平与 BNP 变化水平之间存在明显的相关性，也提示心钠肽系统和 RAAS 之间在心力衰竭时的病理生理机制中存在 crosstalk，两者联合检测可以应用于门诊心力衰竭患者的诊断和预后。

血浆肾素活性一直被认为是预测恶性心血管事件发生的独立因素，Verma S 等在 2011 年报道了 HOPE（heart outcomes prevention evaluation）临床大规模病例研究。研究纳入 2913 名患者，受试者受试中位时间为 4.5 年，研究人群是有稳定心血管事件的患者和糖尿病患者。研究结果表明，高血浆肾素活性在稳定的动脉粥样硬化和糖尿病的死亡高风险人群中，是独立预测严重心血管事件发生和死亡率的主要因素。肾素活性水平高的患者比肾素活性水平低的患者的累积心血管死亡率升高。血浆肾素活性水平是一个预测不良事件的标志物，并且可能成为对动脉粥样硬化患者和糖尿病患者的潜在治疗靶点。de Boer RA 等在 2012 年报道了对一个 6228 个未服用降压药的人群的预测研究，利用肾素预测远期心血管事件发生率，跟踪随访 10.5 年，结果发现血浆肾素活性升高与心血管事件发生率相关。

为了评价血浆肾素活性是否能够预测心衰患者在治疗中发生心血管事件，Vergaro G 等选择了 996 例左室收缩功能障碍的患者，经过完善的临床资料和生化指标检查及后续的心血管疾病随访，除掉部分患者安装了心脏复律器来干预病情发展之外，最终发生了 170 例心血管死亡事件和 27 例休克。Cox 多变量分析发现，只有射血分数、NT-proBNP 和 PRA 是心血管死亡的独立预测因素。其中，血浆肾素活性是心血管死亡事件的最佳预测因素。血浆肾素活性水平有独立于射血分数、功能分组、钠、钾、NT-proBNP、去甲肾上腺素、醛固酮、C 反应蛋白和药物治疗的预测价值。高 NT-proBNP 和高血浆肾素水平联合应用能够鉴别心血管事件死亡风险最高的亚组，约占研究人群的 22%。因此，除 NT-proBNP 水平和射血分数之外，血浆肾素水平能够独立预测收缩性心力衰竭患者的死亡风险，并且血浆肾素活性可以用于评估那些需要加强治疗的心衰患者。

Massimo Volpe 等对 106 名心力衰竭患者进行了 15 年随访研究，影像学数据评价心功能，收集血液样本，检测 ANP、醛固酮、红细胞生成素、血浆肾素活性各指标。15 年后，81% 患者死亡。多变量分析结果表明，ANP 是最好的生存预测因素，优于临床观察、影像学观察和体液变量等因素。血浆肾素活性和红细胞生成素可以独立进行生存预测，但在多指标联合应用时失去预测价值。研究表明，当 SBP≥140mmHg 时，高血浆肾素活性水平提示了发生心脏缺血事件的风险和充血性心力衰竭。

（二）肾素活性对心力衰竭的治疗评价

在慢性心力衰竭合并肾病的患者中，患者常服用各种 RAAS 阻断剂药物。Szymanski 等对门诊慢性心力衰竭患者根据其血浆肾素活性分组，进行 3 年随访研究发现，在服用 RAAS 阻断剂和利尿剂等药物的情况下，血浆肾素活性高的组发生死亡、心脏移植和因心衰再入院的比例远远高于血浆肾素活性较低的组。因而血浆肾素活性的检测在慢性心力衰竭预后中有重要作用。

Beldhuis 等对 RAAS 抑制剂使用做了一个大型 meta 分析，评价肾功能恶化在射血分数下降心衰（HFREF）和射血分数保留心衰（HFPEF）患者中应用 RAAS 抑制剂的预后关系。研究表明，肾功能损伤在 HFPEF 患者的心血管事件发生风险升高。Kentaro Jujo 等对 60 名急性心力衰竭患者使用利尿剂呋塞米和托伐普坦，研究表明，服用呋塞米的组血浆肾素活性更高，托伐普坦有较低的 RAAS 激活和更好的肾功能保护作用。

Mentz 等对 427 名急性心力衰竭患者的 RAAS 激活和短期（60 天）预后结构之间的关系，结果表明，患者 PRA 和醛固酮都不与死亡率和心衰再入院率相关，至少与短期预后无关。

问题

评价 RAAS 的激活通常通过测量肾素水平，而肾素原水平也应同样受到关注。肾素/肾素原的比值也对评价各种刺激 RAAS 激活的途径和选择治疗靶点提供了有用的信息。一般肾素水平是通过血浆肾素的酶活性来评价的。血浆肾素活性是指单位时间内把血管紧张素原催化成 Ang I 的量。这样的测量方式依赖于血浆中血管紧张素原的含量。另外，还有直接抗肾素激活位点的抗体来对活性肾素进行定量检测。这些技术只是对肾素和激活的肾素原进行测量，但都无法直接检测未激活的肾素。有的作者将用抗体检测的激活肾素作为肾素浓度。了解血浆肾素活性和血浆肾素浓度的比值及总肾素水平之间的内在联系，对于发现肾素受体和开发肾素抑制剂来直接阻滞肾素的活性非常重要。也有对心力衰竭患者的研究，似乎血浆肾素活性优于血浆肾素浓度，因而在选择测量肾素的方法时，应当根据研究内容慎重考虑。目前，临床调查研究还不能确切证明肾素是影响神经激素系统激活并导致循环压力异常的因素，对肾素抑制剂和肾素受体阻断剂的研究将会回答这些问题并带来治疗心力衰竭的新靶点。

小结

　　肾素主要作用是收缩血管，调节血压，对心血管疾病的危险分层和预后有一定的指导意义。肾素原水平的改变与血浆肾素活性之间存在一定的关系，降低肾素原水平，血浆肾素活性会升高。肾素、肾素原及 RAAS 中的各组分间的相互关系的完善，可能会成为新的心力衰竭药物研究的方向。

参 考 文 献

1. Beldhuis IE，Streng KW，Ter Maaten JM，et al. Renin-Angiotensin System Inhibition，Worsening Renal Function，and Outcome in Heart Failure Patients With Reduced and Preserved Ejection Fraction：A Meta-Analysis of Published Study Data. Circ Heart Fail，10，2017.

2. Jujo K，Saito K，Ishida I，et al. Randomized pilot trial comparing tolvaptan with furosemide on renal and neurohumoral effects in acute heart failure. ESC Heart Fail，3：177 – 188，2016.

3. Bonsu KO，Owusu IK，Buabeng KO，et al. Review of novel therapeutic targets for improving heart failure treatment based on experimental and clinical studies. Ther Clin Risk Manag，12：887 – 906，2016.

4. Mentz RJ，Stevens SR，DeVore AD，et al. Decongestion strategies and renin-angiotensin-aldosterone system activation in acute heart failure. JACC Heart Fail，3：97 – 107，2015.

5. George M，Rajaram M，Shanmugam E，et al. Novel drug targets in clinical development for heart failure. Eur J Clin Pharmacol，70：765 – 74，2014.

6. Poletti R，Vergaro G，Zyw L，et al. Prognostic value of plasma renin activity in heart failure patients with chronic kidney disease. Int J Cardiol，167：711 – 5，2013.

7. Mahmud H，Sillje HH，Cannon MV，et al. Regulation of the（pro）renin-renin receptor in cardiac remodelling. J Cell Mol Med，16：722 – 9，2012.

8. de Boer RA，Schroten NF，Bakker SJ，et al. Plasma renin and outcome in the community：data from PREVEND. Eur Heart J，33：2351 – 9，2012.

9. Verma S，Gupta M，Holmes DT，et al. Plasma renin activity predicts cardiovascular mortality in the Heart Outcomes Prevention Evaluation（HOPE）study. Eur Heart J，32：2135 – 42，2011.

10. Vergaro G，Emdin M，Iervasi A，et al. Prognostic value of plasma renin activity in heart failure. Am J Cardiol. 108：246 – 51，2011.

11. Tamargo J，Lopez-Sendon J. Novel therapeutic targets for the treatment of heart failure. Nat Rev Drug Discov，10：536 – 55，2011.

12. Nishiyama K，Tsutamoto T，Kawahara C，et al. Relationship between biological variation in B-type natri-

uretic peptide and plasma renin concentration in stable outpatients with dilated cardiomyopathy. Circ J, 75：1897 – 904, 2011.

13. Krause MW, Fonseca VA, Shah SV. Combination inhibition of the renin-angiotensin system：is more bet-ter? Kidney Int, 80：245 – 55, 2011.

14. Volpe M, Francia P, Tocci G, et al. Prediction of long-term survival in chronic heart failure by multiple biomarker assessment：a 15-year prospective follow-up study. Clin Cardiol, 33：700 – 7, 2010.

15. Tsutamoto T, Sakai H, Tanaka T, et al. Comparison of active renin concentration and plasma renin activity as a prognostic predictor in patients with heart failure. Circ J, 71：915 – 21, 2007.

16. Parikh NI, Gona P, Larson MG, et al. Plasma renin and risk of cardiovascular disease and mortality：the Framingham Heart Study. Eur Heart J, 28：2644 – 52, 2007.

17. Swedberg K. Exploring new treatment strategies in heart failure. Blood Press Suppl, 1：44 – 8, 2000.

第三节　血管紧张素 Ⅱ

　　血管紧张素 Ⅱ（angiotensin Ⅱ, Ang Ⅱ）是血管紧张素家族成员中最重要的成员，通过作用于细胞表面的血管紧张素受体 1（AT1）来调控心血管生理功能。在调控心脏功能方面的主要作用有：使血管收缩，升高血压，促进回心血量增加；作用于中枢神经系统和外周神经系统，使中枢对压力感受性反射的敏感性降低，心力衰竭患者心肌组织血管紧张素转换酶（ACE）和 Ang Ⅱ 蛋白表达量明显增加，直接参与心肌重构的发生发展。心肌重构是导致心衰加重的重要因素之一，所以阻断肾素 – 血管紧张素 – 醛固酮系统和阻断交感神经系统均为当前心衰药物治疗的准则。

一、简介

（一）基因结构和定位

　　人血管紧张素原基因（AGT）定位与 1q42～43，全长 13kb，含有 5 个外显子和 4 个内含子，mRNA 全长 18 522bp，编码了一个 477 个氨基酸的长链，N 端有长度为 24 个氨基酸的信号肽。血管紧张素原是一种糖基化蛋白，主要由肝合成。肝中血管紧张素原 mRNA 最多，其次为脑、脊髓、动脉等组织。糖皮质激素、雌激素和甲状腺素等可增加血管紧张素原 mRNA 水平，Ang Ⅱ 对其基因表达也有正反馈作用，胰岛素则起抑制作用。血管紧张素原经肾素催化，释放出含 10 个氨基酸残基的 Ang Ⅰ，然后在 ACE 的作用下生成 Ang Ⅱ。

（二）体内分布和代谢

Ang Ⅱ 由 8 个氨基酸组成，是 RAAS 的主要成分，在循环血液中主要由 Ang Ⅰ 降解而来。Ang Ⅱ 具有强烈收缩血管、刺激醛固酮分泌的作用。除 Ang Ⅱ 外，Ang Ⅰ ～ Ⅶ 也在 RAAS 发挥作用，它由血管紧张素转换酶 2（ACE2）通过水解 Ang Ⅱ 生成。而且与 Ang Ⅱ 作用不同，有舒张血管和排钠利尿的作用，能引起血压的下降。Ang Ⅰ ～ Ⅶ 作为 Ang Ⅱ 升压作用的一种拮抗因子，来调节血压的相对恒定。

生理条件下，ACE 是 Ang Ⅱ 生成的限速酶，ACE 活性的高低决定血管紧张素 Ⅱ 的产率。血浆和各组织中也存在血管紧张素酶，能够水解灭活 Ang Ⅱ。在其他组织中，还有其他一些酶能够催化血管紧张素原直接生成 Ang Ⅱ，因此，这也是临床应用 ACE 抑制剂不能完全阻断 Ang Ⅱ 生成的一个重要原因。心脏组织中 Ang Ⅱ 水平高于血浆，局部组织内高 Ang Ⅱ 含量本身即可造成靶器官受损，导致胶原增生，纤维化加重，心脏功能减退（图 5-4）。

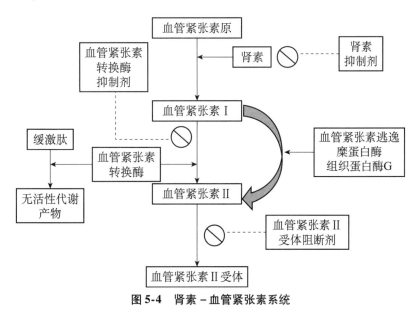

图 5-4 肾素－血管紧张素系统

[参考于 Kidney Int, 2011, 80 (3)：245 – 55]

（三）主要功能

Ang Ⅱ 是 RAAS 系统最重要的效应组分，与 AT1 受体结合后产生的生物学作用主要包括收缩血管、升高血压、加快心率、促进醛固酮分泌。已有研究证明，Ang Ⅱ 在促进心室重构、血管增生方面有重要作用。Ang Ⅱ 与 AT1 结合后，通过 G 蛋白偶联，级联反应产生三磷酸肌醇（IP3）和二酰甘油（DAG）。IP3 进而引起血管平滑肌收缩，DAG 则通过激活 PKC，刺激原癌基因表达，并激活丝裂霉素激酶，而这两点是心肌和血管平滑肌肥厚、纤维组织增生的重要因素。Ang Ⅱ 与 AT2 受体结合主要发挥拮抗 AT1 受体的作用，如调控血压、抑制心肌肥厚及纤维化、抑制血管重建等作用，是一种潜在的心脏、血管保护性受体。近年的研究还发现，在心肌重构中，AT2 的效应可能取决于组织中 AT2/AT1 的比值，并且受到 AT2 过度激活持续时间长短的影响。

Ang Ⅱ 的主要功能是收缩血管，促进醛固酮的分泌，在调节血压、血容量、激活交感神经、平衡体液等方面起重要作用。Ang Ⅱ 是 RAAS 中最主要的效应物质，作用于 AT1 后，使全身动脉平滑肌收缩，刺激肾上腺皮质球状带分泌醛固酮，通过对交感神经末梢突触前膜的正反馈使 NE 分泌增加，从而使血压升高。Ang Ⅱ 与各种靶器官细胞膜上的特异性受体结合后发生效应。已知人类 Ang Ⅱ 受体有四种亚型：AT1，AT2，AT3，AT4。其中 AT1、AT2 两种亚型在心血管疾病中的研究最为深入。前者主要与 Ang Ⅱ 的生长和促进纤维化作用有关，而后者则可能与抗心肌肥厚或抗增殖效应有关。

（四）实验室检测方法

实验室常用放射免疫法对 Ang Ⅱ 进行检测，由于 Ang Ⅱ 是一个八肽的小片段，因而用免疫酶化学方法 EIA 进行检测比较可靠。尽管 Ang Ⅱ 是 RAAS 系统最重要的效应物，但是不推荐对其进行常规检测。主要是出于两方面原因：一是病理生理特点和检测分析方法的原因。在体内，肾素是限速酶，而不是血管紧张素酶原的浓度，并且血管紧张素的生成严格与循环和组织中的活性肾素相对应。因而检测限速酶活性是一个合理的选择。二是从分析方法来看，Ang Ⅱ 是一个八肽小片段，不足以产生两个以上抗原表位，因而用双抗体夹心 ELISA 法比较困难，只能退而求其次采用竞争法。并且在正常情况下 Ang Ⅱ 浓度非常低，需要非常精确的检测方法。因而检测时需要先用柱层析预处理提高单位检测浓度。所以目前 Ang Ⅱ 的检测不推荐临床广泛使用，而只局限在实验室研究中。

最近，应用质谱检测血管紧张素 Ⅰ ～Ⅶ 进行检测的方法被建立起来，用于评价血浆 NEP 活性。由于质谱技术的发展，检测和分析小分子肽段的能力大为提高，可以预见，基于质谱进行血浆中小分子的神经激素检测的方法将会弥补传统检测方法的局限。

二、血管紧张素 Ⅱ 作为心力衰竭生物标志物的研究进展

目前由于检测方法和稳定性的原因，Ang Ⅱ 并不直接作为心力衰竭的标志物被检测，但 Ang Ⅱ 在心衰病理生理中的作用是毋庸置疑的。现有的研究集中于 Ang Ⅱ 对心力衰竭的指导治疗方面。

心力衰竭时，RAAS 系统过度激活，AngⅡ升高，AngⅡ收缩血管、增加心脏后负荷，可直接刺激心肌导致心肌肥大、心肌及血管胶原含量增加，心肌间质成纤维细胞和血管壁细胞增生，导致心肌和血管重塑。血管紧张素转换酶抑制剂（ACEI）抑制 AngI转化为AngⅡ，降低 AngⅡ的水平。血管紧张素受体抑制剂（ARB）是在受体水平阻断 AngⅡ的作用，而不影响 AngⅡ对其他血管紧张素受体的作用。ACEI 和 ARB 因其特有的效应，已成为抗心力衰竭的有效药物，也常与其他药物联用治疗心力衰竭。大规模临床试验结果表明，ACEI 和 ARB 的使用能够缓解心衰症状，改善心肌重塑，降低住院及死亡率。但 ACEI 和 ARB 联合应用于心力衰竭患者治疗并没有比单独应用一种抑制剂取得更好的临床效果。因此，AngⅡ在心力衰竭中承担的生理作用机制还需要继续研究。

Miura 等研究发现，心力衰竭患者的心肌组织中，在心室肌中 AT1 的表达水平是降低的，而 AT2 的表达水平不变或升高，AT2/ AT1 比值较正常心肌组增大。另外，AT2 可能通过直接调节 AT1 的功能，或者通过影响 AT1 的表达水平来拮抗其功能，故一些学者推测心肌肥厚时 AT2 表达变化可能与 AT2 代偿性的调节 AT1 与 AT2 的平衡有关。AT2 在心肌重构过程中的变化及其病理生理意义尚未完全定论，或许会成为新的 Ang Ⅱ 抑制剂阻断的靶点。

小结

Ang Ⅱ 是 RAAS 中的核心因子，对该系统进行详细的机制研究，同时也有助于药物的使用和新药物的研发。目前也有很多研究工作针对 Ang Ⅱ 在心力衰竭中的作用展开深入研究。Li L 等对 Ang Ⅱ 参与细胞外基质（ECM）募集，促进心力衰竭的分子机制进行了详细研究。Ang Ⅱ 通过影响骨膜蛋白的表达，调控心肌纤维化，补充了心力衰竭中细胞外基质和神经体液系统间的信号转导机制，有助于新药研发和治疗靶点的寻找。

血管紧张素转换酶抑制剂（ACEI）与 β 受体阻断剂和醛固酮受体拮抗剂一起是心衰治疗的重要药物，目前对 ACEI 和 ARB 等是联合应用还是单独应用的临床药物评价

研究尚在进行中，普遍接受的观点是 RAAS 阻断剂药物联合应用会使慢性心力衰竭患者更加获益。基于联合治疗的观点，一些新药也在开发中。例如，血管紧张素受体脑啡肽酶抑制剂（ARNI）LCZ696 可抑制脑啡肽酶，同时通过其缬沙坦基团抑制血管紧张素 1 型受体介导的血管紧张素 II 作用。

参 考 文 献

1. Desai AS，McMurray JJ，Packer M，et al. Effect of the angiotensin-receptor-neprilysin inhibitor LCZ696 compared with enalapril on mode of death in heart failure patients. Eur Heart J，36：1990 – 7，2015.

2. Wang Y，Seto SW，Golledge J. Angiotensin II，sympathetic nerve activity and chronic heart failure. Heart Fail Rev，19：187 – 98，2014.

3. Schroten NF，Gaillard CA，van Veldhuisen DJ，et al. New roles for renin and prorenin in heart failure and cardiorenal crosstalk. Heart Fail Rev，17：191 – 201，2012.

4. Zablocki D，Sadoshima J. Knocking out angiotensin II in the heart. Curr Hypertens Rep，13：129 – 35，2011.

5. Schultz HD. Angiotensin and carotid body chemoreception in heart failure. Curr Opin Pharmacol，11：144 – 9，2011.

6. Patil J，Stucki S，Nussberger J，et al. Angiotensinergic and noradrenergic neurons in the rat and human heart. Regul Pept，167：31 – 41，2011.

7. Munger MA. Use of Angiotensin receptor blockers in cardiovascular protection：current evidence and future directions. P t，36：22 – 40，2011.

8. Mital S，Chung WK，Colan SD，et al. Renin-angiotensin-aldosterone genotype influences ventricular remodeling in infants with single ventricle. Circulation，123：2353 – 62，2011.

9. Meune C，Wahbi K，Duboc D，et al. Meta-analysis of Renin-Angiotensin-aldosterone blockade for heart failure in presence of preserved left ventricular function. J Cardiovasc Pharmacol Ther，16：368 – 75，2011.

10. Li L，Fan D，Wang C，et al. Angiotensin II increases periostin expression via Ras/p38 MAPK/CREB and ERK1/2/TGF-beta1 pathways in cardiac fibroblasts. Cardiovasc Res，91：80 – 9，2011.

11. Holdiness A，Monahan K，Minor D，et al. Renin Angiotensin Aldosterone System Blockade：Little to No Rationale for ACE Inhibitor and ARB Combinations. Am J Med，124：15 – 9，2011.

12. Guo B，Li Y，Han R，et al. Angiotensin II upregulation of cardiomyocyte adiponectin production is nitric oxide/cyclic GMP dependent. Am J Med Sci，341：350 – 5，2011.

13. De Mello WC，Frohlich ED. On the local cardiac renin angiotensin system. Basic and clinical implications. Peptides，32：1774 – 9，2011.

14. De Mello WC. Novel aspects of angiotensin Ⅱ action in the heart. Implications to myocardial ischemia and heart failure. Regul Pept，166：9 – 14，2011.

15. Aspromonte N，Cruz DN，Valle R，et al. Management and monitoring of haemodynamic complications in acute heart failure. Heart Fail Rev，16：575 – 81，2011.

16. Piratello AC，Moraes-Silva I，Paulini J，et al. Renin angiotensin system and cardiac hypertrophy after sinoaortic denervation in rats. Clinics（Sao Paulo），65：1345 – 50，2010.

17. Mongirdiene A，Kursvietiene L，Kasauskas A. The coagulation system changes in patients with chronic heart failure. Medicina（Kaunas），46：642 – 7，2010.

18. Miura S，Matsuo Y，Kiya Y，et al. Molecular mechanisms of the antagonistic action between AT1 and AT2 receptors. Biochem Biophys Res Commun，391：85 – 90，2010.

19. Gerc V，Buksa M. Advantages of renin-angiotensin system blockade in the treatment of cardiovascular diseases. Med Arh，64：295 – 9，2010.

20. Alves AJ，Eynon N，Oliveira J，et al. RAAS and adrenergic genes in heart failure：Function，predisposition and survival implications. World J Cardiol，2：187 – 97，2010.

21. Mehta PK，Griendling KK. Angiotensin II cell signaling：physiological and pathological effects in the cardiovascular system. Am J Physiol Cell Physiol，292：C82 – 97，2007.

22. Latini R，Masson S，Anand I，et al. The comparative prognostic value of plasma neurohormones at baseline in patients with heart failure enrolled in Val-HeFT. Eur Heart J，25：292 – 9，2004.

第四节　醛 固 酮

在心衰的发病机制中，RAAS 系统对体液的调节居主导地位，醛固酮（aldosterone，ALD）作为肾素 – 血管紧张素 – 醛固酮系统的重要产物，对心力衰竭的发展和心肌重构产生了重要影响。醛固酮主要由肾上腺皮质球状带细胞合成并分泌，心肌也可少量合成。醛固酮分泌到血液循环，以游离状态存在，与受体结合后调节机体水钠潴留，增加血容量。

一、简介

（一）分子合成、体内分布和代谢

在肾上腺皮质球状带中，胆固醇经一系列生化反应生成醛固酮，催化合成途径最

后一步的限速酶是醛固酮合酶——细胞色素 P450 酶（CYP11B2），其活性受到 AngⅡ、K⁺、Na⁺ 浓度和 ACTH 调节。AngⅡ 的增多可刺激肾上腺皮质球状带分泌醛固酮。

另外，血管紧张素 AngⅡ 及 AngⅢ 均可刺激肾上腺皮质球状带分泌醛固酮。最近还发现，除肾上腺外，心血管局部组织中也有独立的醛固酮生成系统。人体心肌细胞、内皮细胞、间质细胞及平滑肌细胞中均有醛固酮受体表达，存在醛固酮合成酶，可合成醛固酮，它们不受 RAAS 的影响。醛固酮通过自分泌及旁分泌作用调节心脏及血管功能。

（二）主要生理功能

醛固酮是由肾上腺皮质球状带细胞合成和分泌的一种甾体类盐皮质素，调节细胞外液容量和电解质的激素，对机体内环境的稳定起重要作用。主要作用于肾脏远曲小管和肾皮质集合管，调节肾脏对钠离子的重吸收和促进钾离子的排泄，维持水平衡。

醛固酮的分泌是通过肾素－血管紧张素系统实现的。当细胞外液容量下降时，刺激肾小球旁细胞分泌肾素，激活肾素－血管紧张素－醛固酮系统。人体心肌细胞、内皮细胞、血管平滑肌细胞、心血管成纤维细胞、肾小管上皮细胞中均有醛固酮受体。当醛固酮分泌增加，醛固酮进入远曲小管和集合管上皮细胞后，与胞质内受体结合，形成激素－受体复合物，后者通过核膜，与核中 DNA 特异性结合位点相互作用，调节 mRNA 转录，最终合成多种醛固酮诱导蛋白，进而使管腔膜对 Na⁺ 的通透性增大，线粒体内 ATP 合成增多和管周膜上钠泵的活性增加。从而导致 Na⁺ 重吸收增强，对水的重吸收增加，K⁺ 的排出量增加。血钠降低，血钾升高再次刺激肾上腺皮质，使醛固酮分泌增加。

醛固酮在心力衰竭中的作用。心力衰竭时可通过下述机制使醛固酮升高：首先，机体作为对心力衰竭的应激反应，可引起脑垂体前叶分泌的促肾上腺皮质激素增加，从而使肾上腺球状带细胞分泌的醛固酮急性增高；第二，通过 RAAS 发生作用，低血容量使肾血流灌注不足，使球旁细胞肾素分泌增加，引起 AngⅡ 增加，进而促使醛固酮水平升高。在使用血管紧张素转换酶抑制剂（ACEI）治疗心力衰竭时，会出现血浆醛固酮水平先下降，随后不稳定，再升高这种现象，称为醛固酮逃逸，其机制尚不明确，可能与醛固酮的产生受多种因素调节有关。

心衰时，醛固酮的这种代偿性增加，短期内可起到增加回心血量从而增加心排出量的作用，但是长期的醛固酮水平增高就会引起血容量增加、电解质紊乱、心律失常、心肌及血管间质胶原沉积和纤维化，导致心衰进行性恶化。临床上也常应用醛固酮受体阻断剂治疗心衰。醛固酮受体阻断剂可有效阻断醛固酮对心脏及血管的重塑，增强心衰患者的利尿作用，减少心肌胶原蛋白合成，抑制心肌纤维化，有益于逆转心脏及血管重塑，对心力衰竭有一定的治疗作用。醛固酮受体阻断剂与 ACEI 和 β 受体阻断剂合用增强了它们对心衰中神经体液系统的抑制作用，使心衰的发病率和死亡率有一定的降低。

长期使用 ACEI 治疗心力衰竭，醛固酮水平会逐渐升高，难以遏制，这种现象称为醛固酮逃逸。醛固酮逃逸的发生机制尚不明确。但是抑制醛固酮生成及其受体的作用可以改善患者预后，因而，临床通过监测醛固酮水平预测和评价心力衰竭治疗的研究较多。

（三）实验室检测

对醛固酮的检测采用放射免疫法（RIA）和免疫酶活性（EIA）检测方法。由于正常人体内醛固酮水平较低，因而对尿和血浆中醛固酮进行测定时，需先进行一步柱层析前处理，富集单位检测的醛固酮含量。

二、醛固酮作为心力衰竭生物标志物的研究进展

（一）心力衰竭的预测、危险分层和预后评估

心衰患者或急性心梗患者的醛固酮水平与长期死亡率相关，醛固酮水平检测也应用于冠状动脉疾病（CAD）患者的预后。Ivanes F 等设计临床试验评价醛固酮水平与死亡风险和急性缺血事件在 CAD 患者中发生的关系。选取了 799 名左室功能障碍和无急性心肌梗死的患者进行研究，结果表明，无心衰和急性心肌梗死的 CAD 患者的血浆醛固酮水平是最佳的独立预测致死率和急性缺血事件发生的标志物，对心衰的发生发展有很好的预测价值。Braunwald E 等认为，醛固酮水平能够提供心衰患者的诊断信息和危险分层。醛固酮水平的提高与内皮功能紊乱和代谢综合征相关，能够提高全身血管阻力和降低心脏输出。Palmer BR 和 Beygui F 等的临床试验证明，血浆醛固酮水平提高与急性冠脉综合征，以及心力衰竭的发展和死亡风险升高相关。

（二）心力衰竭的指导治疗

血浆醛固酮水平在急性心肌梗死和严重的慢性心力衰竭之后升高，甚至在患者接受了 RAS 拮抗剂和 β 受体阻断剂的治疗之后，因为醛固酮的逃逸机制，依然保持高血浆水平。加上醛固酮水平与疾病情况严重程度相关，因此监测醛固酮水平可以用于心

衰患者的指导治疗。而且在急性心肌梗死和心力衰竭发生后，不但循环系统的醛固酮水平升高，同时组织醛固酮浓度也升高。但是也有研究结果表明，虽然使用醛固酮抑制剂能够明显降低血清醛固酮水平，并且下降程度明显高于安慰剂组，但是下降程度与不良预后无关。因此，如何利用血浆醛固酮水平指导心力衰竭治疗还需要进一步探讨。

由 Pitt B 等在 1999 年和 2003 年分别独立完成的临床试验——在心力衰竭患者中的 RALES 研究和在急性心肌梗死合并复杂心衰患者中的 EPHESUS 研究，已经确认醛固酮在心力衰竭病情发展中的重要作用，当联合应用醛固酮阻断和 RAS 阻断之后，能够降低醛固酮水平，降低发病率和死亡率。在 RALES 研究中，具有严重心衰的患者和左室射血分数低于 35% 的患者接受螺内酯、利尿剂和地高辛，结果证明，30% 的死亡风险降低归功于心力衰竭病程进展减缓和心脏猝死发生率的降低。而在 EPHESUS 中还包括有急性心梗的患者和左室收缩功能障碍的患者。用依普利酮治疗后，能够显著降低 15% 的死亡风险。醛固酮抑制剂在对心力衰竭的治疗是有效的。在 MPHASIS-HF 研究中，招募的心衰患者均为 NYHA 分级 Ⅱ 级、症状较轻、左室收缩功能有障碍。最终结果表明，依普利酮的使用使心血管死亡率或者心衰再入院率明显降低（HR 0.63；95% CI 0.54 ~ 0.74；$P < 0.001$）。全因死亡降低 24%（HR 0.76；95% CI 0.62 ~ 0.93；$P = 0.008$），这个结果与心血管事件死亡率一致（HR 0.76；95% CI 0.61 ~ 0.94；$P = 0.01$）。目前在心力衰竭治疗指南中，醛固酮抑制剂仅被推荐用于严重心衰患者治疗，这个试验结果表明，醛固酮抑制剂的使用对有轻微症状的患者（NYHA Ⅱ 级）也是有益的。而在 2011 年由 Faiez Zannad 等在对 2737 名 NYHA Ⅱ 级的患者进行的一项大规模随机双盲对照实验也证明，每日服用醛固酮受体拮抗剂——依普利酮 50mg 的患者比对照组降低了死亡率和心力衰竭的再入院率。

在对心力衰竭重症患者使用螺内酯治疗心力衰竭时，醛固酮抑制剂可能是通过抑制细胞外基质的合成来延缓心肌重塑，达到治疗心衰的目的。血清Ⅲ型胶原水平是扩张性心肌病患者死亡风险的独立预测因素。Zannad 等在对 261 个严重心衰患者的随机药物评价研究中发现，服用醛固酮抑制剂螺内酯的患者Ⅲ型胶原水平降低，提高了临床治疗效果。醛固酮抑制剂是抑制心肌梗死后心肌重塑和后续心衰治疗的合理选择。

Güder G 等在 842 个心力衰竭患者应用盐皮质激素抑制剂治疗，随访 38 个月，进行血清醛固酮水平检测发现高醛固酮水平与全因死亡率正相关。在临床药物治疗效果评价研究中监测醛固酮水平与病情发展有重要意义。

小结

心室重塑的分子和细胞基础是成纤维细胞增生、细胞外基质胶原沉积和心肌纤维化。而醛固酮增多能够导致心肌纤维化，继而引发心肌泵血功能的损害，是导致心脏纤维化的独立危险因素。心力衰竭时，有效循环血量减少，RASS 激活，血浆醛固酮分泌增多。醛固酮作用于肾脏，促进肾远曲小管和集合管上皮细胞对 Na^+ 重吸收，导致水的重吸收增加，致水钠潴留，血容量增加，并使回心血量增多，前负荷增高，心衰程度加重；同时使血压升高，心肌氧耗增加；并促使 K^+ 分泌增加、Mg^{2+} 排泄增加，致低钾低镁发生。醛固酮能够抑制迷走神经，兴奋交感神经，从而影响神经激素系统，阻止心肌再摄取 NE，影响心力衰竭的进程。

心衰时血浆和组织中醛固酮水平的升高会对心血管系统造成损害，与心衰的发生发展及预后密切相关。常规剂量的 ACEI 不能完全抑制醛固酮的产生。而联合应用醛固酮受体拮抗剂可更全面地抑制醛固酮对心血管系统的损害，改善心衰患者的预后，降低病死率。醛固酮在心力衰竭诊疗中，既是进行疾病危险分层的标志物，又是病情进展的原因。对醛固酮在心力衰竭患者和药物治疗中的监测，对指导临床药物选择和使用有助益。

参 考 文 献

1. Thanh NX, Ezekowitz JA, Tran DT, et al. Cost Effectiveness of Eplerenone for the Treatment of Systolic Heart Failure with Mild Symptoms in Alberta, Canada. Am J Cardiovasc Drugs, 16：365－76, 2016.

2. Guder G, Hammer F, Deutschbein T, et al. Prognostic value of aldosterone and cortisol in patients hospitalized for acutely decompensated chronic heart failure with and without mineralocorticoid receptor antagonism. J Card Fail, 21：208－16, 2015.

3. Dartsch T, Fischer R, Gapelyuk A, et al. Aldosterone induces electrical remodeling independent of hypertension. Int J Cardiol, 164：170－8, 2013.

4. Rogers JK, McMurray JJ, Pocock SJ, et al. Eplerenone in patients with systolic heart failure and mild symptoms：analysis of repeat hospitalizations. Circulation, 126：2317－23, 2012.

5. Ivanes F, Susen S, Mouquet F, et al. Aldosterone, mortality, and acute ischaemic events in coronary artery disease patients outside the setting of acute myocardial infarction or heart failure. Eur Heart J, 33：191－202, 2012.

6. Bielecka-Dabrowa A, Mikhailidis DP, Jones L, et al. The meaning of hypokalemia in heart failure. Int J

Cardiol, 158: 12 – 7, 2012.

7. Sidik NP, Solomon SD, Latini R, et al. Effect of aliskiren in patients with heart failure according to back-ground dose of ACE inhibitor: a retrospective analysis of the Aliskiren Observation of Heart Failure Treat-ment (ALOFT) trial. Cardiovasc Drugs Ther, 25: 315 – 21, 2011.

8. Nappi JM, Sieg A. Aldosterone and aldosterone receptor antagonists in patients with chronic heart fail-ure. Vasc Health Risk Manag, 7: 353 – 63, 2011.

9. Bohm M, Voors AA, Ketelslegers JM, et al. Biomarkers: optimizing treatment guidance in heart fail-ure. Clin Res Cardiol, 100: 973 – 81, 2011.

10. Birocchi S, Cernuschi GC. Eplerenone, an aldosterone antagonist, reduces hospitalization and death in heart failure patients with NYHA class II and an ejection fraction of less than 30%. Intern Emerg Med, 6: 453 – 4, 2011.

11. Sowers JR, Whaley-Connell A, Epstein M. Narrative review: the emerging clinical implications of the role of aldosterone in the metabolic syndrome and resistant hypertension. Ann Intern Med, 150: 776 – 83, 2009.

12. Iraqi W, Rossignol P, Angioi M, et al. Extracellular cardiac matrix biomarkers in patients with acute myo-cardial infarction complicated by left ventricular dysfunction and heart failure: insights from the Eplerenone Post-Acute Myocardial Infarction Heart Failure Efficacy and Survival Study (EPHESUS) study. Circula-tion, 119: 2471 – 9, 2009.

13. Palmer BR, Pilbrow AP, Frampton CM, et al. Plasma aldosterone levels during hospitalization are predic-tive of survival post-myocardial infarction. Eur Heart J, 29: 2489 – 96, 2008.

14. Braunwald E. Biomarkers in heart failure. N Engl J Med, 358: 2148 – 59, 2008.

15. Rossi J, Bayram M, Udelson JE, et al. Improvement in hyponatremia during hospitalization for worsening heart failure is associated with improved outcomes: insights from the Acute and Chronic Therapeutic Impact of a Vasopressin Antagonist in Chronic Heart Failure (ACTIV in CHF) trial. Acute Card Care, 9: 82 – 6, 2007.

16. Gheorghiade M, Rossi JS, Cotts W, et al. Characterization and prognostic value of persistent hyponatremia in patients with severe heart failure in the ESCAPE Trial. Arch Intern Med, 167: 1998 – 2005, 2007.

17. Beygui F, Collet JP, Benoliel JJ, et al. High plasma aldosterone levels on admission are associated with death in patients presenting with acute ST-elevation myocardial infarction. Circulation, 114: 2604 – 10, 2006.

18. Pitt B, Remme W, Zannad F, et al. Eplerenone, a selective aldosterone blocker, in patients with left ventricular dysfunction after myocardial infarction. N Engl J Med, 348: 1309 – 21, 2003.

19. Zannad F, Alla F, Dousset B, et al. Limitation of excessive extracellular matrix turnover may contribute to

survival benefit of spironolactone therapy in patients with congestive heart failure: insights from the randomized aldactone evaluation study (RALES). Rales Investigators. Circulation, 102: 2700 - 6, 2000.

20. Pitt B, Zannad F, Remme WJ, et al. The effect of spironolactone on morbidity and mortality in patients with severe heart failure. Randomized Aldactone Evaluation Study Investigators. N Engl J Med, 341: 709 - 17, 1999.

21. Klappacher G, Franzen P, Haab D, et al. Measuring extracellular matrix turnover in the serum of patients with idiopathic or ischemic dilated cardiomyopathy and impact on diagnosis and prognosis. Am J Cardiol, 75: 913 - 8, 1995.

22. Rousseau MF, Konstam MA, Benedict CR, et al. Progression of left ventricular dysfunction secondary to coronary artery disease, sustained neurohormonal activation and effects of ibopamine therapy during long-term therapy with angiotensin-converting enzyme inhibitor. Am JCardiol, 73: 488 - 93, 1994.

第五节 精氨酸加压素

心衰通过激活内源性神经体液系统，进而改变血流动力学并直接作用于心肌，因此神经内分泌过度激活是心衰发生发展的重要因素。并且也证实心衰患者体内肾素 - 血管紧张素 - 醛固酮（RAAS）活化，导致水钠潴留，心脏负荷加重；交感神经内分泌系统（SNS）激活，血浆去甲肾上腺素水平与心衰死亡率正相关。除却这两个系统之外，还有一些其他的神经内分泌体液因子参与心力衰竭的发生和发展。精氨酸加压素（arginine vasopressin，AVP）和内皮素（ET-1）具有抗利尿和血管收缩作用，过度释放会加剧心衰患者的体液蓄积和系统性血管收缩。有研究表明，这两种缩血管物质均可作为急慢性心衰心脏事件发生的预测因子。

一、简介

精氨酸加压素（AVP）又称为抗利尿激素，是一种脑垂体激素，对自由水和血浆渗透压的调节起重要作用，是机体水平衡的关键调节激素之一。其过度分泌会导致低钠血症。在生理条件下，压力感受器通过调节下丘脑视上核和室旁核控制 AVP 的分泌和 AVP 的释放使心率降低，周围血管收缩，提高回心血容量，维持血浆渗透压和血钠浓度平衡。

（一）基因定位和结构

AVP 基因定位于 20 号染色体上，全长 9169bp。该基因还编码了垂体后叶激素运载蛋白（NP II）和一段糖肽 copeptin。成熟的 AVP 是 9 个氨基酸组成的肽段，在人和大鼠的第 8 位均为精氨酸，因此称为精氨酸加压素，而猪的第 8 位为赖氨酸，便称为赖氨酸加压素。

（二）体内分布和代谢

AVP 主要在下丘脑的视上核和室旁核合成，储存于脑垂体后叶，具有升高血压、抗利尿及收缩血管作用，依赖渗透性和非渗透性刺激而释放。当血液渗透压有 1% 的变化时，就会刺激 AVP 的释放，使血容量减少 10%。半衰期为 15～20 分钟，在肝脏和肾脏内代谢。肾对尿液的浓缩和稀释，最终取决于 AVP 调节集合管水通透性。AVP 在电解质平衡中起重要作用，控制血管张力和血管收缩。

脱水和高渗透压是促进 AVP 基因转录和表达的最有效刺激；妊娠和泌乳也可促进 AVP 的表达。另外，AVP 的表达有生物钟变化，在胚胎时期表达水平较低，出生后逐年升高，在成人时达到高峰；同时表现出夜间表达量高，白天表达水平低的昼夜节律性变化。糖皮质激素可抑制 AVP 基因的表达。

（三）主要功能

心力衰竭时，精氨酸加压素血浆水平升高。AVP 过度释放又会导致稀释性低钠血症、液体潴留和全身血管收缩，进而导致心衰病情加重。AVP 通过血管收缩及抗利尿作用调节血压和肾脏排泄。另外，在生理情况下，AVP 对于减压反射具有增强作用，使之对于升压的缓冲效应更为显著。在充血性心力衰竭时，由于压力感受器受到损伤，AVP 可能通过减压反射发挥作用的功能减弱，而局部收缩血管和加压作用更显著。

在心血管系统中，AVP 主要通过 V_{1A} 受体和 V_2 受体来调节血压和水盐代谢。AVP 与 V_{1A} 受体结合后，促进血管收缩，导致血压升高，同时可以使冠状动脉强烈收缩，降低冠脉血流量。AVP 与 V_2 受体结合后，可促进水的重吸收，在细胞外液渗透压和有效循环血量的调节中起重要的作用。

AVP 受体共有三个亚型，分别为 V_{1A} 受体、V_{1B} 受体、V_2 受体。表达于血管平滑肌细胞和血小板表面的 V_{1A} 受体，主要介导血管平滑肌细胞的收缩和增殖、血小板聚集、凝血因子的释放和糖原合成等作用；表达于脑垂体的 V_{1B} 受体（有时也被称为 V_3 受体），主要介导促肾上腺皮质激素（ACTH）的表达；表达于肾脏的 V_2 受体，主要介导集合管和髓袢升支粗段对水的重吸收而发挥抗利尿效应。AVP 受体拮抗剂用于阻止

AVP 与 V_2 受体在肾小管中结合，纠正水钠失衡，维持电解质平衡（图5-5）。当 AVP 结合于 V_2 受体时，刺激环腺苷单磷酸（cAMP）的合成，再激活蛋白激酶 A，蛋白激酶 A 诱导大量膜蛋白磷酸化，包括水道素-2，水道素-2 的磷酸化使膜的水渗透性增加。因而，过量的 AVP 使集合管重吸收水增加，从而引起稀释性低钠血症。

另外，AVP 可作为一线药物直接应用于失血量过多时收缩血管。Hajjar LA 等设计了前瞻随机双盲对照研究心脏手术后出现血管休克症状的患者使用 AVP 和 NE 提高动脉血压，结果表明，应用 AVP 的患者组术后并发症更低，并且发生房颤的概率也比使用 NE 组低，提高了临床预后。

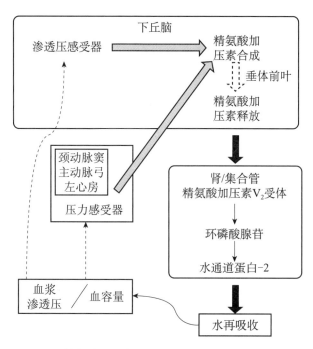

图 5-5 精氨酸加压素通过 V_2 受体调节水平衡的机制

[参考于 Clin Endocrinol（Oxf），2003，58（1）：1 – 17]

（四）实验室检测

实验室检测 AVP 主要采用放射免疫法（RIA）进行检测。正常人体的血浆 AVP 浓度很低，即使在患者中，其血浆 AVP 浓度也比较低。但校正血浆渗透压后，AVP 浓度呈高水平。因此血浆 AVP 检测方法的特异性、灵敏性要求极高，检测方法的建立往往也较困难。再加上 AVP 半衰期短，体外稳定性差，因此血液采集后，需要置于预冷离心管中，$4 \sim 8 \, ^\circ\!C$ 下离心，血浆分装于 $-20 \, ^\circ\!C$ 冷冻待测。注意检测 AVP 浓度时，必须同时检测血浆渗透压。CP 是 AVP 原 C-末端的一个片段，在体内以成比例的摩尔浓度同

AVP 一起释放，经肾脏排泄，具有在血中长期保持稳定，不需要特殊处理即可快速、可靠测定等特性，因而可作为检测 AVP 的替代标志物。另外，在研究中需注意的是AVP 水平有明显的生理性波动周期，夜间高于白天。

二、AVP 作为心力衰竭生物标志物的研究进展

AVP 与精氨酸加压素 V_2 受体相结合而起作用，引起全身血管收缩，加重心肌负荷，使心力衰竭恶化。心力衰竭时，颈动脉压力感受器受损，引起 AVP 释放，患者有时水潴留超过钠潴留，导致低钠血症（血清钠浓度 <135mmol/L）。许多心力衰竭患者 AVP升高。在 SOLVD 研究中发现，即使无明显症状心力衰竭患者的 AVP 浓度也很高，提示AVP 在心力衰竭发病中也起一定的作用。

心力衰竭是许多心血管疾病终末状态的表现，低钠血症是心衰患者中最常见的电解质紊乱的表现。AVP 在保持水和电解质平衡中发挥核心调控作用，AVP 的过度释放会导致心衰加重，并伴有低钠血症、液体潴留和全身血管收缩。研究表明，低钠血症在心衰患者中的发病率为 5%~30%。大量循证医学证据表明，低钠血症是心衰患者病死率及再次住院率的独立预测因子，低钠血症是心力衰竭死亡危险及再入院的一个重要预测因素。

（一）心力衰竭的诊断、危险分层和预后评估

心力衰竭时，心脏收缩力降低导致心输出量和血压降低，从而导致水潴留，肾小球末梢过滤功能降低，提高血浆 AVP 水平来响应非渗透性刺激 AVP 的释放。而在正常情况下，非渗透性分泌在调控 AVP 血浆水平时的作用不大。心衰患者的循环中的 AVP水平升高，尤其是在那些伴随呼吸困难和低钠血症的患者中。先前的研究中并未发现AVP 与心力衰竭间的关系，但是在应用更为敏感的放射免疫测定法（检测灵敏度为10pg/ml）之后，心衰患者的 AVP 水平较对照组有 2~3 倍的提高。

临床研究中，通常通过检测 copeptin（CP）来反映 AVP 的水平。Stoiser B 等对 786例 NYHA Ⅰ~Ⅳ级的心衰患者随访 1 年，分析比较了 CP（与 AVP 等摩尔释放的 C-端肽段）及 BNP 水平对预测心衰远期预后的价值，结果显示，CP 的升高与心衰患者的心脏死亡事件发生率升高密切相关，并在预测严重心衰患者心血管事件发生上甚至优于BNP 和 NT-proBNP。Pozsonyi Z 等对 195 例左室射血分数减低的心力衰竭（HF-REF）患者 CP 水平监测及 5 年随访的研究表明，CP 是心衰患者死亡最准确的预测指标，多变

量 Cox 生存模型分析后表明，CP 是心衰患者死亡的独立预测因子。Neuhold S 等对慢性心衰患者的血浆 CP、BNP 和 NT-proBNP 对心血管死亡事件发生的预测价值研究结果显示，随访 24 个月，血浆 CP 水平升高同心衰死亡率增加有关，并且在心衰不同阶段这种相关性一直存在。Alehagen U 等在老年充血性心衰患者中对 CP 和 BNP 水平的监测研究表明，血浆 CP 水平升高，以及血浆 CP 水平和 BNP 水平都升高，都与心衰患者的全因死亡风险正相关。这些研究提示，血浆 CP 与心衰有着良好的相关性，可以作为评价心衰严重程度及预后的指标。

（二）心力衰竭的指导治疗

心力衰竭时，循环中 AVP 升高，引起血流动力学异常，使全身血管阻力和肺毛细血管楔压增加，心搏量降低。AVP 通过 V_2 受体的调节引起的水钠潴留，增加了静脉血容量，使心脏前负荷增加。V_{1a} 受体的激活引起小动脉收缩导致心脏后负荷增加，并促进血管平滑肌细胞有丝分裂，引起细胞增殖；AVP 还引起血管平滑肌细胞的内皮生长因子增加，使心脏损伤并发生心肌重构。这些研究也揭示了治疗心衰的新靶点，如 AVP-V_2 受体拮抗剂托伐普坦已用于心力衰竭患者的治疗，具有利尿降血压的作用。

目前，没有药物直接抑制 AVP 产生，药物都是通过阻断 AVP 相应的受体来起作用。临床常用的 AVP 受体拮抗剂药物有选择性 V_2 受体拮抗剂：托伐普坦（Tolvaptan）、利赛伐坦（Lixivaptan）、沙他伐坦（Satavaptan）、莫扎伐坦（Mozavaptan）等，以及非选择性受体拮抗剂考尼伐坦（Conivaptan）。AVP 的血浆水平与心力衰竭的不良预后相关，因而也被临床研究中用来预测药物的治疗效果和病情预后。Kadota M 等利用精氨酸加压素和血浆醛固酮水平（AVP/PAC）比值监测 AVP 水平对药物的反应。26 名慢性心力衰竭患者使用 AVP 的 V_2 受体阻断剂——托伐普坦，一周内患者体重降低，并且没有检测到 RAAS 系统的激活。但托伐普坦并没有对严重的心力衰竭病程发展有所缓解。Nistor I 等也在 2015 对 13 个临床试验，共 5525 个受试者使用精氨酸加压素抑制剂（VRAs）的 meta 分析，结果表明，VRAs 能够使患者降低体重提高钠潴留，但是并没有改善全因死亡率和心血管事件发生率及肾功能。

问题

目前，缺少大规模的临床试验来研究 AVP 与心力衰竭间的确切关系。首先，小样本临床研究结果并不令人兴奋，另外一个原因是血浆中 AVP 水平的测量不易，因为 AVP 在血浆中活性不稳定，半衰期短且影响因素太多。所以，稳定准确而又快速检测血浆中 AVP 的方法非常重要。因 AVP 与垂体后叶激素运载蛋白（NPⅡ）和糖肽（copeptin, CP）在同一条肽段，CP 和 AVP 在血浆中的生成应该是等摩尔量的，可以最大限度接近血浆中 AVP 产生量，理论上 CP 水平能够侧面反映 AVP 的产生。而且 CP 在应激状态下比较稳定，因此，CP 某些情况下可以作为反映 AVP 的指标对血浆 AVP 进行监测。

 小结

心力衰竭发生时，颈动脉、主动脉弓和左心室压力感受器受损，首先引起交感神经激活，引起 RAAS 激活，然后刺激下丘脑合成分泌 AVP（图 5-6），产生一系列生理活动。

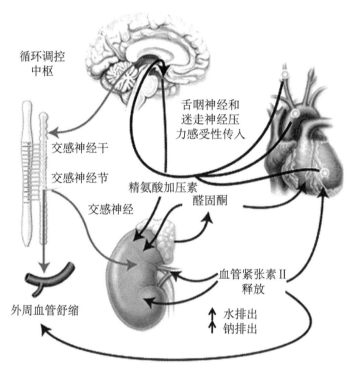

图 5-6 精氨酸加压素在心力衰竭中的病理生理机制

［参考于 Am J Med, 2006, 119 (7A): S47 – S53］

AVP 的 V_2 受体拮抗剂托伐普坦、利希普坦等应用于临床，在对心力衰竭，尤其是伴水潴留的心力衰竭患者显示了一定的治疗效果。AVP 参与了心力衰竭的疾病进程，但是因检测手段的限制，以及利用 AVP 活性测定进行临床研究尚未大规模展开。对 AVP 的检测方法的研究及 AVP 在心力衰竭中的病理生理机制的研究是将来的发展方向。

参 考 文 献

1. Kadota M，Ise T，Yagi S，et al. Response Prediction and Influence of Tolvaptan in Chronic Heart Failure Patients Considering the Interaction of the Renin-Angiotensin-Aldosterone System and Arginine Vasopressin. Int Heart J，57：461 – 5，2016.

2. Pozsonyi Z，Forhecz Z，Gombos T，et al. Copeptin（C-terminal pro arginine-vasopressin）is an independent long-term prognostic marker in heart failure with reduced ejection fraction. Heart Lung Circ，24：359 – 67，2015.

3. Nistor I，Bararu I，Apavaloaie MC，et al. Vasopressin receptor antagonists for the treatment of heart failure：a systematic review and meta-analysis of randomized controlled trials. Int Urol Nephrol，47：335 – 44，2015.

4. Chen X，Lu G，Tang K，et al. The secretion patterns and roles of cardiac and circulating arginine vasopressin during the development of heart failure. Neuropeptides，51：63 – 73，2015.

5. Nappi JM，Sieg A. Aldosterone and aldosterone receptor antagonists in patients with chronic heart failure. Vasc Health Risk Manag，7：353 – 63，2011.

6. Lauten A，Ferrari M，Goebel B，et al. Microvascular tissue perfusion is impaired in acutely decompensated heart failure and improves following standard treatment. Eur J Heart Fail，13：711 – 7，2011.

7. Alehagen U，Dahlstrom U，Rehfeld JF，et al. Association of copeptin and N-terminal proBNP concentrations with risk of cardiovascular death in older patients with symptoms of heart failure. JAMA，305：2088 – 95，2011.

8. Rehsia NS，Dhalla NS. Potential of endothelin-1 and vasopressin antagonists for the treatment of congestive heart failure. Heart Fail Rev，15：85 – 101，2010.

9. Morgenthaler NG. Copeptin：a biomarker of cardiovascular and renal function. Congest Heart Fail，16 Suppl 1：S37 – 44，2010.

10. Katan M，Christ-Crain M. The stress hormone copeptin：a new prognostic biomarker in acute illness. Swiss Med Wkly，140：w13101，2010.

11. Neuhold S，Huelsmann M，Strunk G，et al. Comparison of copeptin，B-type natriuretic peptide，and amino-terminal pro-B-type natriuretic peptide in patients with chronic heart failure：prediction of death at different stages of the disease. J Am Coll Cardiol，52：266 – 72，2008.

12. Rossi J，Bayram M，Udelson JE，et al. Improvement in hyponatremia during hospitalization for worsening heart failure is associated with improved outcomes：insights from the Acute and Chronic Therapeutic Impact of a Vasopressin Antagonist in Chronic Heart Failure（ACTIV in CHF）trial. Acute Card Care，9：82 – 6，2007.

13. Konstam MA, Gheorghiade M, Burnett JC Jr, et al. Effects of oral tolvaptan in patients hospitalized for worsening heart failure: the EVEREST Outcome Trial. JAMA, 297: 1319 – 31, 2007.

14. Gheorghiade M, Rossi JS, Cotts W, et al. Characterization and prognostic value of persistent hyponatremia in patients with severe heart failure in the ESCAPE Trial. Arch Intern Med, 167: 1998 – 2005, 2007.

15. Stoiser B, Mortl D, Hulsmann M, et al. Copeptin, a fragment of the vasopressin precursor, as a novel predictor of outcome in heart failure. Eur J Clin Invest, 36: 771 – 8, 2006.

16. Schrier RW. Water and sodium retention in edematous disorders: role of vasopressin and aldosterone. Am J Med, 119: S47 – 53, 2006.

17. Struck J, Morgenthaler NG, Bergmann A. Copeptin, a stable peptide derived from the vasopressin precursor, is elevated in serum of sepsis patients. Peptides, 26: 2500 – 4, 2005.

18. Lee DS, Austin PC, Rouleau JL, et al. Predicting mortality among patients hospitalized for heart failure: derivation and validation of a clinical model. JAMA, 290: 2581 – 7, 2003.

19. Lee CR, Watkins ML, Patterson JH, et al. Vasopressin: a new target for the treatment of heart failure. Am Heart J, 146: 9 – 18, 2003.

20. Schrier RW, Ecder T. Gibbs memorial lecture. Unifying hypothesis of body fluid volume regulation: implications for cardiac failure and cirrhosis. Mt Sinai J Med, 68: 350 – 61, 2001.

21. Robertson GL. Antidiuretic hormone. Normal and disordered function. Endocrinol Metab Clin North Am, 30: 671 – 94, vii, 2001.

22. Effect of enalapril on survival in patients with reduced left ventricular ejection fractions and congestive heart failure. The SOLVD Investigators. N Engl J Med, 325: 293 – 302, 1991.

23. Szatalowicz VL, Arnold PE, Chaimovitz C, et al. Radioimmunoassay of plasma arginine vasopressin in hyponatremic patients with congestive heart failure. N Engl J Med, 305: 263 – 6, 1981.

第六节　内皮素

内皮素（endothelin, ET）是 1988 年 Yanagisawa 等人在猪主动脉内皮细胞中分离并提纯的一种 21 个氨基酸组成的多肽，分子量 2.4kD。内皮素（ET）是一种可引起强烈的缩血管和促进神经内分泌作用的小分子多肽，是最强的血管收缩因子。具有促进血管平滑肌细胞增殖、收缩血管、升血压的作用。目前主要发现三种同源异肽，ET-1、ET-2、ET-3。ETs 具有一定的组织特异性，ET-1 主要在心血管系统中表达；

ET-2 主要在肠组织中表达，ET-3 主要在肺、脾、胰腺中表达。ET-1 是 RAAS 和 SNS 的强刺激因子，血浆 ET-1 水平与心力衰竭患者症状严重程度、恶化和预后情况相关，血液 ET 水平增加与心力衰竭的加重程度呈正相关，因而备受关注。内皮素以旁分泌和自分泌的方式激活特定的受体，再通过这些在不同组织中广泛分布的受体引起复杂的生理反应，可导致细胞肥大增生，参与心脏重塑过程。因而 ET-1 既作为一种生物标志物用于心衰的评价，又作为一种调控因子在心血管疾病中发挥生物学效应。

一、简介

ET 基因 EDN1 定位于 6p24.1，长度为 6.8kb，含 5 个外显子和 4 个内含子。经过转录，翻译形成 212 个氨基酸组成的内皮素前体原，即 proET-1。在胞质中的蛋白酶作用下裂解成为由 39 个氨基酸组成的前体，即大 ET-1，大 ET 在内皮素转换酶（ECE）的作用下进一步水解成为由 21 个氨基酸组成的成熟 ET-1，分子量为 2.4kD。ET-1 转录表达是由 ET-1 基因 5′端的启动子来调控。进一步的翻译后修饰是通过前 ET-1 的 mRNA 的 3′非转录区的"自杀模序"来实现选择性调控。血管内的物理和化学因素，如剪切力、牵张力、肾上腺素、血管内皮紧张素 II、皮质醇、凝血酶、细胞炎症因子、转化生长因子、缺氧等，均可诱导 ET-1 的表达，它们激活细胞内相应的信号通路之后，通过 PKC 通路，最终通过转录因子 AP-1 与调控区域结合，促进 ET 基因的转录。而前列腺素、NO、PGI2、心钠素及肝素等能够通过提高 cGMP 或 cAMP 水平，激活下游信号通路来抑制 ET-1 的表达。

（一）体内分布和代谢

ET-1 主要由血管内皮细胞合成，以自分泌和旁分泌的方式发挥作用。内皮素受体有 2 种，ET-A 和 ET-B，与 G 蛋白偶联。ET-A 受体与 ET-1 的亲和力最好，ET-B 受体则对所有三种异肽有着相同的亲和力。受体在不同组织的表达不同，ET-A 主要在人的主动脉表达，其次是肺、心脏和脑等。ET-A 主要介导血管收缩和细胞增殖、纤维化。ET-B 可在人体多种组织中表达，ET-B 可进一步分为 ET-B1 和 ET-B2，前者分布在内皮细胞，介导血管舒张和负性肌力作用；后者分布于平滑肌细胞和心肌细胞，介导血管收缩和正性肌力作用。因各器官受体类型比例不同，所以 ET-1 在不同的器官会表现出不同的生物学效应。

（二）主要功能

ET-1 通过直接作用于心肌细胞和平滑肌细胞表面受体，在心血管疾病发病机制中起到关键作用。ET 与受体结合后激活与 G 蛋白相偶联的磷脂酶 C，生成 DG 和 IP3，继而生成 IP4。IP3 促进细胞内肌质网释放 Ca^{2+}，而 IP4 则开放细胞膜钙通道，使细胞外钙内流，细胞内 Ca^{2+} 浓度升高，Ca^{2+} 介导肌细胞收缩，同时还可通过 DC 活化蛋白激酶 C（PKC），改变离子通道的通透性，激活申压依赖性钙通道，最终增强 Ca^{2+} 介导的细胞收缩过程。ET-1 在心肌中另一个重要作用是通过调控 ERK1/2 途径，刺激肌细胞生长和肌纤维生成，导致心肌肥厚。

在生理条件下 ET-1 在血浆中的含量很低，主要通过血管平滑肌细胞上的 ETA 受体，引起血管的强烈和持久的收缩，参与血压的生理调节和维持。ET 作为激素调节肽，还可以影响心脏的内分泌功能。ET 以浓度依赖的方式，刺激心脏或心肌细胞释放 AngⅡ和儿茶酚胺，进一步促进心肌细胞的收缩，并且 AngⅡ也可再促进心肌释放 ET。

（三）实验室检查

实验室检测内皮素常用的方法是放射免疫法（DIA）和 ELISA 方法，临床研究表明，血浆 ET 水平可作为慢性心力衰竭的辅助诊断和辅助判断药物治疗效果的指标之一。

由于 ET-1 不稳定，在血浆中半衰期很短，并且很快与受体结合，精确测量ET-1活性比较困难，所以评价血浆中高 ET-1 水平与慢性心衰患者的死亡率间的关系并不被广泛认可。目前替代直接检测血浆中 ET-1 的水平的方法是，以测量 C 端 proET-1（前内皮素原的片段）在循环系统中的水平来推算血浆中 ET 水平。

二、内皮素在心力衰竭中的研究进展

心力衰竭是各种病因心脏病终末阶段的主要临床表现，在心力衰竭的病情进展中，除了交感神经系统和肾素 - 血管紧张素 - 醛固酮系统（RAAS）的激活，还有内皮素系统的参与。

ET-1 与心肌细胞上的 ET-A 受体结合，可使心肌细胞肥大、纤维结缔组织增生，导致心室重构，同时可降低心肌收缩力，最终发展为慢性心力衰竭。除作用于心脏本身外，内皮素对其他脏器的作用也参与了疾病的病理生理过程。在肾，ET 与 ETA 受体结合，使肾小球入球和出球小动脉收缩，导致肾血流量和肾小球滤过率下降。肾髓质集合管上皮细胞也可产生 ET-1，与 ETB 受体结合，调节肾单位的水钠转运，实现排钠、排水的作用。在肺，其介导的血管收缩和血管重构作用导致肺动脉高压、右心衰竭。此外，ET-1 可刺激肾素、血管紧张素、醛固酮、心房钠尿肽、儿茶酚胺的释放。还可作为前炎性介质，导致动脉粥样硬化的发生发展。心力衰竭时，血浆内皮素水平升高，并且与肺动脉压力尤其是肺血管阻力升高相关。血浆中升高的内皮素主要来自于肺和心肌细胞的合成释放。血浆内皮素水平与心力衰竭的严重程度相关，与 NYHA 分级正相关，与左室射血分数（LVEF）负相关。由此可见，ET-1 的过度释放通过直接或间接地作用在系统和器官各方面促进心力衰竭的病情进展。

（一）心力衰竭的预测、危险分层和预后评估

许多临床研究已经证明，循环中 ET-1 水平的提高与血流动力学水平和心脏功能损伤相关，并且使心力衰竭进一步恶化。ET-1 导致了急性和慢性的血管阻力提高，从而导致心室和血管重塑，炎症和心律失常。心力衰竭心脏的组织中 ET 水平也提高，研究表明 ET 水平能够作为生存的独立预测因素。血浆中 ET-1 和大 ET-1 水平在心力衰竭患者中均提高，并与肺动脉压力、疾病严重程度和死亡率相关。

Antonio L Perez 等入选了 872 名急性心力衰竭患者，研究血浆 ET-1 水平与短期患者死亡率及再入院率的关系。研究发现，急性心衰患者入院 ET-1 水平，甚至48～72 小时后的血浆 ET-1 水平都与 6 个月死亡率独立相关。Pousset F 等在对 120 个慢性心力衰竭患者的研究中发现，血浆内皮素水平与心力衰竭患者一年内死亡率正相关，血浆 ET-1 水平的提高能够预测心血管事件发生。Omland T 等也对 142 个急性心梗患者的研究中发现，心梗后三天内的内皮素水平高低与一年内生存率明显负相关。ET-1 浓度随着心力衰竭病情的好转而下降，ET-1 是一个独立的、非侵害性的评估指标。在另一方面，心衰患者血浆中内皮素前体物质——大 ET-1 浓度与生存率也有着密切的联系，也能较好地反映患者的预后。血浆中 ET-1 可以作为慢性心衰患者病情进展和病情分层预后的预测标志物。Jankowska EA 等在对 491 个心力衰竭患者的血浆 CT-proET-1 水平检测研究发现，在调整 NT-proBNP、LVEF、年龄、肌酸酐、NYHA 分级之后，内皮素前体水平升高（CT-proET-1）是预测患者 12 个月内心血管死亡发生的最佳预测因素。CT-proET-1 和 CT-proBNP 联合检测应用能够区分有不良心血管事件发生的心力衰竭。

Skiendzielewski J 等对 34 名室间隔缺损的儿童血浆 ET-1 水平和健康儿童血浆对比检测发现，血浆 ET-1 水平在先天性心脏病（室间隔缺损）导致的儿童心力衰竭中升

高，但是血浆 ET-1 水平与儿童心衰程度没有直接关系。

（二）心力衰竭的指导治疗

由于内皮素是目前已知的最强的血管收缩因子，通过影响心肌负荷和降低冠脉血流量而导致充血性心力衰竭。其拮抗剂有扩张血管的作用，目前对内皮素的了解主要来自于对其受体阻断剂等内皮素拮抗剂的研究。目前临床在研究应用的内皮素拮抗剂主要有：Tezosentan、Bosentan、Enrasentan 和 BQ-123 选择性抑制剂，在动物实验研究基础上进一步探索内皮素受体阻断剂在心血管疾病治疗中的临床应用前景。

研究表明，内皮素水平提高会导致心脏重塑，因而内皮素对心肌有直接毒性。ET-1 在心衰和正常的心肌中的效应不同，左室收缩功能障碍的患者在使用 ETa 受体阻断剂后，收缩功能提高，而左室收缩功能正常的患者心肌会显示收缩力降低。这可能与 ET-A 受体在心衰心脏中表达上调，而 ET-B 受体表达下调有关系。有研究证明，给急性心力衰竭患者静脉注射替唑生坦，能提高心脏指数和肺毛细血管楔压；但是临床随机对照实验证明，静脉注射替唑生坦治疗慢性心力衰竭的结果并不理想。在稳定性慢性心衰的患者中，内皮素受体阻断剂的临床实验也证明对终末期事件无效，并且伴随严重的副作用发生。

Milo-Cotter O 等在对内皮素受体抑制剂——替唑生坦在急性心力衰竭患者的治疗评价研究（VERITAS）中发现，血浆 ET-1 水平能够预测 30 天内心力衰竭恶化事件的发生。Rehsia NS 和 Dhalla NS 总结研究并系统比较了使用内皮素阻断剂药物如波生坦、达卢生坦和 ET-A 受体阻断剂 BQ-123 治疗心力衰竭患者的临床和动物实验研究，应用内皮素阻断剂在短期内会显示血流动力学改善，但是长期的治疗应用效果还有待评估。在早期应用内皮素拮抗剂治疗心衰患者的临床试验中，患者停止使用 ACEI，应用波生坦治疗，在不引起反射性心动过速或血管紧张素 II 增加及去甲肾上腺素浓度改变的情况下，能够改善体循环和肺循环的血流动力学。对于应用 ACEI 和血管紧张素 II 受体阻断剂的患者，加用内皮素转换酶抑制剂（磷阿米酮）、ET-A 受体阻断剂（BQ-123）、非特异性内皮素受体阻断剂（BOSENTAN），都可使血管舒张且改善血流动力学状况。

血浆 ET-1 水平用于评价心力衰竭药物治疗效果。Lauten A 等对 27 名急性心力衰竭患者的治疗研究发现，尽管对心衰患者进行标准药物治疗前 ET-1 和 BNP 水平均高于正常值上限，随着药物干预治疗及病情好转，ET-1 和 BNP 水平均降低（图 5-7）。血浆 ET-1 由之前的 5.08 ± 0.72pg/ml 降低至 4.81 ± 0.59pg/ml （$P < 0.01$），而 BNP 由

2163 ± 1577 pg/ml 降低至 1003 ± 945 pg/ml（$P < 0.05$）。患者心肌组织微血管再灌注情况改善。

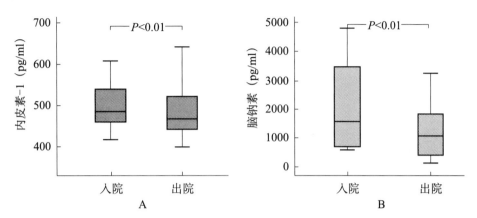

图 5-7　急性失代偿心力衰竭患者血浆 ET-1（A）和 BNP（B）在治疗前后的比较

［参考于 Eur J Heart Fail，2011，13（7）L：711 – 7，适当修改］

问题

　　心力衰竭患者血液中的 ET-1 水平高，并且随着治疗干预和病情好转降低。也被作为药物干预治疗靶点进行深入研究。但是血浆 ET-1 单独作为预测病情的危重程度的指标依然存在争议。自从 ET 被发现以来，其在各个器官的功能作用也逐渐被深入研究。ET 除了具有收缩血管的功能，还具有细胞因子和激素活性。ET 具有强烈的收缩血管和促进有丝分裂的作用，ET 表现出了广泛的细胞活性调控，包括有丝分裂、细胞生长、血管生成、骨质重塑、感受器刺激、肿瘤免疫细胞生成、内皮到基质的侵袭和转移，与多种疾病密切相关。ET 受体拮抗剂是第一个对治疗肺动脉高压有效的抑制剂，一些研究还表明，内皮素受体拮抗剂能够治疗癌症，尤其是卵巢癌。因而，为研究特异的针对心血管系统的药物，目前正关注在特异性内皮素受体阻断剂的研究如 BQ-123。因选择性和非选择性阻断剂存在功效、安全性和肝毒性等问题，还有人提出通过干涉内皮素转换酶来控制内皮素的产量以达到治疗目的。内皮素拮抗剂不但有助于阐明内皮素在一般生理学过程中和多种病理学条件下的效应，而且也提供了一种新的治疗手段。深入了解内皮素作用的分子机制将有助于新药的开发和寻找新的治疗靶点。

总结

　　应用血液标志物对心力衰竭患者病情进行准确的预测评估并进行严重程度分组仍然是一个挑战。几十年来，从血浆、尿液等体液系统中寻找有价值的诊断 marker 和治疗靶点从来没有停止过，如果能够找到对心力衰竭诊断提前预知，准确分辨具有死亡高风险的患者，能够帮助医生和患者在疾病的早期就做出准确有效的疾病治疗计划，将会大大提高患者的生存年限和生存质量。

参 考 文 献

1. Perez AL, Grodin JL, Wu Y, et al. Increased mortality with elevated plasma endothelin-1 in acute heart failure: an ASCEND-HF biomarker substudy. Eur J Heart Fail, 18: 290 – 7, 2016.

2. Skiendzielewski J, Werner B. Importance of plasma endothelin-1 level in the evaluation of heart failure severity in infants with ventricular septal defect. Kardiol Pol, 72: 459 – 64, 2014.

3. Shao D, Park JE, Wort SJ. The role of endothelin-1 in the pathogenesis of pulmonary arterial hypertension. Pharmacol Res, 63: 504 – 11, 2011.

4. Ohmae M. Endothelin-1 levels in chronic congestive heart failure. Wien Klin Wochenschr, 123: 714 – 7, 2011.

5. Mueller EE, Momen A, Masse S, et al. Electrical remodelling precedes heart failure in an endothelin-1-induced model of cardiomyopathy. Cardiovasc Res, 89: 623 – 33, 2011.

6. Milo-Cotter O, Cotter-Davison B, Lombardi C, et al. Neurohormonal activation in acute heart failure: results from VERITAS. Cardiology, 119: 96 – 105, 2011.

7. Lauten A, Ferrari M, Goebel B, et al. Microvascular tissue perfusion is impaired in acutely decompensated heart failure and improves following standard treatment. Eur J Heart Fail, 13: 711 – 7, 2011.

8. Kawanabe Y, Nauli SM. Endothelin. Cell Mol Life Sci, 68: 195 – 203, 2011.

9. Jankowska EA, Filippatos GS, von Haehling S, et al. Identification of chronic heart failure patients with a high 12-month mortality risk using biomarkers including plasma C-terminal pro-endothelin-1. PLoS One, 6: e14506, 2011.

10. Handoko ML, de Man FS, Vonk-Noordegraaf A. The rise and fall of endothelin receptor antagonists in congestive heart failure. Eur Respir J, 37: 484 – 5, 2011.

11. Rehsia NS, Dhalla NS. Potential of endothelin-1 and vasopressin antagonists for the treatment of congestive heart failure. Heart Fail Rev, 15: 85 – 101, 2010.

12. Lainscak M, Anker SD. Prognostic factors in chronic heart failure. A review of serum biomarkers, metabolic changes, symptoms, and scoring systems. Herz, 34: 141 – 7, 2009.

13. Jarolim P. Serum biomarkers for heart failure. Cardiovasc Pathol, 15: 144 – 9, 2006.

14. Latini R, Masson S, Anand I, et al. The comparative prognostic value of plasma neurohormones at baseline in patients with heart failure enrolled in Val-HeFT. Eur Heart J. 25: 292 – 9, 2004.

15. Hulsmann M，Stanek B，Frey B，et al. Value of cardiopulmonary exercise testing and big endothelin plasma levels to predict short-term prognosis of patients with chronic heart failure. J Am Coll Cardiol，32：1695－700，1998.

16. Pousset F，Isnard R，Lechat P，et al. Prognostic value of plasma endothelin-1 in patients with chronic heart failure. Eur Heart J，18：254－8，1997.

17. Omland T，Lie RT，Aakvaag A，et al. Plasma endothelin determination as a prognostic indicator of 1-year mortality after acute myocardial infarction. Circulation，89：1573－9，1994.

18. 汤健，魏英杰. 心血管活性物质与心血管疾病. 北京医科大学中国协和医科大学联合版社，1997.

（柳胜华）

第六章 心肌损伤

在过去的几十年里，心肌细胞损伤的标志物在心肌梗死的诊断和梗死区大小的评价中起到了重要作用。近些年发现这些标志物在心力衰竭的疾病分层、预后等方面也扮演着重要角色，本部分就心力衰竭的细胞损伤标志物做一概述。

第一节 心脏特异的肌钙蛋白 I 和 T

目前认为三种肌钙蛋白（troponins）作为心肌细胞收缩系统的一部分，即肌钙蛋白 C，I，T（TnC，TnI，TnT），其中只有 TnI 和 TnT 是心脏特异的，在心肌损伤后被释放到循环系统中，虽然两者在循环系统中的浓度和检测特点存在差异，但这并不影响它们共同作为心脏损伤的标志物。因此，除非特指，均可以统称为肌钙蛋白（Tn）。除了能应用于急性冠脉事件的诊断，目前 Tn 也在其他疾病中得到检测，比如心力衰竭。

一、简介

（一）生物学介绍

Tn 是参与心脏和骨骼肌收缩调节的蛋白，其复合物调节条纹肌中钙离子介导的肌动蛋白和肌浆球蛋白的关联。骨骼肌和心脏中的肌钙蛋白由不同基因编码并有不同的结构。TnT 分子量 37kD，与心脏肌原纤维旋光肌蛋白复合体紧密结合。TnI 分子量 24kD，可降低 TnC 对钙离子的亲和性，特别之处在于它并不在损伤或再生的骨骼肌中表达，所以是心肌损伤特异的蛋白。肌钙蛋白在循环血中的半衰期大约为数小时，由肾脏排出体外，游离 cTnI 在循环血中的半衰期大约为 67 分钟。

（二）释放的机制

心衰患者循环肌钙蛋白（cTn）释放的潜在机制仍然不清楚，在不同患者机制也可能不同（图 6-1）。目前已报道的研究一致认为它的释放存在于伴或不伴有阻塞性心外膜的冠状动脉疾病，这说明存在不同于明显的心肌缺血的机制。这些机制包括内膜下缺血导致的心肌细胞坏死，炎症因子或氧化应激导致的心肌细胞损伤、心肌冬眠或凋亡。另外，cTn 的释放可能来源于损伤但仍存活的心肌中胞质膜的渗透和 cTn 胞液池的泄漏。最近的研究表明，并未发生坏死的心肌以一种整合素介导的拉伸相关的机制释放 cTn 的完整蛋白。还有研究认为，由于升高的预压导致钙离子处理的改变会引起胞内蛋白酶的激活从而降解 cTn，释放其片段入循环。无论是哪种机制，包括前面提到的心肌细胞坏死，凋亡或 cTn 的降解，都可能会导致心力衰竭的心脏功能异常和进程的发展。来自于欧洲的一项大的观察性研究发现，低水平的 cTn 和完全无症状的心力衰竭的发展之间有关联。这些数据与之前 BNP 的研究有些类似。

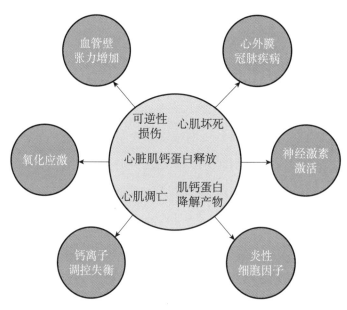

图 6-1 心脏肌钙蛋白释放机制

（参考于 J Am Coll Cardio, 2010, 56: 1071 – 1078）

二、Tn 作为心力衰竭生物标志物的研究进展

用目前的分析手段在一般人群中很难检测到 cTnI (0.7%)。1997 年, Missov 等首次在心衰患者中检测到 cTn 的水平升高, 高敏检测方法发现, 35 个严重心衰患者的 cTnI 平均值为 0.74ng/ml, 但标准检测方法只检测到了一个患者有明显的 cTn 水平升高。Latini 等所做的临床研究 Val-HeFT 存在同样的问题, 高敏检测可发现 92% 的患者 cTn 呈阳性, 但传统手段只能检测到 10.4%。下面详细介绍 cTn 作为心衰标志物的研究进展。

(一) 心力衰竭的预测和预后评估

多项研究评价了循环中 cTn 水平升高和心衰不良的临床预后关系。心衰患者中 cTn 浓度变化, 对心衰严重程度及预后有重要预测作用。美国 ACC/AHA 指南将心力衰竭发展分为 ABCD 四个阶段, 更好地反映了心力衰竭的长期发展变化, 最近 Liquori 等对心力衰竭各个阶段检测到的心肌肌钙蛋白水平进行了总结 (图6-2)。对于急性心衰患者, ADHERE 研究发现, 无论用何种临床检验方法检测到的 cTn 浓度升高都与死亡率的升高明显相关。这种关系不依赖于患者的人口分布、生命体征、体检结果、实验室变量和 BNP 水平。You 等所做的 EFFECT 研究也有相似的结果, 即使经过多元分析, cTn 水平的升高仍与死亡率的增加相关, 并呈现出剂量效应。虽然在急性心衰患者住院治疗过程中 cTn 改变的相关数据很有限, 但一些研究也对 cTn 进行了连续的测量。在一个对 62 个急性心衰患者的小型研究中, cTnT 水平持续升高 ($\geqslant 0.02$ng/ml) 的患者比无 cTnT 水平升高的患者有着更差的预后。Metra 等发现, 在急性心衰患者住院过程中, 任何 cTn 水平升高都会引起较大幅度的疾病危险性升高。Vorovich 等研究发现, cTnI 与心衰加重显著相关; 慢性心衰患者, cTnT 水平每升高 20ng/L, 患者的再住院和死亡风险增加 9%。高敏方法检测比一般方法检测预测作用更强。为了研究慢性心衰中不同类型的 cTn (低敏和高敏) 的预后价值, Nagarajan 等选择 PubMed、Cochrane Library 和 Web of Science 三个数据库的 16 篇研究论文用于数据分析。慢性心衰患者的 cTn 水平升高与高死亡率 (HR 2.85; 95% CI 2.02 ~ 4.03) 相关, 高敏和低敏 cTn 间没有显著统计学差异 ($P = 0.54$)。

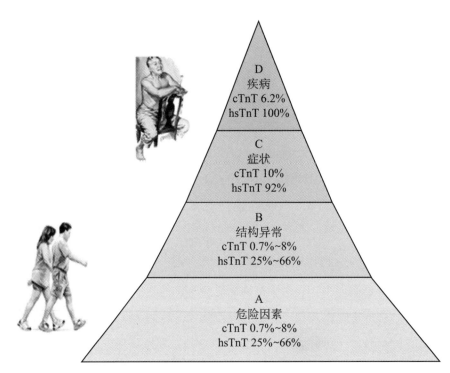

图 6-2　心力衰竭各个阶段的心肌肌钙蛋白水平

cTnT：心肌肌钙蛋白；hsTnT：高敏肌钙蛋白

（参考于 Clin Chem，2014，47：327－337）

同样，在急诊的心衰患者也证实了 cTn 释放的预后意义。前面提到的 Val-HEFT 研究，同时用标准的化验方法和高敏方法比较了水平升高的 cTnT 的预后意义。用高敏方法检测出其中 92% 的患者 cTnT 水平升高，并且高敏 TnT 是分析的多个危险因素中对死亡率最重要的一个预测因子。大规模临床研究观察到，高敏 TnT 水平升高的心衰患者存在左心室肥厚和心脏收缩功能降低，推测心脏重塑过程中存在收缩功能减低，引起心肌的持续损伤。

Pokharel 等的工作表明，cTnT 水平越高意味着患心血管疾病的风险越高，特别是心力衰竭。Miller 等对 CHF 的 cTnT 和 BNP 进行了连续的监测。54% 的患者在基线时可检测到 cTnT（≥0.01ng/ml），28% 的患者≥0.03ng/ml。这项研究发现，循环中 cTnT 的存在与死亡或心脏移植危险性有着强关联。亚组分析显示，经多元分析循环中 cTnT >0.03ng/ml 具有最高的危险性。另外，生物标志物的连续测量揭示 cTn 水平的改变与危险性的改变相关，cTn 浓度受到多种因素影响，与心衰严重程度及预后密切相关。就在最近，Miller 再一次检测了急诊心衰患者 cTnT 的连续水平。在这项研究中，将患者分为无 cTnT 水平升高，有一个级别的升高或持续的升高三组。他们发现，cTnT

水平升高反映更高的死亡或心脏移植的危险性。这些数据支持一种假说，即恶化的心衰是由亚临床的心肌损伤介导的。心肌损伤的程度可能会导致心室功能的恶化及更差的临床预后。Shweta 等通过一种新方法在 99 个左心室收缩功能障碍患者中连续测量高敏 cTn，发现在所有受试者中均可检测到高敏 cTn，且在 56.7% 受试者中其水平高于正常群体。

（二）慢性心力衰竭向急性心力衰竭的转换

除了对心衰的预测意义，cTn 与其他生物标志物的共同研究，也能使我们对慢性代偿性心衰向急性非代偿性心衰的转换有一个新的认识。研究者推测这种转换并不是一种简单的慢性心力衰竭的恶化，而是心脏肾上腺轴的急性损伤而导致失代偿。急性心衰初期的心肌损伤可能是失代偿的原因或结果，但无论如何，都可以预测患者的心衰进程，心衰的入院及后续的心衰事件强烈地支持了这种假说。在最近的一项重要研究中，Biolo 等比较了急性心衰、稳定性心衰患者和正常对照的 BNP、cTn 和血管重建的标志物。与对照组和稳定组比较，急性心衰患者的 cTn、胶原合成酶的标志物和胞外基质重建标志物都明显升高。这些数据表明了心肌损伤和血管重建之间存在一定的联系。Felker 等在 1074 例 RELAX-AHF 患者中研究了高敏 cTn 和急性心衰之间的关联，在 90% 急性心衰患者中高敏 cTn 的水平超过正常人群 99% 分位值水平上限，cTn 水平与心衰或其他心血管事件的死亡率显著相关。

cTn 或许并不仅仅是一种心衰恶化的标志物，还起到了中间介导的作用。在一些患者，心肌梗死后会产生 cTnI 的自身抗体。很明显，这些抗体会影响对循环中 cTn 的检测。在小鼠模型中，抗 cTnI 的自身抗体会导致严重的扩张性心肌病，由 L-型钙内流的增强致钙过载介导，从而导致心肌细胞功能异常。在人类这种机制对心衰的发展和进程有多大程度的影响我们还不清楚，但或许是将来研究和治疗的靶点。

问题

对于 cTn 在心力衰竭中的标志物作用还存在着一些不能回答的临床问题。现在的研究更多的关注于基线水平 cTn 的评价，而连续的测量还是很少。在急性心力衰竭，心脏损伤的进程和疾病的临床表现的关系还不明确——心脏损伤是失代偿的原因还是血流动力学改变导致的失代偿的结果，或是急性心衰治疗的结果？另外，目前的很多研究都关注于收缩功能异常的心衰患者，而鲜有研究探讨 cTn 在一些重要的流行病学人群中的作用（如心衰但射血分数正常的患者）。将来的研究可以关注 cTn 和 BNP 联合的预测作用，另外，一些新的心脏损伤标志物如心型脂肪酸性蛋白（H-FABP）也许优于 cTn 或对 cTn 的作用进行补充。

 小结

心脏肌钙蛋白作为一种心脏损伤的标志物可以在很大一部分的急慢性心衰患者中进行检测。检出率取决于化验手段的敏感性。无论哪种浓度，在循环中存在的可检测到的 cTn 都表现出很重要的预测作用。心脏 cTn 的水平与急慢性心衰的发生率和死亡率均密切相关，为标准的临床化验和其他实验室变量提供更多的预测信息。随着化验方法敏感性的提升，cTn 被更多的看作是连续变量。之前的研究表明，cTn 可以有助于评价对心衰治疗的反应及辨别出哪些患者需要更多的重点监测和干预。在急慢性心衰的心肌损伤过程中释放 cTn 的机制还有待进一步的解释。很多未解决的问题需要更多前瞻性、高质量的数据来解释，如机制、时机及 cTn 在心衰患者释放的临床含义。

参 考 文 献

1. Pokharel Y，Sun W，Villareal DT，et al. Association between high-sensitivity troponin t and cardiovascular risk in individuals with and without metabolic syndrome：The aric study. Eur J Prev Cardiol，2016.

2. Torre M，Jarolim P. Cardiac troponin assays in the management of heart failure. Clin Chim Acta，441：92 - 8，2015.

3. Motiwala SR，Gaggin HK，Gandhi PU，et al. Concentrations of highly sensitive cardiac troponin-i predict poor cardiovascular outcomes and adverse remodeling in chronic heart failure. J Cardiovasc Transl Res，8：164 - 72，2015.

4. Felker GM，Mentz RJ，Teerlink JR，et al. Serial high sensitivity cardiac troponin t measurement in acute heart failure：Insights from the relax-ahf study. Eur J Heart Fail，17：1262 - 70，2015.

5. Boland TA，Lee VH，Bleck TP. Stress-induced cardiomyopathy. Crit Care Med，43：686 - 93，2015.

6. Liquori ME，Christenson RH，Collinson PO，et al. Cardiac biomarkers in heart failure. Clin Biochem，47：327 - 37，2014.

7. Nakamura Y，Yoshihisa A，Takiguchi M，et al. High-sensitivity cardiac troponin t predicts non-cardiac mortality in heart failure. Circ J，78：890 - 5，2014.

8. Kotecha D，Manzano L，Altman DG，et al. Individual patient data meta-analysis of beta-blockers in heart failure：Rationale and design. Syst Rev，2：7，2013.

9. Nagarajan V，Hernandez AV，Tang WH. Prognostic value of cardiac troponin in chronic stable heart failure：A systematic review. Heart，98：1778 - 86，2012.

10. Maisel AS, Choudhary R. Biomarkers in acute heart failure——state of the art. Nat Rev Cardiol, 9: 478 – 90, 2012.

11. Doi T, Nakata T, Hashimoto A, et al. Synergistic prognostic values of cardiac sympathetic innervation with left ventricular hypertrophy and left atrial size in heart failure patients without reduced left ventricular ejection fraction: A cohort study. BMJ Open, 2012.

12. Boogers MJ, Fukushima K, Bengel FM, et al. The role of nuclear imaging in the failing heart: Myocardial blood flow, sympathetic innervation, and future applications. Heart Fail Rev, 16: 411 – 23, 2011.

13. Agewall S, Giannitsis E, Jernberg T, et al. Troponin elevation in coronary vs. Non-coronary disease. Eur Heart J, 32: 404 – 11, 2011.

14. Omland T. New features of troponin testing in different clinical settings. J Intern Med, 268: 207 – 17, 2010.

15. Peacock W Ft, De Marco T, Fonarow GC, et al. Cardiac troponin and outcome in acute heart failure. N Engl J Med, 358: 2117 – 26, 2008.

16. Braunwald E. Biomarkers in heart failure. N Engl J Med, 358: 2148 – 59, 2008.

17. You JJ, Austin PC, Alter DA, et al. Relation between cardiac troponin i and mortality in acute decompensated heart failure. Am Heart J, 153: 462 – 70, 2007.

18. Miller WL, Hartman KA, Burritt MF, et al. Serial biomarker measurements in ambulatory patients with chronic heart failure: The importance of change over time. Circulation, 116: 249 – 57, 2007.

19. Latini R, Masson S, Anand IS, et al. Prognostic value of very low plasma concentrations of troponin t in patients with stable chronic heart failure. Circulation, 116: 1242 – 9, 2007.

20. Kuwabara Y, Sato Y, Miyamoto T, et al. Persistently increased serum concentrations of cardiac troponin in patients with acutely decompensated heart failure are predictive of adverse outcomes. Circ J, 71: 1047 – 51, 2007.

21. Arimoto T, Takeishi Y, Niizeki T, et al. Cardiac sympathetic denervation and ongoing myocardial damage for prognosis in early stages of heart failure. J Card Fail, 13: 34 – 41, 2007.

22. Sato Y, Kita T, Takatsu Y, et al. Biochemical markers of myocyte injury in heart failure. Heart, 90: 1110 – 3, 2004.

23. Feng J, Schaus BJ, Fallavollita JA, et al. Preload induces troponin i degradation independently of myocardial ischemia. Circulation, 103: 2035 – 7, 2001.

24. Missov E, Calzolari C, Pau B. Circulating cardiac troponin i in severe congestive heart failure. Circulation, 96: 2953 – 8, 1997.

25. Adams JE, 3rd, Bodor GS, Davila-Roman VG, et al. Cardiac troponin i. A marker with high specificity for cardiac injury. Circulation, 88: 101 – 6, 1993.

26. Kamm KE, Stull JT. Regulation of smooth muscle contractile elements by second messengers. Annu Rev Physiol, 51：299 – 313, 1989.

第二节　**心型脂肪酸结合性蛋白**

一、简介

（一）生物学介绍和主要功能

脂肪酸结合性蛋白（fatty acid-bingding protein，FABP）是一个小分子蛋白，分子量 15kD，能够参与人体细胞内脂肪酸的吸收、代谢和转运，因此在心肌细胞、肝细胞等脂肪酸代谢活跃的组织细胞中含量较多。表达于有着活跃的脂肪酸代谢的组织，如心脏和肝脏。它最初的功能是有助于胞内长链脂肪酸的转运。其他的功能也包括通过介导脂肪酸信号向氧化物酶体增殖物激活受体（PPARs）的转导来调节基因表达；保护心脏细胞免受原位高浓度长链脂肪酸的清除效应。FABPs 细胞的表达最初是在转录水平来调节并对各种病理生理条件下的脂质代谢做出应答。

（二）各类 FABP 的组织含量和分布

目前已经发现了 9 种不同的类型，每种类型有着特定的组织分布，细胞内半衰期 2~3 天。这些类型根据它们首次被发现的组织来命名，属于一个细胞内脂质结合蛋白的多基因家族。胞质 FABPs 几乎在所有的啮齿类和人类中发现，包含 126~137 个氨基酸残基，氨基酸序列的同源性 20%~70%。其中心型 FABP（H-FABP）和 L-FABP 是两种呈多组织分布的主要类型。其中 H-FABP 具有心脏特异性，主要在心肌细胞表达，当心脏受到损伤时就会快速释放到循环中，因此，H-FABP 也被称为心脏型脂肪酸结合蛋白。

二、H-FABP 作为心力衰竭生物标志物的研究进展

（一）对心力衰竭心肌脏损伤严重程度的判断作用

H-FABP 在心脏细胞中转运长链脂肪酸，并在心肌损伤时快速释放入循环，它已经

被作为急性心肌梗死的早期和敏感的诊断标志物。近几年的研究也发现它在心力衰竭进行性心肌损伤过程中起到了生物标志物的作用。

Arimoto 等发现，水平升高的 H-FABP 预示了进行性的心肌细胞损伤，并辨别出具有高危心血管事件的充血性心力衰竭患者。该研究用 ELISA 法检测了 179 个充血性心衰患者和 20 个年龄匹配的正常对照的血清 H-FABP 的水平。患者 H-FABP 的血清水平明显高于对照组（5.7 ± 4.8ng/ml vs 2.7 ± 0.8ng/ml，$P < 0.01$），并随着 NYHA 级别的增加而升高（$P < 0.01$）。具有高水平 H-FABP 的患者较正常水平的患者心血管事件发生率明显增加（43% vs 7%，$P < 0.0001$）。并且 Cox 多元危险性分析显示，水平升高的 H-FABP 是心血管事件的独立预测因子。该研究团队在另一项研究中将 ^{123}I-MIBG 成像与 H-FABP 评价结合起来发现，可提升预测心力衰竭的准确性。[123]I-MIBG 成像能够对心力衰竭提供强有力的诊断和预测信息。该研究前瞻性地研究了 104 个心衰患者，对其进行 ^{123}I-MIBG 扫描，同时检测血清 H-FABP 和血浆 BNP 的水平并评价临床预后。多元 Cox 回归分析显示，升高的 H-FABP 水平和 ^{123}I-MIBG 延迟的心脏/纵隔膜比率（H/M）（而非 BNP）是心血管事件独立的预测因子。两者的临界值分别为：H-FABP 为 5.2ng/ml，延迟的心脏/纵隔膜比率为 1.73。心血管事件的发生率在两者同时异常的患者会明显升高。

Nizeki 等比较了 H-FABP 和 TnT 在检测慢性心力衰竭进行性心肌损伤中的敏感性，结果发现 H-FABP 更加敏感并对辨别高危患者更有效。他们检测了 126 个慢性心衰患者入院时的血清 H-FABP 和 TnT 水平，并随访了 474 ± 328 天。根据前期的研究，将两者的临界值设定为 4.3ng/ml 和 0.01ng/ml。在所有的心衰患者和严重的心衰患者 H-FABP 的阳性率均明显高于 TnT。在有心血管事件的患者，H-FABP 比 TnT 的检出更频繁（88% vs 44%，$P = 0.01$）。在 93 个 TnT 阴性的患者中有 33 个是 H-FABP 阳性。Kaplan-Meier 分析表明，在 TnT 阴性的患者，H-FABP 阳性比阴性具有更高的心血管事件危险性（$P < 0.0001$），并且 H-FABP 具有更强的心血管事件预测能力。

Zoair 等评估了 H-FABP 在心衰患儿中的诊断和预后价值。其中包括 30 名心衰患儿作为患者组，20 名年龄和性别匹配的健康儿童作为对照组。使用常规多普勒超声心动图进行心脏超声心动图评估。在心衰治疗之前和之后使用 ELISA 法测量 H-FABP 水平。在 3 个月的随访期间对所有患者进行观察。与对照组相比，H-FABP 血清水平在治疗前（5.278 ± 3.253ng/ml）与治疗后（2.089 ± 0.160ng/ml）有显著差异。根据 Ross 分类，随着心衰严重程度的增加，H-FABP 的血清水平显著增加，表明其作为有效预测因子的价值。

（二） 与 BNP 联合进行心力衰竭的疾病分层和预后评估

如前所述，BNP 是心力衰竭最常用的生物标志物，而 H-FABP 则是反映心肌细胞进行性损伤的新标志物，有研究者考虑两者的联合检测是否可以更加有效和互补性地对心力衰竭进行疾病分层和预测预后等。

Nizcki 等检测了因心力衰竭入院的 186 名患者入院时 H-FABP 的血清浓度和 BNP 的血浆浓度。在随访期间，共发生 44 个心脏事件，包括 16 例死亡和 28 例心衰恶化再入院。H-FABP 和 BNP 的临界值分别设定为 4.3ng/ml 和 200pg/ml。Cox 回归分析表明，高水平的 H-FABP 和高水平的 BNP 都是心脏事件的独立预测因子。在入院时两者浓度都高的患者有最高的心脏死亡发生率和心脏事件。Kaplan-Meier 分析也表明，两者联合能够可靠地对患者进行疾病分层。Jeong 等根据病因将 278 名患者分为急性冠状动脉综合征、非急性冠状动脉综合征心脏病和传染病三组，测定第 1，7，14，21，28，60，90，120 和 150 天的死亡率，显示第 60 天时 H-FABP 是比 BNP 更有效的预测因子。

Ishino 等评价了三种标志物 H-FABP、BNP 和 PTX3 的联合作用。该研究检测了 164 个心力衰竭患者的三种标志物的水平，Kaplan-Meier 分析发现，三种标志物水平都升高的患者比其他组的患者有更高的心脏事件发生率，并对患者进行可靠的疾病分层。

Setsuta 等同时评价了 TnT 和 H-FABP 的水平，纳入了 103 个患者和 31 个对照。患者被分为了四组：TnT 阳性（≥0.01ng/ml），TnT 阴性，高 H-FABP（≥4.5ng/ml）和低 H-FABP（<4.5ng/ml）。Kaplan-Meier 分析表明，在 TnT 阳性和高 H-FABP 组的患者无心脏事件的比率明显低于其他组，两者是未来心脏事件的独立预测因子。总的来说，两者水平都升高预测了心衰患者的不良预后。Nizeki 等检测了 113 个 CHF 患者在入院和出院时的血清 H-FABP 水平。将患者分为 3 组，第一组共 41 个患者，其 H-FABP 水平在出入院时都正常；剩余的 72 人在入院时具有高水平的 H-FABP，其中 21 人在出院时 H-FABP 水平下降到正常水平（第二组）；另外的 51 人虽然症状得到改善，但仍维持高水平的 H-FABP（第三组）。随访期间共 33 个心脏事件，第三组与第一、二组相比具有明显升高的心脏事件发生率，也具有组间最高的心脏事件危险性。所以说，H-FABP 水平的连续测量可作为一种新的手段来指导心衰患者的治疗和干预。同 cTnI 一样，H-FABP 水平升高表明重症心衰可能伴随心肌细胞损伤或进行性坏死。另外一项针对老年人的研究也表明，H-FABP 是评价老年心衰患者预后的可靠的标志物。

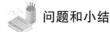

问题和小结

H-FABP 作为一种相较于 BNP 和 TnT 比较新的标志物还有很多方面需要深入探讨，包括临床应用价值、临床应用的可行性等。因为这些与 BNP 比较还是不够成熟，作为一个真正的标志物它要应用到临床才能体现它本身的价值。总的来说，H-FABP 作为新的标志物，对心力衰竭的预测、危险分层和预后评估等方面具有重要的意义。但同时应该考虑到的是 H-FABP 水平受到年龄、性别、肥胖和肾功能的影响，更多前瞻性的研究还有待于进一步发现其更多的临床价值。

参 考 文 献

1. Jeong JH, Seo YH, Ahn JY, et al. The prognostic value of serum levels of heart-type fatty acid binding protein and high sensitivity c-reactive protein in patients with increased levels of amino-terminal pro-b type natriuretic peptide. Ann Lab Med, 36：420－6, 2016.

2. Zoair A, Mawlana W, Abo-Elenin A, et al. Serum level of heart-type fatty acid binding protein（h-fabp）before and after treatment of congestive heart failure in children. Pediatr Cardiol, 36：1722－7, 2015.

3. Nymo SH, Hulthe J, Ueland T, et al. Inflammatory cytokines in chronic heart failure：Interleukin-8 is associated with adverse outcome. Results from corona. Eur J Heart Fail, 16：68－75, 2014.

4. Cabiati M, Caselli C, Caruso R, et al. High peripheral levels of h-fabp are associated with poor prognosis in end-stage heart failure patients with mechanical circulatory support. Biomark Med, 7：481－92, 2013.

5. Nanchen D, Gussekloo J, Westendorp RG, et al. Subclinical thyroid dysfunction and the risk of heart failure in older persons at high cardiovascular risk. J Clin Endocrinol Metab, 97：852－61, 2012.

6. Biolo A, Fisch M, Balog J, et al. Episodes of acute heart failure syndrome are associated with increased levels of troponin and extracellular matrix markers. Circ Heart Fail, 3：44－50, 2010.

7. Setsuta K, Seino Y, Kitahara Y, et al. Elevated levels of both cardiomyocyte membrane and myofibril damage markers predict adverse outcomes in patients with chronic heart failure. Circ J, 72：569－74, 2008.

8. Niizeki T, Takeishi Y, Arimoto T, et al. Persistently increased serum concentration of heart-type fatty acid-binding protein predicts adverse clinical outcomes in patients with chronic heart failure. Circ J, 72：109－14, 2008.

9. Ishino M, Takeishi Y, Niizeki T, et al. Risk stratification of chronic heart failure patients by multiple biomarkers：Implications of bnp, h-fabp, and ptx3. Circ J, 72：1800－5, 2008.

10. Niizeki T, Takeishi Y, Takabatake N, et al. Circulating levels of heart-type fatty acid-binding protein in a

general japanese population：Effects of age，gender，and physiologic characteristics. Circ J，71：1452 – 7，2007.

11. Niizeki T，Takeishi Y，Arimoto T，et al. Heart-type fatty acid-binding protein is more sensitive than troponin t to detect the ongoing myocardial damage in chronic heart failure patients. J Card Fail，13：120 – 7，2007.

12. Arimoto T，Takeishi Y，Shiga R，et al. Prognostic value of elevated circulating heart-type fatty acid binding protein in patients with congestive heart failure. J Card Fail，11：56 – 60，2005.

13. Pelsers MM，Morovat A，Alexander GJ，et al. Liver fatty acid-binding protein as a sensitive serum marker of acute hepatocellular damage in liver transplant recipients. Clin Chem，48：2055 – 7，2002.

14. Logeart D，Beyne P，Cusson C，et al. Evidence of cardiac myolysis in severe nonischemic heart failure and the potential role of increased wall strain. Am Heart J，141：247 – 53，2001.

15. Storch J，Thumser AE. The fatty acid transport function of fatty acid-binding proteins. Biochim Biophys Acta，1486：28 – 44，2000.

16. Glatz JF，van der Vusse GJ. Cellular fatty acid-binding proteins：Their function and physiological significance. Prog Lipid Res，35：243 – 82，1996.

17. Kuwabara T. Characterization of a prolyl endopeptidase from spinach thylakoids. FEBS Lett，300：127 – 30，1992.

第三节　肌球蛋白轻链激酶 I 和肌酸激酶 MB 段

相对于前面讲述的 TnT 和 H-FABP，肌球蛋白轻链激酶 I （MLCK-I） 和肌酸激酶 MB 段 （CK-MB） 作为心力衰竭标志物的报道较少，本节将这两种标志物放在一起一并介绍。

一、简介

MLCK 是三磷酸肌醇 （IP3）、Ca^{2+}-钙调蛋白 （CaM） 信息转导途径的一种重要蛋白质，也是第一个被发现的依赖于 CaM 的激酶，对肌肉收缩起着重要作用，能促使肌球蛋白轻链 （myosinlightchain，MLC） 磷酸化，进而调节细胞骨架的结构。大量研究提示 MLCK 具有调节内皮细胞通透性的功能。MLCK-I 是其一个亚型，分子量为 27kD，当细胞损伤时释放到循环中，发挥其生物学作用。

肌酸激酶（creatine kinase，CK）（ATP：creatine N-phosphotransferase EC 2. 7. 3. 2）通常存在于动物的心脏、肌肉及脑等组织的细胞质和线粒体中，是一个与细胞内能量运转、肌肉收缩、ATP 再生有直接关系的重要激酶，它可逆地催化肌酸与 ATP 之间的转磷酰基反应。肌酸激酶有四种同工酶形式：肌肉型（MM）、脑型（BB）、杂化型（MB）和线粒体型（MiMi）。MM 型主要存在于各种肌肉细胞中，BB 型主要存在于脑细胞中，MB 型主要存在于心肌细胞中，MiMi 型主要存在于心肌和骨骼肌线粒体中。肌肉型肌酸激酶分子是由两个相同的亚基组成的二聚体。根据目前已经测定的兔、人、鸡、鼠肌酸激酶的一级结构，M 型亚基由 387 个氨基酸残基组成，分子量为 43kD 左右，分子内有 8 个巯基，但无二硫键。

二、MLCK-I 和 CK-MB 做为心力衰竭标志物的研究进展

（一）对心力衰竭的预后、恶化和严重程度的评估

慢性心衰细胞坏死的机制还没有完全解释清楚，可能是由于不明原因的缺血、细胞膜的慢性损伤或凋亡。循环中观察到的水平升高的 MLC-I 支持了细胞坏死在心力衰竭中的作用。在一个氟司喹南治疗心力衰竭的随机试验中，近半数的患者 MLC-I 水平升高，血浆的高浓度与不良预后相关，并且与年龄、NYHA 功能级别都相关。Sugiura 等同时检测了患者的 MLC-I、TnT、H-FABP 和 CK-MB。纳入了 78 个扩张性心肌病导致的稳定充血性心力衰竭患者，以急性恶化作为临床终点。CK-MB 是心肌特异性同工酶，心肌受损时，CK-MB 释放至外周血，引起血 CK-MB 水平升高，是反映心肌损伤的灵敏标志物。单变量分析显示，MLC-I、TnT、H-FABP 和 CK-MB 是心衰急性恶化明显的预测因子。Kaplan-Meier 分析的结果表明，具有较高水平的 MLC-I（61.9%）、TnT（52.4%）、H-FABP（50%）和 CK-MB（38.6%）的患者与有较低水平标志物的患者相比，其急性恶化率明显升高。另外也有研究表明这些标志物可以评价充血性心衰的严重程度。

（二）问题和小结

MLCK-I 和 CK-MB 作为心力衰竭标志物的研究还是很少，缺乏大型临床试验的支持和验证，其敏感性和独立预测的能力也有待进一步探讨。

参 考 文 献

1. Ogut O, Brozovich FV. The potential role of mlc phosphatase and mapk signalling in the pathogenesis of vascular dysfunction in heart failure. J Cell Mol Med, 12: 2158 – 64, 2008.

2. Sugiura T, Takase H, Toriyama T, et al. Circulating levels of myocardial proteins predict future deterioration of congestive heart failure. J Card Fail, 11: 504 – 9, 2005.

3. Lee DS, Vasan RS. Novel markers for heart failure diagnosis and prognosis. Curr Opin Cardiol, 20: 201 – 10, 2005.

4. Sato Y, Kita T, Takatsu Y, et al. Biochemical markers of myocyte injury in heart failure. Heart, 90: 1110 – 3, 2004.

5. Karim SM, Rhee AY, Given AM, et al. Vascular reactivity in heart failure: Role of myosin light chain phosphatase. Circ Res, 95: 612 – 8, 2004.

6. Goto T, Takase H, Toriyama T, et al. Circulating concentrations of cardiac proteins indicate the severity of congestive heart failure. Heart, 89: 1303 – 7, 2003.

7. Hansen MS, Stanton EB, Gawad Y, et al. Relation of circulating cardiac myosin light chain 1 isoform in stable severe congestive heart failure to survival and treatment with flosequinan. Am J Cardiol, 90: 969 – 73, 2002.

(谢园园，白媛媛)

第七章　新的心力衰竭生物标志物

第一节 嗜铬粒蛋白

嗜铬粒蛋白包括嗜铬粒蛋白 A（chromogranin A，CgA）和嗜铬粒蛋白 B（chromogranin B，CgB）。CgA 和 CgB 都属于嗜铬粒蛋白 – 分泌粒蛋白家族的成员，都是酸性、分泌性蛋白，与其他激素和多肽共存于内分泌细胞、神经内分泌细胞和某些神经元分泌囊泡中。CgA 在临床上已被用作神经内分泌瘤的标志物，CgB 则与躁狂型精神病相关。近年来越来越多的文献报道 CgA 与心力衰竭的关系，CgB 在心力衰竭中的研究则较少。

一、简介

（一）基因定位和结构

CgA 是存在于多种哺乳动物的大多数神经细胞，内分泌细胞和神经内分泌细胞嗜铬颗粒中的一种可溶性酸性糖蛋白。在不同哺乳动物中，CgA 的分子大小、等电点及免疫抗原表位高度保守，序列具有较高的同源性。人的 CgA 基因定位于 14 号染色体，基因长约 12kb，含有 8 个外显子及 7 个内含子，其对应的蛋白质由 439 个氨基酸组成，分子量为 48kD。成熟的 CgA 的氨基酸组成中有 24.1% 是酸性氨基酸，等电点为 4.5 ~ 5.0。其结构中有硫酸化，磷酸化和 O-糖基化位点。

人的 CgB 基因定位于 20 号染色体，在不同哺乳动物中其氨基酸残基的数目为 626 ~ 657 个，分子量为 48 ~ 52kD，等电点为 5.1 ~ 5.2。同 CgA 相同，CgB 也是多种生物活性肽的前体，可以被蛋白酶分解为不同的活性片段。

（二）体内分布和代谢

CgA 作为前体蛋白合成，而后由其 N 末端信号肽引导通过高尔基体介导的旁路分泌到细胞外；在不同组织中，被分泌泡中多种蛋白酶分解成为多种组织特异性的功能性片段，发挥相应的作用。同时 CgA 也能够被分泌至细胞外而进入血循环中，并被循环中相应的蛋白酶分解成不同的功能性片段。

CgA 的剪切具有组织特异性，在不同组织中可被蛋白酶分解为不同的片段，而且在不同的生理或病理状态下 CgA 存在不同的酶解方式。Glattard 等人的研究发现，在大鼠心脏中含有四种 CgA N-端源性包含血管抑制因子（vasostatins）的片段（即 CgA4-113，CgA1-124，CgA1-135，CgA1-199）及完整的 CgA 和多种 C 端缩短了的 CgA 片段，不同于肾脏中 CgA 的蛋白酶解形式。CgA 上有一些保守的氨基酸是潜在的蛋白酶水解位点，经激素原转换酶 PC1/3 和 PC2 水解产生有各种生物活性的衍生多肽，包括血管抑制因子 1（vasostatin1，人 CgA1-76），血管抑制因子 2（vasostatin2，人 CgA1-113），胰抑制素（pancreastatin，人 CgA250-301），prochromacin（牛 CgA79-431），旁腺抑制素（parastatin，CgA397-419）和 catestatin（人 CgA352-372）等。

CgA 广泛分布于哺乳动物的内分泌、神经内分泌和神经系统的分泌颗粒中，肾上腺髓质的囊泡中含有高浓度的儿茶酚胺、Ca^{2+} 和 CgA。在大鼠心脏中，CgA 和 ANP 共存于心房的非肾上腺心肌内分泌细胞，心房和心室中包含 Ca^{2+} 通道 α1E 亚基的浦肯野纤维和交感神经末梢中。Pieroni 等人用免疫组织化学的方法检测到，CgA 和 BNP 共同存在于在扩张型心肌病和肥厚型心肌病患者的心室肌细胞质中。虽然他们用免疫组织化学和酶联免疫吸附试验的方法在正常人心肌中未检测到 CgA，但是可以用 PCR 的方法检测到正常人心肌中 CgA 的 mRNA，说明正常心脏中也存在一定量的 CgA。在适当的刺激下，CgA 和与它共同储存的激素同时分泌到细胞外，通过毛细血管或毛细淋巴管进入血液循环。循环中的 CgA 主要来自于肾上腺髓质，周围组织中的 CgA 则主要自于肾上腺素能神经的末梢。

正常人血液中 CgA 的浓度为 0.5 ~ 5nmol/L 不等，血浆半衰期 18.4 分钟，不同情况下，血中 CgA 浓度可发生明显的变化。下述情况下 CgA 血浆浓度升高：应用质子泵抑制剂或 H_2 受体阻断剂治疗、慢性萎缩性胃炎（A 型）、肾功能受损、前列腺癌和良性前列腺增生症（BPH）、类风湿关节炎伴 RF IgM 高水平。血浆浓度降低的情况有：炎性肠病（溃疡性结肠炎和克罗恩病）、肝功能恶化、未经治疗的原发性高血压、心力衰竭、皮质醇增多症、怀孕期间及部分人摄食后。对血中 CgA 浓度的正确评价需要详尽了解各种影响 CgA 浓度的因子、药物及受试者当时的病理生理状况。

CgB 同样在哺乳动物的内分泌、神经内分泌和神经系统中具有广泛的分布，CgB 在血中的浓度较 CgA 稳定。Heidrich 等人的研究发现，新生和成年大鼠的心肌细胞可表达 CgB，说明在心脏中也存在一定量的 CgB。CgB 在组织中的分解产物主要有：牛 CgB1-41，chrombacin（牛 CgB564-626），Secretolytin（牛 CgB614-626），小鼠 CgB1-657 等。

（三）主要功能

CgA 及其蛋白酶切产物在细胞内及细胞外具有广泛的生物功能，但是它们大多没有特异的受体。它们的主要功能如下。①CgA：促进神经内分泌细胞中分泌颗粒的形成和激素储存；②血管抑制因子 1：抑制血管收缩；促进成纤维细胞和冠脉平滑肌细胞黏附；抑制甲状旁腺主细胞的甲状旁腺激素释放；引起微胶质细胞介导的神经细胞凋亡并且具有抗真菌和抗细菌作用；③血管抑制因子 2：抑制血管收缩和甲状旁腺激素分泌；④Catetastin：是 CgA 家族中唯一直接作用于烟碱受体而发挥作用的蛋白，作为内源性烟碱受体的拮抗剂抑制儿茶酚胺的释放；抗细菌、真菌及酵母；抑制肥大细胞中组胺的释放；⑤胰抑制素：抑制胰岛素从胰岛 β 细胞的释放；促进肝糖原分解；在肝细胞、脂肪细胞和骨骼细胞中抑制胰岛素诱导的糖原合成；刺激脂肪酶从胰腺腺泡中释放；抑制胃酸释放和甲状旁腺主细胞对甲状旁腺激素的释放；减少人骨骼肌对葡萄糖的摄取；⑥prochromacin：抗细菌和真菌作用；⑦旁腺抑制素：抑制甲状旁腺主细胞甲状旁腺激素的释放。

在心血管系统中，CgA 和它的某些分解片段可通过调节儿茶酚胺的释放及调节心脏的变时和变力作用来调节动脉血压。有多篇文献报道，CgA 的 N 端酶解产物血管舒张素 1 和血管舒张素 2 对青蛙、鳗鱼、大鼠等动物的离体心脏具有较强的负性变力作用。此外，Ferrero 等人的研究发现，在心力衰竭等 CgA 升高的情况下，CgA 可抑制肿瘤坏死因子 α（TNF-α）导致的血浆渗出，其发挥作用的片段位于第 7～57 位氨基酸残基之间。他们的结果还提示，CgA 的 N 端片段间接抑制了 TNF-α 诱导的 VE-钙黏素下调和内皮细胞的屏障功能下降，从而抑制血浆外渗。虽然 CgA 的某些蛋白酶切产物具有抑制儿茶酚胺释放及舒张血管的作用，但它们在心力衰竭发病过程中的作用是有益还是有害尚无定论。

CgB 及其分解产生的生物活性肽有以下几个方面的功能：在分泌囊泡的形成过程中发挥作用；进入细胞核，调节多种基因的表达；抑制甲状旁腺主细胞释放甲状旁腺激素；溶菌作用；抑制胰岛素的合成和释放。在心脏中，CgB 可调节心肌细胞内的多个信号转导通路，从而调节 Ca^{2+} 的释放，NF-κB 的活性及 BNP 的合成。

二、嗜铬粒蛋白作为心力衰竭生物标志物的研究进展

（一）CgA 与心力衰竭

神经内分泌肿瘤患者的 CgA 水平是显著升高的，CgA 作为神经内分泌肿瘤的标志物在临床上已经应用了多年。近年来有文献报道其可作为心力衰竭的标志物。慢性心力衰竭时许多激素和神经内分泌的因素发生了改变，如儿茶酚胺、利钠肽及肾素－血管紧张素系统的成分含量升高了。在体外，CgA 在血浆中具有较长的稳定性，可通过放射免疫和酶联免疫吸附的方法检测；在体内，CgA 具有较长的血浆半衰期，血浆浓度的稳定性也较儿茶酚胺高，因此 CgA 是评估整个神经内分泌系统活性的强有力指标。

越来越多的研究表明，心力衰竭时血浆 CgA 的水平升高，并可提供不良的预后信息。Ceconi 等检测了 160 例心力衰竭患者血浆中 CgA 的水平，发现慢性心力衰竭时血浆 CgA 水平升高，患者的血浆 CgA 水平随 NYHA 心功能分级逐级升高，各级之间的差异均具有统计学意义。并且 CgA 是预测患者死亡率的一个因素，独立于 NYHA 心功能分级、左室射血分数、去甲肾上腺素和 ANP。此项研究的缺陷在于没有排除患者年龄、肾功能和 ANP 等影响 CgA 血浆水平的重要因素。随后的一项研究通过检测 119 例心肌梗死患者血浆 CgA 的水平并平均随访 10.8 年，发现血浆 CgA 的水平与远期的全因死亡率成正相关。但在校正了患者的年龄因素后，这种相关显著降低。一项对 217 例急性心肌梗死合并有心力衰竭或心室功能不全的患者进行平均 3 年随访的研究发现，血浆 CgA 水平与肌酐清除率、患者年龄及 NT-ProBNP 相关，但是 CgA 仍然是这些患者死亡或心梗后心衰住院的一个独立危险因子。Jansson 等人检测了 1 268 名急性冠脉综合征（ACS）患者住院第一天的血浆 CgA 水平，并进行了平均 92 个月的随访。结果显示，在校正了传统危险因素后，CgA 的浓度与远期死亡率和心衰住院率强烈相关，是一个独立的危险因子。为了评价 CgA 对急性不稳定性心力衰竭患者的预后作用，Dieplinge 等入选了急诊收治的 137 例急性失代偿性心力衰竭患者，检测这些患者血浆 CgA 和 N 端脑钠肽原（NT-proBNP）的基线浓度，终点是全因死亡，随访时间 365 天。结果显示，CgA 与 NT-proBNP 具有相似的预后作用，并且在校正了 NT-proBNP 等其他危险因素后，CgA 可提供独立的预后信息。Goetze 等评估了 470 例老年心衰患者（平均 73 岁）

的死亡风险并随访 10 年，多变量分析表明，CgA 与 NT-proBNP 和其他临床参数比较，对患者的短期和长期死亡风险均有显著的预测价值。Peng 等研究了 202 例慢性心衰患者的血浆 catestatin（CST）水平，平均随访 52.5 个月，发现全因死亡患者的血浆 CST 水平高于存活者。单变量回归分析，高血浆 CST 水平可预测全因死亡；在校正了其他相关因子后，是预后的独立预测因子，HR = 1.84（95% CI 1.26 ~ 4.62）。CST 和 BNP 联合预测的 HR = 5.18（95% CI 1.94 ~ 13.87）。

Pieroni 等的研究发现，扩张型心肌病（DCM）患者血浆 CgA 的浓度为 153.7 ± 158.5ng/ml，肥厚型心肌病（HCM）患者血浆 CgA 浓度为 150.2 ± 86.7ng/ml，均显著高于正常人血浆 CgA 的浓度 64.1 ± 17.9ng/ml。并且 DCM 和 HCM 患者血浆 CgA 水平和左室舒张末期压力（DCM，r = 0.86；HCM，r = 0.83）及血浆 BNP 水平（DCM，r = 0.88；HCM，r = 0.85）成正相关。而 CgA 对大鼠离体心脏具有负性变力和舒张的作用，推测 CgA 是神经内分泌系统对心脏功能进行调节的一个代表因子，CgA 可以作为治疗心力衰竭的潜在靶标。

在最近的一个多中心大样本临床研究中，入选 1233 例慢性稳定性心力衰竭患者。检测了患者血浆 CgA 水平，随访 3.9 年。单变量分析的结果显示，CgA 的血浆基线水平与随访过程中的全因死亡强烈相关，然而通过多变量分析则发现，这种相关性不再显著。随机使用 n-3 多不饱和脂肪酸或罗伐他汀治疗 3 个月不能显著改变患者血浆 CgA 浓度。国内范建华等在对 44 例住院的慢性心衰患者进行研究后发现，随着心功能的恶化，CgA 水平逐渐升高，并与心功能 NYHA 分级有很好的相关性（r = 0.92）；心力衰竭治疗好转患者血浆 CgA 明显下降，提示 CgA 能够为临床疗效观察提供参考。因此，对于慢性稳定性心力衰竭，检测血浆 CgA 水平对患者预后及指导治疗的价值尚需进一步的研究。

（二）CgB 与心力衰竭

最近的一项研究发现，心梗后心力衰竭的大鼠左室心肌细胞合成 CgB 增多，增多的程度与心衰的严重程度成正相关。并且在心力衰竭动物模型和心力衰竭患者的血液中，CgB 的水平也是升高的，升高的程度同样与心衰严重程度成正相关。体外实验显示，去甲肾上腺素、血管紧张素 II 和转化生长因子 β 可促进心肌细胞 CgB 的基因表达，这可能是心衰时 CgB 表达上调的机制之一。与 CgA 相比，CgB 的血浆浓度不易受到心衰时常用的药物质子泵抑制剂的影响，或许 CgB 可成为心衰的新型生物标志物，但还需要更多的研究来证实。

小结

  CgA 和 CgB 是存在于多种哺乳动物的大多数神经细胞、内分泌细胞和神经内分泌细胞嗜铬颗粒中的可溶性酸性糖蛋白，在心脏中也有一定的表达。它们常常和其他激素共同储存和释放，心力衰竭时血浆含量升高，CgA 对心力衰竭有一定的预后作用。但它们在心力衰竭中的研究尚处于初步阶段，仍有许多问题需要解决，如：CgA 对心衰的预后作用与 NT-proBNP 相比，谁更具有优势尚无文献报道；心衰后血浆 CgA 和 CgB 水平升高的来源还不太清楚；它们在心力衰竭发病过程中的作用也尚不清晰等。

参 考 文 献

1. Ottesen AH，Carlson CR，Louch WE，et al. Glycosylated Chromogranin A in Heart Failure：Implications for Processing and Cardiomyocyte Calcium Homeostasis. Circ Heart Fail，10（2）：pii：e003675，2017.

2. Peng F，Chu S，Ding W，et al. The predictive value of plasma catestatin for all-cause and cardiac deaths in chronic heart failure patients. Peptides，86：112 – 117，2016.

3. 范建华. 嗜铬粒蛋白 A 在慢性心力衰竭患者中的表达及其对预后的影响. 学位论文. 苏州大学，2015.

4. Angelone T，Quintieri AM，et al. The NO stimulator，Catestatin，improves the Frank-Starling response in normotensive and hypertensive rat hearts. Nitric Oxide，50：10 – 19，2015.

5. Ottesen AH，Louch WE，Carlson CR，et al. Secretoneurin is a novel prognostic cardiovascular biomarker associated with cardiomyocyte calcium handling. J Am Coll Cardiol，65（4）：339 – 51，2015.

6. Goetze JP，Hilsted LM，Rehfeld JF，et al. Plasma chromogranin A is a marker of death in elderly patients presenting with symptoms of heart failure. Endocr Connect，3（1）：47 – 56，2014.

7. Goetze JP，Alehagen U，Flyvbjerg A，et al. Chromogranin A as a biomarker in cardiovascular disease. Biomark Med，8（1）：133 – 40，2014.

8. Liu L，Ding W，Li R，et al. Plasma levels and diagnostic value of catestatin in patients with heart failure. Peptides，46：20 – 5，2013.

9. Ji L，Pei ZQ，Ma DF，et al. Prognostic value of circulating catestatin levels for in-hospital heart failure in patients with acute myocardial infarction. Zhonghua Xin Xue Guan Bing Za Zhi，40（11）：914 – 9，2012.

10. Penna C，Tullio F，Perrelli MG，et al. Cardioprotection against ischemia/reperfusion injury and chromogranin A-derived peptides. Curr Med Chem，19（24）：4074 – 85，2012.

11. Yoo SH. Chromogranins and inositol 1，4，5-trisphosphate-dependent Ca^{2+}-signaling in cardiomyopathy and heart failure. Curr Med Chem，19（24）：4068 – 73，2012.

12. Angelone T, Mazza R, Cerra MC. Chromogranin-A: a multifaceted cardiovascular role in health and disease. Curr Med Chem, 19 (24): 4042－50, 2012.

13. Di Comite G, Morganti A. Chromogranin A: a novel factor acting at the cross road between the neuroendocrine and the cardiovascular systems. J Hypertens, 29 (3): 409－414, 2011.

14. Mazza R, Imbrogno S, Tota B. The interplay between chromogranin A-derived peptides and cardiac natriuretic peptides in cardioprotection against catecholamine-evoked stress. Regul Pept, 165 (1): 86－94, 2010.

15. Fung MM, Salem RM, Mehtani P, et al. Direct vasoactive effects of the chromogranin A (CHGA) peptide catestatin in humans in vivo. Clin Exp Hypertens, 32 (5): 278－87, 2010.

16. Jeske W, Glinicki P. Prognostic value of circulating chromogranin A levels in acute coronary syndrome. Eur Heart J, 31 (1): 128, 128－129, 2010.

17. Rosjo H, Husberg C, Dahl MB, et al. Chromogranin B in heart failure: a putative cardiac biomarker expressed in the failing myocardium. Circ Heart Fail, 3 (4): 503－511, 2010.

18. Rosjo H, Masson S, Latini R, et al. Prognostic value of chromogranin A in chronic heart failure: data from the GISSI-Heart Failure trial. Eur J Heart Fail, 12 (6): 549－556, 2010.

19. Gaede A H, Lung MS, Pilowsky PM. Catestatin attenuates the effects of intrathecal nicotine and isoproterenol. Brain Res, 1305: 86－95, 2009.

20. Anna M Jansson, Helge Røsjø, Torbjørn Omland. Prognostic value of circulating chromogranin A levels in acute coronary syndromes. Eur Heart J, 30 (1): 25－32, 2009.

21. Dieplinger B, Gegenhuber A, Struck J, et al. Chromogranin A and C-terminal endothelin-1 precursor fragment add independent prognostic information to amino-terminal proBNP in patients with acute destabilized heart failure. Clin Chim Acta, 400 (1－2): 91－96, 2009.

22. Rosjo H, Omland T. New cardiovascular risk markers: the race is on, but are there any winners?. Scand J Clin Lab Invest, 68 (8): 673－677, 2008.

23. Heidrich FM, Zhang K, Estrada M, et al. Chromogranin B regulates calcium signaling, nuclear factor kappaB activity, and brain natriuretic peptide production in cardiomyocytes. Circ Res, 102 (10): 1230－1238, 2008.

24. Pieroni M, Corti A, Tota B, et al. Myocardial production of chromogranin A in human heart: a new regulatory peptide of cardiac function. Eur Heart J, 28 (9): 1117－1127, 2007.

25. Cerra MC, De Iuri L, Angelone T, et al. Recombinant N-terminal fragments of chromogranin-A modulate cardiac function of the Langendorff-perfused rat heart. Basic Res Cardiol, 101 (1): 43－52, 2006.

26. Glattard E, Angelone T, Strub JM, et al. Characterization of natural vasostatin-containing peptides in rat heart. FEBS J, 273 (14): 3311－3321, 2006.

27. Estensen ME, Hognestad A, Syversen U, et al. Prognostic value of plasma chromogranin A levels in patients with complicated myocardial infarction. Am Heart J, 152 (5): 921 –927, 2006.

28. Imbrogno S, Angelone T, Corti A, et al. Influence of vasostatins, the chromogranin A-derived peptides, on the working heart of the eel (Anguilla anguilla): negative inotropy and mechanism of action. Gen Comp Endocrinol, 139 (1): 20 –28, 2004.

29. Ferrero E, Scabini S, Magni E, et al. Chromogranin A protects vessels against tumor necrosis factor alpha-induced vascular leakage. FASEB J, 18 (3): 554 –556, 2004.

30. Kruger PG, Mahata SK, Helle KB. Catestatin (CgA344-364) stimulates rat mast cell release of histamine in a manner comparable to mastoparan and other cationic charged neuropeptides. Regul Pept, 114 (1): 29 –35, 2003.

31. Briolat J, Wu SD, Mahata SK, et al. New antimicrobial activity for the catecholamine release-inhibitory peptide from chromogranin A. Cell Mol Life Sci, 62 (3): 377 –385, 2005.

32. Ceconi C, Ferrari R, Bachetti T, et al. Chromogranin A in heart failure; a novel neurohumoral factor and a predictor for mortality. Eur Heart J, 23 (12): 967 –974, 2002.

33. Cadman PE, Rao F, Mahata SK, et al. Studies of the dysglycemic peptide, pancreastatin, using a human forearm model. Ann N Y Acad Sci, 971: 528 –529, 2002.

34. O'Connor DT, Kailasam MT, Kennedy BP, et al. Early decline in the catecholamine release-inhibitory peptide catestatin in humans at genetic risk of hypertension. J Hypertens, 20 (7): 1335 –1345, 2002.

35. Zhang B, Tan Z, Zhang C, et al. Polymorphisms of chromogranin B gene associated with schizophrenia in Chinese Han population. Neurosci Lett, 323 (3): 229 –233, 2002.

36. Yoo SH, You SH, Kang MK, et al. Localization of the secretory granule marker protein chromogranin B in the nucleus. Potential role in transcription control. J Biol Chem, 277 (18): 16011 –16021, 2002.

37. Tramonti G, Ferdeghini M, Annichiarico C, et al. Relationship between renal function and blood level of chromogranin A. Ren Fail, 23 (3 –4): 449 –457, 2001.

38. Kim T, Tao-Cheng JH, Eiden LE, et al. Chromogranin A, an "on/off" switch controlling dense-core secretory granule biogenesis. Cell, 106 (4): 499 –509, 2001.

39. Ratti S, Curnis F, Longhi R, et al. Structure-activity relationships of chromogranin A in cell adhesion. Identification of an adhesion site for fibroblasts and smooth muscle cells. J Biol Chem, 275 (38): 29257 –29263, 2000.

40. Weiergraber M, Pereverzev A, Vajna R, et al. Immunodetection of alpha1E voltage-gated Ca (2 +) channel in chromogranin-positive muscle cells of rat heart, and in distal tubules of human kidney. J Histochem Cytochem, 48 (6): 807 –819, 2000.

41. Corti A, Ferrari R, Ceconi C. Chromogranin A and tumor necrosis factor-alpha (TNF) in chronic heart

failure. Adv Exp Med Biol, 482: 351－359, 2000.

42. Sanchez-Margalet V, Gonzalez-Yanes C, Santos-Alvarez J, et al. Pancreastatin. Biological effects and mechanisms of action. Adv Exp Med Biol, 482: 247－262, 2000.

43. Helle KB. Vasostatins. In: Helle KB, Aunis D, eds. Chromogranins: Functional and Clinical Aspects. New York: Kluwer Academic/Plenum Publishers, 225－38, 2000.

44. Corti A, Gasparri A, Chen FX, et al. Characterisation of circulating chromogranin A in human cancer patients. Br J Cancer, 73 (8): 924－932, 1996.

45. Winkler H, Fischer-Colbrie R. The chromogranins A and B: the first 25 years and future perspectives. Neuroscience, 49 (3): 497－528, 1992.

46. Steiner HJ, Weiler R, Ludescher C, et al. Chromogranins A and B are co-localized with atrial natriuretic peptides in secretory granules of rat heart. J Histochem Cytochem, 38 (6): 845－850, 1990.

47. SIMON J P, AUNIS D. Biochemistry of the chromogranin A protein family. Biochemistry Journal, 262 (1): 1－13, 1989.

48. O'Connor DT, Deftos LJ. Secretion of chromogranin A by peptide-producing endocrine neoplasms. N Engl J Med, 314 (18): 1145－1151, 1986.

第二节　半乳糖结合蛋白-3

半乳糖结合蛋白-3（galectin-3，Gal3）可特异性结合细胞表面特定糖蛋白或糖脂的糖结合域，是半乳糖凝集素家族中的一员。Gal3 曾经被命名为 IgE 结合蛋白、CBP35、CBP30、Mac2、L-29、L-31 和 L-34 等。Gal3 存在于大多数脊椎动物、非脊椎动物及海绵、真菌等低等有机物，提示其具有重要的生物功能。

一、简介

（一）基因定位和结构

在人类，Gal3 由 LGALS3 基因编码，定位于染色体 l4q22，基因长度为 16kb，含 6 个外显子和 5 个内含子。Gal3 由相对分子质量约 30kD 的单一多肽链折叠而成，是由 3 个不同的结构域组成的一种独特的嵌合体结构：氨基末端结合域，羧基末端的糖结合域和一个富含甘氨酸、脯氨酸、酪氨酸残基重复序列的胶原样结构域。氨基端的 120 个氨基酸残基为非凝集素源性序列，与控制细胞的靶向结合有关，为与具有糖轭合物的细胞表面结合时发挥多种功能所必需。羧基末端的糖结合域，可被胰蛋白酶裂解为包含约 130 个氨基酸残基的糖识别域（carbohydrate recognition domain，CRD），CRD 是凝集素家族特有的标志，X-光晶体结构显示 CRD 由两条反向平行的 β 片层组成。

（二）体内分布和代谢

Gal3 主要定位于细胞质，也见于细胞核、核膜，还可通过非经典途径分泌至细胞表面或细胞外环境，提示其功能多样性。Gal3 的亚细胞定位及表达水平与动物的种属、组织类型及不同的生理病理状态有关。在正常组织中，Gal3 在肺、脾、胃、结肠、肾上腺、子宫和卵巢中表达较高，也可低丰度表达于肾脏、心脏、大脑、胰腺和肝脏等。目前已在巨噬细胞、嗜酸性粒细胞、中性粒细胞和肥大细胞等多种细胞类型检测到 Gal3 表达。Gal3 也表达于多种肿瘤组织，如胃癌、结肠癌、乳腺癌、前列腺癌、甲状腺癌、卵巢癌、黑色素瘤等。某些类型肿瘤的 Gal3 表达强度改变的同时，其在细胞内的分布亦发生变化。

（三）主要功能

Gal3 主要通过其 CRD 与特异性配体相互作用参与一系列生理和病理过程，其特异性识别的寡聚糖结构存在于大部分糖蛋白，这一特性不仅决定了其具有多个内源性配体，如 Mac-2BP、BCL-2、RNA 和 ssRNA 等，也揭示了其可能通过生物功能多样的内源性配体来参与不同生理和病理过程。①调节细胞生长和抑制细胞凋亡：Gal3 可调节多种细胞的增殖和分化，外源性 Gal3 可刺激成纤维细胞、肾小球膜细胞和平滑肌细胞生长，增生的纤维原细胞可观察到 Gal3 蛋白和 mRNA 水平表达增强，IL-4 激活 B 淋巴细胞进而引发其分化为记忆细胞的过程伴随着 Gal3 表达增高；Gal3 还可通过多种途径抑制细胞凋亡，研究显示 Gal3 在多种肿瘤细胞具有抗凋亡作用；②调节细胞黏附：Gal3 是调节细胞黏附的一个重要因子，通过改变黏附分子的表达及与基质的黏附来调节相应的信号传导，继而调节细胞的增殖、存活、分化和运动等；③参与新生血管形成：Gal3 能促进血管内皮细胞和平滑肌细胞的有丝分裂，进而促进血管生成，其 CRD 结构域在促进血管新生中发挥关键作用；新生血管的形成对肿瘤的生长和转移具有重要意义。

二、Gal3 作为心力衰竭生物标志物的研究进展

近来，Gal3 在心力衰竭的病理生理研究中受到重视。与代偿性心力衰竭相比，Gal3 在失代偿性心力衰竭动物模型中表达上调。这与成纤维细胞和巨噬细胞的激活有关，而后者是心肌重塑的重要标志。

Lee 等采用 Ren-2 纯合子大鼠过表达鼠 Ren-2d 肾素基因，以造成严重高血压与终末器官的损害，制备心力衰竭模型。对代偿性心力衰竭和失代偿性心力衰竭大鼠进行 cDNA 芯片比较发现，大多数差异表达的基因编码细胞基质蛋白，如胶原、骨活素、纤连蛋白等，而不是利钠利尿肽等负荷依赖性的蛋白因子。其中，Gal3 基因的差异表达最明显，其在失代偿性心脏中的表达是代偿性心脏中的 5 倍多。Thandavarayan 等通过多种左室功能障碍模型发现，Gal3 在左室的表达上调可被看作左室功能障碍的一个普遍现象，而不限于血管紧张素 II 信号增强的情况。

Sharma 等对正常大鼠行 Gal3 心包灌注，导致了心肌重塑和胶原表达的增高，推测 Gal3 作为致病因素参与心衰的发生。在大鼠进展为心衰前行心脏活检，随后进展为心肌纤维化和心衰的大鼠，其活检样品中 Gal3 水平最高。因而 Gal3 在产生明显心力衰竭前的表达上调，可被看作对心力衰竭进行干预一个新的靶标。Sharma 等还发现，一种血管紧张素转换酶催化产生的四肽（N-acetyl-Ser-Asp-Lys-Pro，ac-SDKP）可调节 Gal3 的功能。Liu 等采用 Gal3 和 ac-SDKP 共同灌注心包，发现心肌纤维化和炎症被抑制，而且心肌的功能障碍也得到了缓解。系列证据表明，Gal3 在心肌重构中发挥重要作用，干预 Gal3 的水平似可有效逆转心肌重构，但目前仍缺乏确切的证据表明 Gal3 是心肌重构的病理生理过程中的始动因素。

Gal3 在心肌重构中的可能机制有：①特异性参与纤维化过程，而纤维化和瘢痕形成是心肌适应不良而重塑的重要病理变化。动物实验发现，肝、肾和心肌的纤维化均与 Gal3 表达上调有关。在表达 Gal3 的转基因大鼠，可观察到心脏和肾脏因广泛纤维化而导致高血压性终末器官损伤。②巨噬细胞的激活及炎症：炎症是心肌重构的一个重要因素。在活动性心肌炎或肥大的心脏中，可见活化的巨噬细胞明显浸润，Gal3 与巨噬细胞伴随分布，表明巨噬细胞的迁移过程需要 Gal3 的刺激信号。Sharma 等的研究也表明，给予重组 Gal3 可显著增强巨噬细胞浸润，而 ac-SDKP 可抑制 Gal3 引起的巨噬细胞浸润。在肾脏的炎症模型中，Gal3 已经被确认与纤维化和损伤相关。Henderson 等采

用小鼠进行性肾纤维化模型，发现巨噬细胞核内和胞质内含有高水平的 Gal3，在体外培养细胞的上清液中也发现有部分 Gal3 的分泌。去除巨噬细胞后可显著减弱肌成纤维细胞的活化和纤维化过程。小鼠肝脏持续表达 IFN-γ 可诱导心肌炎，此时巨噬细胞表达高水平的 Gal3。但尚无直接证据表明 Gal3 在心肌的炎症中发挥作用。

（一）心力衰竭的诊断

van Kimmenadc 等对 599 例急性呼吸困难患者进行了 NT-proBNP、Gal3 及 Apelin 的检测，以评估其在心衰诊断及预后中的价值。在 209 例诊断为心衰的患者中，NT-proB-NP 为最有效的预测因子。ROC 法分析曲线下面积（AUC），NT-proBNP 的 AUC 为 0.94（$P < 0.0001$），Gal3 的 AUC 为 0.72（$P < 0.0001$），Gal3 与 NT-proBNP 的 AUC 存在显著性差异（$P < 0.0001$）。该研究中血浆 Gal3 浓度的最佳诊断参考值为 ≥6.88ng/ml，其诊断敏感性为 80%，但特异性仅 52%。Chen 等测定了 NYHA 为 Ⅱ ～ Ⅳ 级的 HF 患者血浆中的 Gal3 水平，评估其在 HF 患者中的诊断价值，并与 BNP 进行了对比分析。研究结果显示，Gal3 诊断 HF 的敏感性为 62.8%，特异性为 90%，敏感性低于 BNP（92.8%），特异性则高于 BNP（85.0%），ROC 曲线下面积 Gal3 为 0.798，低于 BNP 的 0.901。Yin 等对 35 例左室射血分数（LVEF）正常的 HF 患者，43 例非 HF 患者血中的 Gal3、BNP 水平进行了测定，分析 Gal3 在 HF 中的诊断价值。结果显示，Gal3 诊断 HF 的敏感性为 94.3%，特异性为 65.1%；BNP 敏感性为 77.1%，特异性为 90.7%，Gal3 的敏感性明显高于 BNP（$P < 0.05$），但特异性显著低于 BNP（$P < 0.01$），两者的 ROC 曲线下面积无统计学差异。

总的来说，已有的研究结果提示 Gal3 诊断 HF 的敏感性高于 BNP，但特异性低于 BNP，综合诊断价值低于 BNP。

（二）心力衰竭的预测、危险分层和预后评估

Ho 等基于 Framingham 出生队列研究分析了一般人群中 Gal3 水平与心衰发生的关系，在对 3353 名受试者长达 11.2 年的观察中，Gal3 水平与增高的心衰发生率（HR = 1.23）和全因死亡率（HR = 1.15）相关。Sharma 等对不同程度心衰患者的心室活检分析发现，射血分数严重下降的患者中 Gal3 表达上调。纳入 PRIDE 研究的 209 例心衰患者中，29% 发生了再发心脏失代偿，其平均 Gal3 浓度大于 9.42ng/ml，敏感性和特异性分别为 75% 和 56%。因此，高水平的血清 Gal3（大于 17ng/ml）与心衰的快速进展相关（再住院或死亡）。

van Kimmenade 等的研究中，短期预后分析［60 天，首要终点事件为因心衰导致

的住院（n = 60）或全因死亡（n = 17）］，Gal3 为最有力的预测因子：Gal3 的 AUC 为 0.74（$P < 0.0001$），NT-proBNP 的 AUC 为 0.67（$P < 0.0001$），两者存在统计学差异（$P = 0.05$）。多元分析发现，Gal3 水平强烈预示了心衰患者死亡和再住院等事件，而已知的预后因子，如 NT-proBNP 和肾功能等，则未显示出预测作用。该研究强烈提示 Gal3 作为心衰预后的一个生物标志物。我国张丽苇等对 45 例心力衰竭患者和 35 例健康对照者检测血浆 Gal3 水平，发现随心力衰竭程度的加重，血浆 Gal3 水平呈逐渐升高趋势，尤其心力衰竭组心功能Ⅲ级、Ⅳ级两个亚组中血浆 Gal3 水平较健康对照组明显升高，推测 Gal3 水平的升高可能提示心力衰竭失代偿。一个 CHF 的大型研究（n = 232）显示了 Gal3 对远期事件的预测价值：平均随访时间 3.4 年，HR 1.95，95% CI 1.24～3.09，$P = 0.004$。患者血浆 Gal3 水平与预后高度相关，但由于未检测其他的生物标志物作为参考，该结果尚不能精确评价 Gal3 的作用。

一项集合了 22 个心衰临床研究的荟萃分析表明，对于 CHF，Gal3 预测全因死亡率的敏感性介于 30%～73%，平均 60%（95% CI 51%～68%），特异性介于 52%～73%，平均 61%（95% CI 56%～66%）。而对于急性心衰，Gal3 预测全因死亡率的敏感性介于 63%～76%，平均 64%（95% CI 58%～69%），特异性平均 56%～63%，平均 57%（95% CI 53%～60%）。总的来说，在急慢性心衰患者，高水平的 Gal3 与增加的全因死亡率相关，但总的预测能力较低，敏感性和特异性均在 60%，阳性似然比小于 5，而阴性似然比大于 0.2。监测 Gal3 水平的变化，较单纯的基线检测，能够提供更多的预后信息，心衰发病后 Gal3 水平升高或保持较高水平者与保持较低 Gal3 水平的患者比较，具有更差的预后。

Milting 等研究了 55 例需机械辅助循环（MCS）的终末期心力衰竭患者中 Gal3 的动力学特征，评价了与心肌纤维化和重构明显相关的数种生物标志物。研究发现：①包括 Gal3 在内的与纤维化相关的生物标志物较对照升高；②MCS 未引起纤维化相关的生物标志物［组织金属蛋白酶抑制剂-1（TIMP-1）、细胞黏合素、骨桥蛋白及 Gal3］浓度下降；③与经历 MCS 后实施心脏移植的患者相比，在 MCS 过程中死亡的患者 Gal3 基础水平较高。

（三）心力衰竭的指导治疗

联合检测心力衰竭患者血浆 Gal3、BNP 及 NT-proBNP 水平可用于鉴别具有较高再入院或死亡风险的患者，以使医务人员向患者提供更加个体化的治疗。MADIT-CRT trail 检测了 654 例 NYHA Ⅰ/Ⅱ的心衰患者行植入式除颤器或心脏再同步化治疗的效果，首要终点为非致死性心衰事件或死亡。研究发现，Gal3 可作为首要终点事件的独立预测指标：具有高基线水平（前 25%）Gal3 的患者，心脏再同步化治疗后首要终点事件下降了 65%，而具有较低基线水平 Gal3 的患者，心脏再同步化治疗后首要终点事件仅下降了 25%。提示具有较高水平 Gal3 的患者可在心脏再同步化治疗中获得更大的受益。CORONA 和 VAL-HeFT 研究也表明，具有中位 Gal3 水平以上的患者不能受益于罗伐他汀或缬沙坦治疗，但在较低 Gal3 水平的患者，可观察到治疗后心血管事件和再住院率的下降。

目前，绝大多数心衰的治疗方案并非急性干预，而是相对周期较长的神经激素类药物治疗。尚不得知基于降低纤维化的长期药物治疗（如 ACEI、肾上腺素受体阻断剂等）是否可以降低 Gal3 的水平。如果能确证针对心衰的药物治疗与 Gal3 水平及其表达降低具有相关性，则 Gal3 本身可作为一个治疗靶标。在癌症患者中已经进行了小规模的针对乳糖凝集素的特异性药物干预研究，这些药物或许将很快用于针对心衰的研究。

问题

心肌组织中 Gal3 转录及翻译水平的调节机制尚待明确。在心肌，Gal3 主要来源于成纤维细胞和巨噬细胞，与 TGF-β/Smad 途径相关。炎症信号也参与 Gal3 的调节，但尚不明确何种信号主导 Gal3 的表达和分泌。另外，虽然诸多证据表明 Gal3 在心衰的病生理过程中发挥重要作用，但目前仍缺乏循证的依据（例如 Gal3 缺陷的小鼠或药理学实验等），以证明 Gal3 确实参与心肌重构的发生和演变。尚无数据表明临床治疗后和何种治疗方法可以影响 Gal3 的表达及信号通路。

小结

临床研究提示 Gal3 的表达增高与失代偿性心衰相关，可作为心衰预后的一个生物标志物。FDA 于 2010 年批准 Gal3 在临床中的应用。其已经成为 HF 诊断、预后等的重要指标。大多数生物标志物如 BNP、CRP 等，均是细胞损伤后释放入血，作为病变发生或严重程度的标志，其对病变的病理生理演变无明显影响。血浆及组织 Gal3 水平不但与心力衰竭的严重程度及预后相关，其本身也可能作为一种致病因素，参与心衰病理生理的发生及演变，动物实验表明 Gal3 的抑制剂可阻断或逆转心肌重构过程。因此，Gal3 类似于荷载病毒、血浆低密度脂蛋白及血糖等指标，有可能成为心力衰竭临床干预的靶标，这将是 Gal3 的一个重要的研究方向。此外，在急慢性心衰，升高的 Gal3 水平还与肾功能障碍相关，Gal3 不仅通过直接的心脏毒性效应，而且还通过介导心肾生理联系促进急性肾功能障碍，而使心衰恶化。由于 Gal3 还与癌症或年龄具有相关性，其对心力衰竭的诊断价值尚需要进一步研究。总之，Gal3 在心衰的诊治中，是一个值得高度关注的指标。

参 考 文 献

1. Lala RI，Lungeanu D，Darabantiu D，et al. Galectin-3 as a marker for clinical prognosis and cardiac re-modeling in acute heart failure. Herz，2017 Feb 24. doi：10.1007/s00059 – 017 – 4538 – 5. ［Epub ahead of print］

2. Holmager P，Egstrup M，Gustafsson I，et al. Galectin-3 and fibulin-1 in systolic heart failure-relation to glucose metabolism and left ventricular contractile reserve. BMC Cardiovasc Disord，17（1）：22，2017.

3. Kotby AA，Youssef OI，Elmaraghy MO，et al. Galectin-3 in Children with Chronic Heart Failure with Normal and Reduced Ejection Fraction：Relationship to Disease Severity. Pediatr Cardiol，38（1）：95 – 102，2017.

4. Batlle M，Campos B，Farrero M，et al. Use of serum levels of high sensitivity troponin T，galectin-3 and C-terminal propeptide of type I procollagen at long term follow-up in heart failure patients with reduced ejection fraction：Comparison with soluble AXL and BNP. Int J Cardiol，225：113 – 119，2016.

5. Sygitowicz G，Tomaniak M，Filipiak KJ，et al. Galectin-3 in Patients with Acute Heart Failure：Preliminary Report on First Polish Experience. Adv Clin Exp Med，25（4）：617 – 23，2016.

6. Mueller T，Gegenhuber A，Leitner I，et al. Diagnostic and prognostic accuracy of galectin-3 and soluble ST2 for acute heart failure. Clin Chim Acta，463：158 – 164，2016.

7. Batlle M，Campos B，Farrero M，et al. Data on clinical characteristics of a heart failure patients'cohort with reduced ejection fraction and analysis of the circulating values of five different heart failure biomarkers；high sensitivity troponin T，galectin-3，C-terminal propeptide of type I procollagen，soluble AXL and BNP. Data Brief，9：876 – 882，2016.

8. Chen Y-S，Gi W-T，Liao T-Y，et al. Using thegalectin-3 test to predict mortality in heart failure patients：a systematic review and meta-analysis. Biomark Med，10：329 – 342，2016.

9. Yin Q，ShiB，DongL，et al. Comparative study of Galectin-3 and B-type natriuretic peptide as biomarkersfor the diagnosis of heart failure. J Geria Cardiol，1：79 – 82，2014.

10. Stolen，CM，Adourian A，Meyer TE，et al. Plasma Galectin-3 and Heart Failure Outcomes in MADIT-CRT. J Card Fail，20：793 – 799，2014.

11. Anand IS，Rector TS，Kuskowski M，et al. Baseline and serial measurements of galectin-3 in patients with heart failure：relationship to prognosis and effect of treatment with valsartan in the Val-HeFT. Eur. J. Heart

Fail, 15: 511 – 518, 2013.

12. ChenK, Jiang RJ, Wang CQ, et al. Predictive value of plasma Gal3 in patients with chronic heart failure. Eur Rev Med Pharmacol Sci, 17: 105 – 111, 2013.

13. Ho JE, Liu C, Lyass A, et al. Galectin-3, a marker of cardiac fibrosis, predicts incident heart failure in the community. J Am Coll Cardiol, 60: 1249 – 56, 2012.

14. Gullestad L, Ueland T, Kjekshus J, et al. Galectin-3 predicts response to statin therapy in the Controlled Rosuvastatin Multinational Trial in Heart Failure (CORONA). Eur Heart J, 33, 2290 – 2296, 2012.

15. Lin YH, Lin LY, Wu YW, et al. The relationship between serum galectin-3 and serum markers of cardiac extracellular matrix turnover in heart failure patients. Clin Chim Acta, 409: 96 – 99, 2009.

16. de Boer RA, Voors AA, Muntendam P, et al. Galectin-3: a novel mediator of heart failure development and progression. Eur J Heart Fail1, 1: 811 – 817, 2009.

17. Liu YH, D'Ambrosio M, Liao TD, et al. N-acetyl-seryl-aspartyllysyl-proline prevents cardiac remodeling and dysfunction induced by galectin-3, a mammalian adhesion/growth-regulatory lectin. Am J Physiol Heart Circ Physiol, 296: H404 – H412, 2009.

18. Zandbergen HR, Sharma UC, Gupta S, et al. Macrophage depletion in hypertensive rats accelerates development of cardiomyopathy. J Cardiovasc Pharmacol Ther, 14: 68 – 75, 2009.

19. de Cavanagh EM, Ferder M, Inserra F, et al. Angiotensin II, mitochondria, cytoskeletal, and extracellular matrix connections: an integrating viewpoint. Am J Physiol Heart Circ Physiol, 296: H550 – H558, 2009.

20. 张丽苇, 卢新政, 李兵, 等. 外周血 Apelin-12 及 Galectin-3 与慢性心力衰竭的关系. 广东医学, 11: 1706 – 1708, 2009.

21. Henderson NC, Mackinnon AC, Farnworth SL, et al. Galectin-3 expression and secretion links macrophages to the promotion of renal fibrosis. Am J Pathol, 172: 288 – 298, 2008.

22. Milting H, Ellinghaus P, Seewald M, et al. Plasma biomarkers of myocardial fibrosis and remodeling in terminal heart failure patients supported by mechanical circulatory support devices. J Heart Lung Transplant, 27: 589 – 596, 2008.

23. Dickstein K, Cohen-Solal A, Filippatos G, et al. ESC guidelines for the diagnosis treatment of acute, chronic heart failure, 2008: the Task Force for the diagnosis and treatment of acute and chronic heart failure 2008 of the European Society of Cardiology. Developed in collaboration with the Heart Failure Association of the ESC (HFA) and endorsed by the European Society of Intensive Care Medicine (ESICM). Eur J Heart Fail, 10 (10): 933 – 89, 2008.

24. Thandavarayan RA, Watanabe K, Ma M, et al. 14-3-3 protein regulates Ask1 signaling and protects against diabetic cardiomyopathy. Biochem Pharmacol, 75: 1797 – 1806, 2008.

25. Sharma U, Rhaleb NE, Pokharel S, et al. Novel anti-inflammatory mechanisms of N-Acetyl-Ser-Asp-Lys-Pro in hypertension induced target organ damage. Am J Physiol, 294：H1226 – H1232, 2008.

26. Frangogiannis NG. The immune system and cardiac repair. Pharmacol Res, 58：88 – 111, 2008.

27. Yang RY, Rabinovich GA, Liu FT. Galectins：structure, function and therapeutic potential. Expert Rev Mol Med, 13：e17 – e39, 2008.

28. Nishi Y, Sano H, Kawashima T, et al. Role of galectin-3 in human pulmonary fibrosis. Allergol Int, 56：57 – 65, 2007.

29. Reifenberg K, Lehr HA, Torzewski M, et al. Interferon-gamma induces chronic active myocarditis and cardiomyopathy in transgenic mice. Am J Pathol, 171：463 – 472, 2007.

30. Elola MT, Wolfenstein-Todel C, Troncoso MF, et al. Galectins：matricellular glycan-binding proteins linking cell adhesion, migration, and survival. Cell Mol Life Sci, 64：1679 – 1700, 2007.

31. Lok D, van der Meer P, de La Porte PB, et al. Galectin-3, a novel marker of macrophage activity, predicts outcome in patients with stable chronic heart failure. J Am Coll Cardiol, 49（Suppl. A）：98A, 2007.

32. Kim H, Lee J, Hyun JW, et al. Expression and immunohistochemical localization of galectin-3 in various mouse tissues. Cell Biol Int, 31：655 – 662, 2007.

33. Dumic J, Dabelic S, Flögel M. Galectin-3：an open-ended story. Biochim Biophys Acta, 1760：616 – 635, 2006.

34. Nakahara S, Oka N, Wang Y, et al. Characterization of the nuclear import pathways of galectin-3. Cancer Res, 66：9995 – 10006, 2006.

35. van Kimmenade RR, Januzzi JL Jr, Ellinor PT, et al. Utility of aminoterminal pro-brain natriuretic peptide, galectin-3, and apelin for the evaluation of patients with acute heart failure. J Am Coll Cardiol, 48：1217 – 1224, 2006.

36. Henderson NC, Mackinnon AC, Farnworth SL, et al. Galectin-3 regulates myofibroblast activation and hepatic fibrosis. Proc Natl Acad Sci USA, 103：5060 – 5065, 2006.

37. Iacobini C, Oddi G, Menini S, et al. Development of age dependent glomerular lesions in galectin-3/AGE-receptor-3 knockout mice. Am J Physiol, 289：F611 – F621, 2005.

38. Brown RD, Ambler SK, Mitchell MD, et al. The cardiac fibroblast：therapeutic target in myocardial remodeling and failure. Annu Rev Pharmacol Toxicol, 45：657 – 687, 2005.

39. Krześlak A, Lipińska A. Galectin-3 as a multifunctional protein. Cell Mol Biol Lett, 9：305 – 328, 2004.

40. de Boer RA, Pokharel S, Flesch M, et al. Extracellular signal regulated kinase and SMAD signaling both mediate the angiotensin II driven progression towards overt heart failure in homozygous TGR（mRen2）27. J Mol Med, 82：678 – 687, 2004.

41. Schroen B, Heymans S, Sharma U, et al. Thrombospondin-2 is essential for myocardial matrix integrity: increased expression identifies failure-prone cardiac hypertrophy. Circ Res, 95: 515 – 522, 2004.

42. Sharma UC, Pokharel S, van Brakel TJ, et al. Galectin-3 marks activated macrophages in failure-prone hypertrophied hearts and contributes to cardiac dysfunction. Circulation, 110: 3121 – 3128, 2004.

43. Ochieng J, Furtak V, Lukyanov P. Extracellular functions of galectin-3. Glycoconj J, 19: 527 – 535, 2004.

44. Cooper DN. Galectinomics: finding themes in complexity. Biochim Biophys Acta, 1572: 209 – 231, 2002.

45. Liu FT, Patterson RJ, Wang JL. Intracellular functions of galectins. Biochim Biophys Acta, 1572: 263 – 273, 2002.

46. Birdsall B, Feeney J, Burdett IDJ, et al. NMR solution studies of hamster galectin-3 and electron microscopic visualization of surface adsorbed complexes: evidence for interactions between the N-and Cterminal domains. Biochemistry, 40: 4859 – 4866, 2001.

47. Barboni EA, Bawumia S, Henrick K, et al. Molecular modeling and mutagenesis studies of the N-terminal domains of galectin-3: evidence for participation with the C-terminal carbohydrate recognition domain in oligosaccharide binding. Glycobiology, 10: 1201 – 1208, 2000.

48. Friedman SL. Molecular regulation of hepatic fibrosis, an integrated cellular response to tissue injury. J Biol Chem, 275: 2247 – 2250, 2000.

49. Hsu DK, Dowling CA, Jeng KC, et al. Galectin-3 expression is induced in cirrhotic liver and hepatocellular carcinoma. Int J Cancer, 81: 519 – 526, 1999.

50. Sasaki S, Bao Q, Hughes RC. Galectin-3 modulates rat mesangial cell proliferation and matrix synthesis during experimental glomerulonephritis induced by anti-Thy1. 1 antibodies. J Pathol, 187: 481 – 489, 1999.

51. Menon RP, Hughes RC. Determinants in the N-terminal domains of galectin-3 for secretion by a novel pathway circumventing the endoplasmic reticulum-Golgi complex. Eur J Biochem, 264: 569 – 576, 1999.

52. Hughes RC. Secretion of the galectin family of mammalian carbohydrate-binding family proteins. Biochem Biophys Acta, 1473: 172 – 185, 1999.

53. Van den Brûle FA, Fernandez PL, Buicu C, et al. Differential expression of galectin-1 and galectin-3 during first trimester human embryogenesis. Dev Dyn, 209: 399 – 405, 1997.

54. Mehul B, Hughes RC. Plasma membrane targeting, vesicular budding and release of galectin 3 from the cytoplasm of mammalian cells during secretion. J Cell Sci, 110: 1169 – 1178, 1997.

55. Hughes RC. The galectin family of mammalian carbohydrate binding molecules. Biochem Soc Transact, 25: 1194 – 1198, 1997.

56. Lee MA，Böhm M，Paul M，et al. Physiological characterization of the hypertensive transgenic rat TGR （mREN2）27. Am J Physiol，270：E919 – E929，1996.

57. Barondes SH，Cooper DNW，Gitt MA，et al. Galectins：structure and function of a large family of animal lectins. J Biol Chem，269：20807 – 20810，1994.

58. Hughes RC. Mac-2：a versatile galactose-binding protein of mammalian tissues. Glycobiology，4：5 – 12，1994.

59. Sato S，Hughes RC. Binding specificity of a baby hamster kidney lectin for H type Ⅰ and Ⅱ chains，poly-lactosamine glycans，and appropriately glycosylated forms of laminin and fibronectin. J Biol Chem，267：6983 – 6990，1992.

60. Wang JL，Laing JG，Anderson RL. Lectins in the cell nucleus. Glycobiology，3：243 – 252，1991.

61. Rosenberg I，Cherayil BJ，Isselbacher KJ，et al. Mac-2-binding glycoproteins. Putative ligands for a cy-tosolic β-galactoside lectin. J Biol Chem，266：18731 – 18736，1991.

第三节　骨保护素

骨保护素（osteoprotegerin，OPG）属于肿瘤坏死因子（tumor necmsis factor，TNF）受体家族成员，具有降低破骨细胞分化和增加骨密度的功能，最初由 Simonet 等于 1997 年在胎鼠小肠 cDNA 文库中克隆发现。OPG 与骨代谢、心血管系统、免疫系统等都有着重要联系，在类风湿关节炎、骨髓瘤、冠心病等多种疾病中都存在 OPG mRNA 水平的异常。

一、简介

（一）基因定位和结构

人类骨保护素基因位于染色体 8q24，包含 5 个外显子，在体内以单体和同源二聚体两种形式存在。OPG 是一种分泌性糖蛋白，其前体含 401 个氨基酸残基，N 端 21 个氨基酸为信号肽序列，成熟单体含 380 个氨基酸残基，相对分子质量为 55 ~ 60kD。

骨保护素分子含有 7 个区段（D1 ~ D7），与 TNF 受体家族成员蛋白构成极其相似，但缺乏疏水跨膜区。N 端的 D1 ~ D4 结构上与肿瘤坏死因子受体超家族的其他蛋白质的细胞外区相似，为半胱氨酸富集区（cysteine rich domain，CRD），是 OPG 与配体结合的主要作用部位，与抑制破骨细胞的作用直接相关；靠近 C 端的 D5、D6 为死亡结构域同源区（death domain homologous，DDH），介导细胞毒性作用；D7 具有一个肝磷脂结合位点，该位点的肝素亲和力与骨保护素对破骨细胞的抑制作用无关；D7 还有一个半胱氨酸残基（cys379），与同源二聚体的二硫键形成有关，此半胱氨酸残基如被丝氨酸残基取代，导致无法形成同源二聚体。天然 OPG 蛋白中存在 5 个 N 连接糖基化潜在位点：4 个在 N 端的半胱氨酸富集区（cysteine rich domain，CRD），1 个在 C 端。

（二）体内分布和代谢

在骨骼，OPG 主要由成骨细胞谱系的各种细胞产生，并随细胞的分化而增加。除了在骨组织中高浓度表达，OPG 在心脏、肺、肝、肠、脑、甲状腺、肾等组织中也有较高的表达。值得一提的是，OPG 在血管壁中有很高的表达量。其在主动脉中的含量不低于骨组织中的含量，约是血浆 OPG 浓度的 1000 倍，目前尚不清楚主动脉中如此高浓度的 OPG 有何生理功能。脉管系统的 OPG 主要由局部的血管平滑肌细胞表达，广泛分布于血管全层，包括粥样硬化区和无病变区。

循环 OPG 水平尚无定论，不同的方法测定的结果也差异巨大，0.22～3mg/L 不等。Omland 对 Dallas 心脏研究的 2715 名普通成年人的血浆 OPG 水平分析后，发现女性 OPG 水平高于男性，平均分别为 1281 和 1114ng/L。循环 OPG 水平还与年龄有关，在男性 70 岁和女性 60 岁之前较稳定，超过这个年龄，循环 OPG 水平显著升高。循环 OPG 的主要来源及其清除方式尚不明确，肾功能降低的患者其循环 OPG 水平升高。有报道认为心血管系统可能是循环 OPG 水平的重要来源。

促进 OPG 表达的因素：白介素（IL-1α、IL-18 等）、肿瘤坏死因子、转移生长因子、雌激素、NO、PDGF、bFGF、血管紧张素Ⅱ、瘦素、血管活性肠肽（VIP）等。抑制 OPG 表达的因素：糖皮质激素、前列腺素Ⅱ、1,25-(OH)$_2$D3、甲状旁腺激素等。

（三）主要功能

1. 抑制破骨细胞的发生　RANK/RANKL 是破骨细胞发生分化过程中主要的调控路径。成熟 RANK 蛋白主要由破骨细胞及其前体细胞、树突状细胞、成熟 T 细胞等产生，是一类膜受体。RANKL 与破骨细胞祖细胞膜上的 RANK 结合，通过 C-Jun N-末端激酶（JNK）信号传导通路、NF-κB 途径、Akt 途径等介导破骨细胞的成熟。OPG 是 RANKL 的诱饵受体，它和 RANK 竞争结合 RANKL，从而阻断干扰 RANK 与 RANKL 的结合，由于缺乏 RANKL-RANK 产生的转录活化信号，导致破骨细胞分化成熟障碍。OPG 的 D5、D6 两个死亡结构同源区与诱导破骨细胞凋亡的作用有关，去除 D5、D6 后，OPG 诱导破骨细胞凋亡的活性明显降低。

2. OPG 对脉管系统的作用　OPG 在血管平滑肌细胞中有较高表达，血小板源性生长因子（platelet-derived growth factor，PDGF）、碱性成纤维细胞生长因子（basic fibro-blastgrowth factor，bFGF）、血管紧张素 Ⅱ 等可以增加血管平滑肌中 OPG 的表达。OPG 是脉管内皮的重要保护因子，在血管舒张的动态平衡中可能起着重要作用。小鼠的 OPG 基因敲除后会引起严重的主动脉和肾动脉钙化，但该效应至少部分是继发于 OPG 缺乏导致的严重骨质疏松症。因而，OPG 在脉管系统中的高表达及其与动脉粥样硬化的关系尚需进一步的研究。

3. OPG 对免疫系统的作用　树突状细胞表达 RANK，而 T 细胞表达 RANKL，当 RANK 和 RANKL 结合后可激活树突状细胞和 T 细胞。在体外，激活的 T 细胞通过表达 RANKL 可直接启动破骨细胞的生成；在体内，全身性 T 细胞激活可导致 RANKL 依赖性破骨细胞的生成作用和骨量丢失。T 细胞和 RANKL 是联系免疫系统和骨骼系统最重要的两个因素。树突状细胞和 B 细胞可分泌 OPG，此过程受 CD40 的调控，OPG 和 RANKL 结合会完全阻断上述作用。小鼠 OPG 基因敲除后出现 B 细胞分化障碍，同时发现树突状细胞功能异常增强，受抗原刺激后会分泌过量的细胞因子，说明 OPG 在免疫系统的调节中发挥着很大作用。Stolina 等在 OPG 对小鼠免疫系统作用的研究中发现，OPG 对 T 细胞介导的细胞免疫几乎没有影响，相反会增加在体液免疫过程中所产生的 IgG、IgE、IgM 等。

二、OPG 作为心力衰竭生物标志物的研究进展

大量临床研究表明，OPG 与许多心血管疾病的发生和进展具有相关性。一项在健康人群中进行的队列研究提示，循环 OPG 水平与 CVD 的发病风险明显相关。循环 OPG 水平可对 CVD 及死亡率提供重要的预后信息。Browner 等对 490 例老年女性的前瞻性研究中证实，血清中 OPG 水平的增高与 CVD 的病死率之间有着显著相关性。Shuichi 等对 201 例行冠状动脉造影患者检测血清中 OPG 浓度，研究结果显示，血清 OPG 水平随冠心病严重程度增加而增高，但这种相关性的机制目前还不清楚。Omland 评估了入选 Dallas 心脏研究的 2715 名普通成年人的血浆 OPG 水平及左室结构和功能的 MRI 指标。

高的 OPG 水平与较大的左室体积、左室壁厚度、左室同轴性指标及较低的 LVEF 显著相关（所有 $P < 0.001$）。提示 OPG 在左室肥大和舒张功能障碍的病生理过程中发挥作用。

（一）心力衰竭的预测、危险分层和预后评估

因缺血性心肌病或后负荷过高而导致心力衰竭的患者，其血浆和心肌 OPG 浓度升高。HF 患者循环 OPG 增加的水平与心室功能、血流动力学及神经激素等相关。Avignon 等通过心肌灌注成像（MPI）评价了 465 名含至少一项额外风险因素的糖尿病患者的无症状心肌缺氧（SMI）状况。发现糖尿病患者的 OPG 水平与 SMI 显著相关。Helske 等对 131 名成年 AS 患者进行了检测，发现伴心衰的 AS 患者循环 OPG 水平升高，该相关性独立于年龄、性别及冠脉病变的存在。对发生心衰的 AS 患者行瓣膜置换术后，升高的血浆 OPG 出现下降（$P = 0.0005$）。Omland 等检测了 897 名 ACS 患者（平均 66 岁，71% 男性）的 24 小时内血清 OPG 水平，平均随访 89 个月时间。发现血清 OPG 浓度与长期死亡率的升高强相关［HR 1.7（1.5 ~ 1.9），$P < 0.0001$］，与 HF 住院相关［HR 2.0（1.6 ~ 2.5）；$P < 0.0001$］，与 MI 再发弱相关［HR 1.3（1.0 ~ 1.5）；$P = 0.02$］，与中风无相关性。对其他的风险因子（troponin I，CRP，BNP，LVEF）校正后，仍然保持显著相关的有死亡率［HR 1.4（1.2 ~ 1.7）；$P < 0.0001$］和 HF 住院［HR 1.6（1.2 ~ 2.1）；$P = 0.0002$］。认为血清 OPG 可独立而强烈地预测急性冠状动脉综合征患者的长期死亡率和心力衰竭的进展。最近 di Giuseppe 等报道了 OPG 与心衰发生的临床相关性，研究检测了 2647 名受试者，含 252 心衰患者，平均随访 8.2 年。OPG 与年龄、吸烟、糖尿病、CRP 等显著正相关，校正了各相关变量后，OPG 在男性仍然与心衰高风险显著相关（OPG 每升高 1 倍，心衰风险升高 3 倍），同时 OPG 与 NT-proBNP 存在显著的相互作用：同时存在高水平 NT-proBNP 与 OPG 的患者较同时低水平的患者的心衰风险升高约 5 倍。该研究未观察到 OPG 与女性心衰风险的相关性。

多个研究报道了循环 OPG 水平与慢性心衰的临床相关性。Ragnhild 等分析了 GISSI-HF 试验中入选的 1229 名慢性心衰患者基础血浆 OPG 水平与预后的关系，认为慢性心力衰竭患者循环 OPG 水平与全因死亡率及复合终点事件（病死率和 CV 事件）强烈且独立相关，对于死亡和心衰有强烈的预后价值。Ueland 等对入选 CORONA 试验中的 1464 名缺血性收缩性心衰患者（大于 60 岁，NYHA Ⅱ ~ Ⅳ，LVEF ≤ 40%）进行了分析，评价 OPG 对慢性心衰患者是否具有独立预后价值。首要终点包括心血管性死亡、非致死性心梗、非致死性中风，次要终点为全因死亡、各种冠脉事件、住院事件（心血管性原因、不稳定型心绞痛、心衰恶化）。OPG 水平升高伴随全因死亡率、心血管死亡率和非心血管死亡率的升高。对全因死亡率进行分解显示，OPG 与非心肌心血管死亡及猝死无相关性，而心衰恶化患者可见到轻微的预测效应 ［n = 81，HR 1.16（1.06 ~ 1.28），P = 0.002］。对晚期慢性心力衰竭和缺血性心脏病患者，OPG 独立于已有的风险因子，可预测再住院事件。当与 NT-proBNP 一起分析时，其预测效应下降，但仍保持显著性。

循环 OPG 与急性心衰的关系尚有争议。一个未校正患者左室功能的小规模队列研究表明，OPG 水平可预测心梗后心衰患者的存活情况。Ueland 等检测了 234 例 AMI 伴 HF 患者血浆 OPG 水平，平均 27 个月的随访中，血浆 OPG 水平升高并与不良预后相关。在校正了其他已知的预测因子（肌酐清除率、NT-BNP、高敏 C 反应蛋白）后，OPG 仍然可作为 AMI 后死亡率和心血管事件的独立预测因子。纵向对比发现，未存活患者在随访期间血浆 OPG 水平持续升高，提示 OPG 在心衰患者的风险控制中具有重要价值。Friões 等随访了 338 例急性心衰患者 6 个月内的全因死亡或再住院事件，发现位于最高四分位 OPG 水平的患者较最低四分位水平的患者的终点事件发生风险升高 2.44 倍。Aramburu-Bodas 研究了是否 OPG 可用于急性心衰伴保留射血分数患者的预后，对 177 例患者基于平均 OPG 水平（158.6ng/L）分成 2 群并随访 1 年，终点事件为全因死亡或再住院；生存曲线分析表明，高 OPG 组具有显著高的终点事件发生率；在校正临床风险因子及 BNP 后，OPG 仍可显著预测终点事件（相对风险 2.49；95% CI 1.18 ~ 5.24）。Røysland 等检测了 308 例急性胸痛患者的循环 OPG 水平，发现发生了急性心衰患者的 OPG 水平显著高于未发生者；OPG 区分心衰与未心衰者的 ROC 曲线下面积为 0.695（95% CI 0.636 ~ 0.754），相较 NT-proBNP 未能提供更多的预测信息；然而在校正了已有的参数后，其与总死亡率的相关性不再显著。因此在普通人群中，OPG 水平与急性心衰的相关性，可能为一过性缺血所致。虽然现有的数据明显表明 OPG 水平与急性心衰的发生呈单变量相关，但该相关性可能是急性心衰的其他风险因子与高水平 OPG 的关系的反映。

（二）心力衰竭的指导治疗

炎性细胞因子水平的升高与慢性心力衰竭患者的疾病进展及逆转相关，循环炎性生物标志物在这些患者的诊断及治疗中发挥重要作用。OPG 为一种肿瘤坏死因子受体超家族的成员，在心衰的不同发病机制中的作用包括促进基质降解、参与炎症的发生等。Ragnhild 等基于 GISSI-HF 试验的结果认为，OPG 与 HF 统计学上的显著相关性并不能改善对患者的临床分类，统计学差异似乎无助于心衰患者临床风险管理，连续 3 个月的罗伐他汀干预未显著影响 OPG 水平。

CORONA 试验分析了血浆 OPG 水平与他汀类药物罗伐他汀治疗的潜在关系。总体上看，他汀类药物处理未能使患者受益。但治疗组在 3 个 OPG 浓度组间存在显著的差异，罗伐他汀显著降低了低 OPG 浓度组首要终点事件和总的死亡率，但在中高基线 OPG 浓度组中未见到相似变化。当校正 Cox 值后，此种相关性变得不显著。提示特定的心衰患者亚组（如 OPG/RANKL/RANK 系统较不活跃的患者）可能受益于罗伐他汀治疗。

 小结

从已有的研究结果来看，至少在高风险人群中，血浆 OPG 水平可作为 CVD 的一个独立重要的预测因子，并可预测心衰患者的死亡率。OPG 水平与心衰严重程度的关系可能有几种不同的解释。心血管系统可能是循环 OPG 的重要来源，OPG 水平对心衰进展的预测反映心肌对循环 OPG 池的贡献。已经证明 OPG/RANKL/RANK 轴的激活将促进基质降解、炎症和心室重构。循环 OPG 水平可作为该系统总体活性的一个稳定可靠的标志，并对预后产生影响。OPG/RANKL/RANK 系统的活化可能参与心肌功能衰竭的病生理过程，虽然在校正了 NT-proBNP 后使一些差异减弱，但仍支持 OPG/RANKL/RANK 系统在心衰病生理过程中发挥作用。

高水平循环 OPG 与 CHF 时预后差的高风险相关性是基于心脏本身的病生理特点，还是此种相关性仅仅反映了一般的血管疾病，或者是心脏应对粥样硬化进展或血管硬化的反应，尚需进一步阐释。更好的理解高血浆 OPG 浓度的意义，需要明确更多的关于其在血管壁尤其是主动脉壁高表达及其与配体相互作用的生物学功能、OPG 与 CVD 发病风险相关的生理机制、药物干预对循环 OPG 水平的影响等。

参 考 文 献

1. di Giuseppe R，Biemann R，Wirth J，et al. Plasma osteoprotegerin，its correlates，and risk of heart failure：a prospective cohort study. Eur J Epidemiol，DOI：10. 1007/s10654 – 016 – 0172 – 4，2016.［Epub ahead of print］

2. Røysland R，Pervez MO，Pedersen MH，et al. Diagn ostic and Prognostic Properties of Osteoprotegerin in Patients with Acute Dyspnoea：Observations from the Akershus Cardiac Examination（ACE）2 Study. PLoS

One，11（7）：e0160182，2016.

3. Berezin AE，Kremzer AA，Martovitskaya YV，et al. The utility of biomarker risk prediction score in patients with chronic heart failure. Int J Clin Exp Med，8（10）：18255 – 64. 2015.

4. Friões F，Laszczynska O，Almeida PB，et al. Prognostic Value of Osteoprotegerin in Acute Heart Fail-ure. Can J Cardiol，31（10）：1266 – 71，2015.

5. Aramburu-Bodas Ó，García-Casado B，Salamanca-Bautista P，et al. Relationship between osteoprotegerin and mortality in decompensated heart failure with preserved ejection fraction. J Cardiovasc Med（Hagers-town），16（6）：438 – 43，2015.

6. Zhang H，Feng L，Wan Q，et al. Osteoprotegerin is associated with depletion of circulating endothelial pro-genitor cells and elevation in pulmonary arterial pressure in patients with systolic heart failure. Acta Cardiol，70（4）：435 – 41，2015.

7. Lewis JR，Lim WH，Ueland T，et al. Elevated Circulating Osteoprotegerin and Renal Dysfunction Predict 15-Year Cardiovascular and All-Cause Mortality：A Prospective Study of Elderly Women. PLoS One，10（7）：e0134266，2015.

8. Røysland R，Røsjø H，Høiseth AD，et al. Osteoprotegerin concentrations in patients with suspected reversi-ble myocardial ischemia：observations from the Akershus Cardiac Examination（ACE）1 Study. Cytokine，73（1）：122 – 7，2015.

9. Bjerre M，Munk K，Sloth AD，et al. High osteoprotegerin levels predict MACCE in STEMI patients，but are not associated with myocardial salvage. Scand Cardiovasc J，48（4）：209 – 15，2014.

10. Chen YH，Wu YW，Yang WS，et al. Relationship between bone mineral density and serum osteoprote-gerin in patients with chronic heart failure. PLoS One，7（8）：e44242，2012.

11. Ueland T，Yndestad A，Dahl CP，et al. TNF revisited：osteoprotegerin and TNF-related molecules in heart failure. Curr Heart Fail Rep，9（2）：92 – 100，2012.

12. Ueland T，Dahl CP，Kjekshus J，et al. Osteoprotegerin predicts progression of chronic heart failure：re-sults from CORONA. Circ Heart Fail，4（2）：145 – 52，2011.

13. Røysland R，Masson S，Omland T，et al. Prognostic value of osteoprotegerin in chronic heart failure：The GISSI-HF trial. Am Heart J，160（2）：286 – 93，2010.

14. Venuraju SM，Yerramasu A，Corder R，et al. Osteoprotegerin as a predictor of coronary artery disease and cardiovascular mortality and morbidity. J Am Coll Cardiol，55（19）：2049 – 61，2010.

15. D'Amelio P，Isaia G，Isaia GC. The osteoprotegerin/RANK/RANKL system：a bone key to vascular dis-ease. J Endocrinol Invest，32（4 Suppl）：6 – 9，2009.

16. Van Campenhout A，Golledge J. Osteoprotegerin，vascular calcification and atherosclerosis. Atherosclerosis，204（2）：321 – 9，2009.

17. Ueland T, Aukrust P, Damas JK, et al. The tumor necrosis factor superfamily in heart failure. Future Cardiol, 2: 101 – 111, 2009.

18. Wedel H, McMurray JJ, Lindberg M, et al. Predictors of fatal and non-fatal outcomes in the Controlled Rosuvastatin Multinational Trial in Heart Failure (CORONA): incremental value of apolipoprotein A-1, high-sensitivity C-reactive peptide andN-terminal pro B-type natriuretic peptide. Eur J Heart Fail, 11 (3): 281 – 291, 2009.

19. Cleland JG, McMurray JJ, Kjekshus J, et al. Plasma concentration of aminoterminalpro-brain natriuretic peptide in chronic heart failure: prediction of cardiovascular events and interaction with the effects of rosuvastatin: a report from CORONA (Controlled Rosuvastatin Multinational Trial inHeart Failure). J Am Coll Cardiol, 54: 1850 – 1859, 2009.

20. McMurray JJ, Kjekshus J, Gullestad L, et al. Effects of statin therapyaccording to plasma high-sensitivity C-reactive protein concentration in thecontrolled rosuvastatin multinational trial in heart failure (CORONA): ARetrospective Analysis. Circulation, 120: 2188 – 2196, 2009.

21. El Hadj Othmane T, Speer G, Fekete B, Osteoprotegerin: regulator, protector and marker. Orv Hetil, 149 (42): 1971 – 80, 2008.

22. Nybo M, Rasmussen LM. The capability of plasma osteoprotegerin as a predictor of cardiovascular disease: a systematic literature review. Eur J Endocrinol, 159 (5): 603 – 8, 2008.

23. Papadopouli AE, Klonaris CN, Theocharis SE. Role of OPG/RANKL/RANK axis on the vasculature. Histol Histopathol, 23 (4): 497 – 506, 2008.

24. Nybo M, Rasmussen LM. The capability of plasma osteoprotegerin as apredictor of cardiovascular disease: a systematic literature review. Eur JEndocrinol, 159: 603 – 608, 2008.

25. Omland T, Ueland T, Jansson AM, et al. Circulating osteoprotegerin levels and long-term prognosis in patients with acute coronary syndromes. J Am Coll Cardiol, 51: 627 – 633, 2008.

26. Mathur N, Ramasubbu K, Mann DL. Spectrum of pleiotropic effects ofstatins in heart failure. Heart Fail Clin, 4: 153 – 161, 2008.

27. Celińska-Löwenhoff M, Löwenhoff T, Undas A, et al. Effects of hypolipemic drugs on the osteoprotegerin-sRANKL system in patients with coronary artery disease. Thromb Haemost, 97 (5): 868 – 70, 2007.

28. Nellemann B, Gormsen LC, Dollerup J, et al. Simvastatin reduces plasma osteoprotegerinin type 2 diabetic patients with microalbuminuria. Diabetes Care, 30: 3122 – 3124, 2007.

29. Omland T, Drazner MH, Ueland T, et al. Plasma osteoprotegerin levels in the general population: relation to indices of left ventricular structure and function. Hypertension, 49: 1392 – 1398, 2007.

30. Helske S, Kovanen PT, Lindstedt KA, et al. Increased circulating concentrations and augmented myocardial extraction of osteoprotegerin in heart failure due to left ventricular pressure overload. Eur J Heart Fail,

9：357 – 363，2007.

31. Avignon A，Sultan A，Piot C，et al. Osteoprotegerin：a novel independent marker for silent myocardial ischemia in asymptomatic diabetic patients. Diabetes Care，30：2934 – 2939，2007.

32. Kjekshus J，Apetrei E，Barrios V，et al. Rosuvastatin in olderpatients with systolic heart failure. N Engl J Med，357：2248 – 2261，2007.

33. Kiechl S，Werner P，Knoflach M，et al. The osteoprotegerin/RANK/RANKL system：a bone key to vascular disease. Expert Rev Cardiovasc Ther，4：801 – 811，2006.

34. Ueland T，Yndestad A，Oie E，et al. Dysregulated osteoprotegerin/RANK ligand/RANK axis in clinical and experimental heartfailure. Circulation，111：2461 – 2468，2005.

35. Ueland T，Jemtland R，Godang K，et al. Prognostic value of osteoprotegerin in heart failure after acute myocardial infarction. J Am Coll Cardiol，44：1970 – 1976，2004.

36. Pencina MJ，D'Agostino RB. Overall C as a measure of discrimination insurvival analysis：model specific population value and confidence interval estimation. Stat Med，23：2109 – 2123，2004.

37. Mann DL. Recent insights into the role of tumor necrosis factor in the failing heart. Heart Fail Rev，6：71 – 80，2001.

38. Ueland T，Bollerslev J，Godang K，et al. Increased serum osteoprotegerin in disorders characterized by persistent immune activation or glucocorticoid excess-possible role in bone homeostasis. Eur J Endocrinol，145：685 – 690，2001.

39. Wong SC，Fukuchi M，Melnyk P，et al. Induction of cyclooxygenase-2 and activation of nuclear factor-kappaB in myocardium of patients with congestive heart failure. Circulation，98：100 – 103，1998.

40. Harrell FE，Jr，Lee KL，Mark DB. Multivariable prognostic models：issues in developing models，evaluating assumptions and adequacy，and measuring and reducing errors. Stat Med，15：361 – 387，1996.

第四节　正五聚蛋白 3

　　正五聚蛋白（pentraxin，PTX）超家族由一组进化上保守的、含有 PTX 结构域的多聚体蛋白组成。一级结构上，PTXs 可分为短链和长链两类。短链 PTXs 含典型的正五聚辐射对称结构，主要在肝脏合成，主要成员如 CRP 和 SAP（血清淀粉样蛋白）。长链 PTXs 包括 PTX3、neuronal pentraxin 1（NP1）、NP2、NP 受体及圭尼猪的 apexin 等，PTX3 是长链 pentraxin 分子的典型代表。

一、简介

(一) 基因定位和结构

人类 PTX3 基因定位于 3q25，包括 3 个外显子，编码 381 个氨基酸残基。前两个外显子编码信号序列和 N 端结构域，第三个外显子编码 C 端结构域，含有与短链 PTXs 分子高度保守的典型 PTX 序列。人类 PTX3 基因的上游启动序列包括 AP-1、NF-κB、Sp1 和 NF-IL-6 等的结合位点。PTX3 是典型的长链 PTX 分子，与短链 PTXs 比较，其具有长的 N 端序列。PTX3 从鼠到人高度保守，具有 92% 的序列相似性，其中 82% 的序列完全一致。

(二) 体内分布和代谢

PTX3 是急性反应蛋白之一，与肝脏合成的 CRP 相比，PTX3 可由不同类型的细胞表达和分泌，包括 DC 细胞、脂肪细胞、血管平滑肌细胞、巨噬细胞、内皮细胞等，尤其是在动脉粥样斑块上表达。人类单核细胞特异性的乳铁蛋白阳性颗粒内储存有功能性的 PTX3 蛋白，当识别特异微生物后，PTX3 迅速从颗粒内释放到细胞间隙，形成抗微生物的微环境。

多种炎性因子或微生物组分可刺激 PTX3 的合成和分泌，如 IL-1β、TNF-α、LPS、LAM（阿拉伯糖甘露糖脂）、外膜蛋白及肽聚糖等。PTX3 高亲和结合多种配体，如补体 C1q、FGF2、基质蛋白、TNF-α 诱导的蛋白 6（TSG-6）及肺炎克雷伯杆菌外膜蛋白 A（KpOmpA），此外，PTX3 还可与凋亡细胞特异性相互作用。

人类 PTX3 的正常血清浓度很低（小于 2ng/ml），在炎症和感染时其浓度迅速增加。PTX3 基因为早期诱导，其血浆浓度较 CRP 升高的更迅速，并与疾病的严重程度相关，与 CRP 浓度无相关性。

(三) 主要功能

PTX3 在细胞特异性识别受体识别后被诱导合成，具有多种功能，涉及包括免疫、炎症、女性生殖等病生理过程。①炎症和免疫：PTX3 是人类固有免疫的一个重要组分，外周的某些固有细胞和免疫细胞可在炎症信号及 Toll 样受体活化等作用下合成 PTX3。PTX 3 在与前炎性刺激和抗炎相关的通路中均发挥作用，可能具有平衡早期炎症和早期动脉粥样硬化反应的功能。PTX3 缺陷鼠对特定的真菌和细菌更敏感，如曲霉菌、铜绿假单胞菌、鼠伤寒沙门菌等。在炎症反应中，PTX3 的出现晚于 hs-CRP，但存在时间更为持久，可作为炎症反应持续存在的标志物。PTX3 浓度升高还见于局限性自身免疫疾病，如小静脉血管炎、银屑病、类风湿关节炎的滑液等。②女性生殖：卵泡内膜细胞表达并分泌 PTX3 到基膜并与 TSG-6 结合，使富含透明质酸的基膜正常构建，促使卵泡细胞的成熟和正常排列。PTX3 缺陷鼠则表现为不育。另一方面，妊娠时植入位点存在的相关炎性分子，与母体循环 PTX3 水平的轻度升高相关。而高浓度的 PTX3 水平见于妊娠伴随先兆子痫，这是内皮细胞功能障碍的临床表现，反映了母体对妊娠的炎性反应过强。

二、PTX3 作为心力衰竭生物标志物的研究进展

PTX3 存在于人类正常心肌和肥大心肌，心肌在炎症时高水平表达 PTX3，且升高的程度与心衰严重程度相关，是心衰预后的一个独立预测因子。在心肌梗死时血浆 PTX3 含量增多，濒死和已死亡心肌 PTX3 消失，推测坏死心肌是血浆 PTX3 的来源。Lnoue 等的大规模临床研究表明，PTX3 水平在 ACS 组高表达，且其与 ACS 的相关性优于 hs-CRP，血浆 PTX3 水平与 hs-CRP 水平存在对数正相关关系。在入选 GISSI 心衰试验的 1233 例心衰患者中，发现在病情较重，尤其是高龄、心室功能障碍、严重并发症及伴发房颤、糖尿病的患者中，PTX3 的基线水平明显升高。野生鼠心肌缺血再灌注后，血清 PTX3 出现峰值；在心梗模型中，PTX3 缺陷鼠较野生鼠有更大的梗死区域，推测 PTX3 可能是对严重心肌损伤的保护性反应，而不是导致损伤的原因。

（一）心力衰竭的预测、危险分层和预后评估

Duran 等对 59 例心衰患者基于 NYHA 分级分成 4 组，发现 PTX3 对 NYHA 分级预测的 ROC 曲线下面积为 0.928。PTX3 有可能用于心衰患者 NYHA 分级的诊断。Lee 等对 137 例（平均年龄 61 ± 12，男性 108 例）行冠脉介入治疗的 ACS 患者，采用全球注册的急性冠脉事件（GRACE）风险评估工具，评价 PTX3 在预测充血性心衰中的作用。结果 STEMI 组较不稳定型心绞痛（UAP）组的 PTX3 浓度明显升高（2.4 ± 2.1ng/ml vs 1.3 ± 0.9ng/ml，$P = 0.017$），但 NSTEMI 组与 UAP 组的 PTX3 浓度无显著性差异。血清 PTX3 浓度与住院期间或 6 个月内的死亡/心梗事件密切相关，与全因死亡率无相关性。GRACE 风险评分系统中，充血性心衰的 Killip 分级与 PTX3 浓度独立相关 [OR 2.229（95% CI $1.038 \sim 4.787$），$P = 0.04$]，提示血清 PTX3 浓度对 ACS 患者发生充血

性心衰具有重要的预测价值。Metsubara 等（2011）检测了 323 例患者（82 例 HFNEF，70 例 HFREF，171 例非 HF）外周血 PTX3、hs-CRP、TNF-α、IL-6、BNP 等指标。HF-NEF 患者较非 HF 患者的 PTX3、TNF-α、IL-6 水平显著升高，PTX3 和 BNP 水平随 NYHA 功能分级的增高而显著升高。多变量 logistic 回归分析显示，PTX3 独立于年龄、性别、eGFR、高血压和糖尿病，与 HFNEF 独立相关（OR 1.49，95% CI 1.11 ~ 1.98，$P < 0.01$），并与非心衰患者左室舒张功能障碍（LVDD）独立相关（OR 1.23，95% CI 1.02 ~ 1.50，$P < 0.05$）。

目前的研究提示，循环 PTX3 水平在心衰时升高，并与增高的心血管风险独立相关，可提供重要的预后信息。Dubin 等对 986 例稳定型冠心病患者随访 37 个月，发现 PTX3 每升高 1 个对数单位，全因死亡风险和心衰风险均升高 80%；在校正了 eGFR 后，心衰风险仍随 PTX3 每升高 1 个对数单位而升高 50%。Suzuki 等检测了 196 例心衰和 60 例无心衰患者的对照的血浆 PTX3 水平，平均随访 655 天，终点事件为心血管死亡或心衰加重而住院。心衰患者的血浆 PTX3 水平较对照组升高（$P < 0.0001$），并随 NYHA 分级的升高而增高（$P < 0.0001$）。多变量 Cox 风险分析显示，血浆 PTX3 水平是心脏事件的独立预测因子（OR 1.20，95% CI 1.03 ~ 1.40，$P = 0.0162$）。Tomandlova 等的研究表明，ST 段抬高型心梗患者梗死后 24 小时的循环 PTX3 水平可强烈预测 30 天和 1 年后的心血管死亡率。Liu 等对 377 例慢性心衰患者前瞻性随访了 3 年，发现慢性心衰患者的 PTX3 水平显著高于健康对照，并随 NYHA 分级的增加而升高；生存分析表明，循环 PTX3 水平的升高与心血管高风险相关（HR 4.224），可作为慢性心衰患者的长期独立预后因子。Matsubara 研究了是否血浆 PTX3 水平可预测心衰伴正常射血分数患者的心血管事件。通过对 360 例患者平均随访 30 个月，多变量 Cox 分析表明具有高血浆 PTX3 水平的患者发生了更多的心血管事件［HR 1.16（1.05 ~ 1.27）］。Ishino 等前瞻性考察了连续收治的 164 名重度心衰患者（36% NYHA Ⅲ 或 Ⅳ 级，平均 68 岁，男性 92 例），平均随访 679 ± 438 天，终点事件包括心血管性死亡或需要住院的重度心衰。多变量 Cox 回归分析仅 PTX3 可独立预测心血管事件。采用 BNP、H-FABP、PTX3 联合评分方法，患者的不良心血管事件的风险随升高标志物数目的增多而增大，每增加 1 项的相对风险为 2.801，具有可靠的风险预测效果。Latini 等评价了纳入 CORONA 和 GIS-SI-HF 试验的心衰患者入院时及 3 个月后的 PTX3 水平。发现 PTX3 水平在女性、老年以及低 BMI 的患者较高；基线 PTX3 水平的升高与全因死亡、心血管死亡及再住院事件均显著相关；3 个月后 PTX3 的变化与死亡事件显著相关；他汀治疗可引起 PTX3 水平

的升高。Baragetti 等对 2 400 名普通人群随访 5～6 年后，发现循环 PTX3 水平与心血管事件未表现显著的相关性。

 小结

心衰时存在炎症反应，这对心衰及其不利进展至关重要。PTX3 作为一种新的炎症标志物，心衰时其浓度显著升高，且升高的程度与心衰严重程度相关，是心衰预后的一个独立预测因子。目前对 PTX3 在心衰的病生理中的作用研究较少且零散，集中在其对心衰的危险分层及预后中的作用研究，而在心衰的诊断、筛查、指导治疗等方面的研究鲜有报道，仍需进一步的大样本多中心临床试验。

参 考 文 献

1. Liu H, Guo X, Yao K, et al. Pentraxin-3 Predicts Long-Term Cardiac Events in Patients with Chronic Heart Failure. Biomed Res Int, 2015: 817615, 2015.

2. Tomandlova M, Jarkovsky J, Tomandl J, et al. Prognostic value of pentraxin-3 level in patients with STEMI and its relationship with heart failure and markers of oxidative stress. Dis Markers, 2015: 159051, 2015.

3. Zheng SD, Wu HJ, Yu SP, et al. Shenfu Injection suppresses inflammation by targeting haptoglobin and pentraxin 3 in rats with chronic ischemic heart failure. Chin J Integr Med, 21 (1): 22-8, 2015.

4. George M, Shanmugam E, Srivatsan V, et al. Value of pentraxin-3 and galectin-3 in acute coronary syndrome: a short-term prospective cohort study. Ther Adv Cardiovasc Dis, 9 (5): 275-84, 2015.

5. Matsubara J, Sugiyama S, Nozaki T, et al. Incremental prognostic significance of the elevated levels of pentraxin 3 in patients with heart failure with normal left ventricular ejection fraction. J Am Heart Assoc, 3 (4), pii: e000928, 2014.

6. Leary PJ, Jenny NS, Barr RG, et al. Pentraxin-3 and the right ventricle: the Multi-Ethnic Study of Atherosclerosis-Right Ventricle Study. Pulm Circ, 4 (2): 250-9, 2014.

7. Baragetti A, Knoflach M, Cuccovillo I, et al. Pentraxin 3 (PTX3) plasma levels and carotid intima media thickness progression in the general population. Nutr Metab Cardiovasc Dis, 24 (5): 518-23, 2014.

8. Kunes P, Mandak J, Holubcova Z, et al. The long pentraxin PTX3: a candidate anti-inflammatory mediator in cardiac surgery. Perfusion, 28 (5): 377-89, 2013.

9. Suzuki S, Shishido T, Funayama A, et al. Long pentraxin PTX3 exacerbates pressure overload-induced left ventricular dysfunction. PLoS One, 8 (1): e53133, 2013.

10. Masson S, Marchioli R, Mozaffarian D, et al. Plasman-3 polyunsaturated fatty acids in chronic heart fail-

ure in the GISSI-Heart Failure Trial: relation with fish intake, circulating biomarkers, and mortality. Am Heart J, 165 (2): 208 – 15. e4, 2013.

11. Baragetti A, Knoflach M, Cuccovillo I, et al. Pentraxin 3 (PTX3) plasma levels and carotid intima media thickness progression in the general population. Nutr Metab Cardiovasc Dis, 24 (5): 518 – 23, 2014.

12. Duran S, Duran I, Kaptanagası FA, et al. The role of pentraxin 3 as diagnostic value in classification of patients with heart failure. Clin Biochem, 46 (12): 983 – 7, 2013.

13. Latini R, Gullestad L, Masson S, et al. Pentraxin-3 in chronic heart failure: the CORONA and GISSI-HF trials. Eur J Heart Fail, 14 (9): 992 – 9, 2012.

14. Dubin R, Li Y, Ix JH, et al. Associations of pentraxin-3 with cardiovascular events, incident heart failure, and mortality among persons with coronary heart disease: data from the Heart and Soul Study. Am Heart J, 163 (2): 274 – 9, 2012.

15. Deban L, Jaillon S, Garlanda C, et al. Pentraxins in innate immunity: lessons from PTX3. Cell Tissue Res, 343 (1): 237 – 49, 2011.

16. Kume N, Mitsuoka H, Hayashida K, et al. Pentraxin 3 as a biomarker for acute coronary syndrome: Comparison with biomarkers for cardiac damage. J Cardiol, 58 (1): 38 – 45, 2011.

17. Jylhävä J, Haarala A, Kähönen M. Pentraxin 3 (PTX3) is associated with cardiovascular risk factors: the Health 2000 Survey. Clin Exp Immunol, 164 (2): 211 – 7, 2011.

18. Matsubara J, Sugiyama S, Nozaki T, et al. Pentraxin 3 is a new inflammatory marker correlated with left ventricular diastolic dysfunction and heart failure with normal ejection fraction. J Am Coll Cardiol, 57 (7): 861 – 9, 2011.

19. Lee DH, Jeon HK, You JH, et al. Pentraxin 3 as a novel marker predicting congestive heart failure in subjects with acute coronary syndrome. Korean Circ J, 40 (8): 370 – 6, 2010.

20. Norata GD, Marchesi P, Pulakazhi Venu VK, et al. Deficiency of the long pentraxin PTX3 promotes vascular inflammation and atherosclerosis. Circulation, 120: 699 – 708, 2009.

21. Kotooka N, Inoue T, Aoki S, et al. Prognostic value of pentraxin 3 in patients with chronic heart failure. Int J Cardiol, 130 (1): 19 – 22, 2008.

22. Williams ES, Shah SJ, Ali S, et al. for the Heart and Soul Study. C-reactive protein, diastolic dysfunction, and risk of heart failure in patients with coronary disease. Eur J Heart Fail, 10: 63 – 9, 2008.

23. Salio M, Chimenti S, De Angelis N, et al. Cardioprotective function of the long pentraxin PTX3 in acute myocardial infarction. Circulation, 117: 1055 – 64, 2008.

24. Mitsunori Ishino, Yasuchika Takeishi, Takeshi Niizeki, et al. Risk stratification of chronic heart failure patients by multiple biomarkers: implications of BNP, H-FABP, and PTX3. Circ J, 72 (11): 1800 –

5，2008.

25. Suzuki S，Takeishi Y，Niizeki T，et al. Pentraxin 3，a new marker for vascular inflammation，predicts adverse clinical outcomes in patients with heart failure. Am Heart J，155：75－81，2008.

26. Presta M，Camozzi M，Salvatori G，et al. Role of the soluble pattern recognition receptor PTX3 in vascular biology. J Cell Mol Med，11（4）：723－38，2007.

27. Kunes P，Lonsky V，Mandǎk J，et al. Essential PTX3 biology（not only）for cardiologists and cardiac surgeons. Acta Medica（Hradec Kralove），50（1）：29－33，2007.

28. Mantovani A，Garlanda C，Bottazzi B，et al. The long pentraxin PTX3 in vascular pathology. Vascul Pharmacol，45：326－30，2006.

29. Mairuhu AT，Peri G，Setiati TE，et al. Elevated plasma levels of the long pentraxin，pentraxin 3，in severe dengue virus infections. J Med Virol，76：547－552，2005.

30. Azzurri A，Sow OY，Amedei A，et al. IFN-gamma-inducible protein 10 and pentraxin 3 plasma levels are tools for monitoring inflammation and disease activity in Mycobacterium tuberculosis infection. Microbes Infect，7：1－8，2005.

31. Garlanda C，Bottazzi B，Bastone A，et al. Pentraxins at the crossroads between innate immunity，inflammation，matrix deposition，and female fertility. Annu Rev Immunol，23：337－66，2005.

32. Latini R，Maggioni AP，Peri G，et al. Prognostic significance of the long pentraxin PTX3 in acute myocardial infarction. Circulation，（110）：2349－2354，2004.

33. Muller B，Peri G，Doni A，et al. Circulating levels of the long pentraxin PTX3 correlate with severity of infection in critically ill patients. Crit Care Med，（29）：1404－1407，2001.

第五节　抵 抗 素

　　抵抗素（resistin）是一种由脂肪细胞特异性分泌的多肽，属于富含半胱氨酸的分泌型蛋白质抵抗素样分子（resistin-likemolecules，RELMs）家族中的一员，又名脂肪组织特异性分泌因子（adipocyte secreted factor，ADSF）或 FIZZ3（found ininflammatory zone 3），是 2001 年 Steppan 等在研究新型抗糖尿病药物噻唑烷二酮（TZDs）的作用机制时首次发现的，因其与胰岛素抵抗有关而被命名为 resistin。

一、简介

（一）基因定位和结构

人类抵抗素基因位于 19 号染色体，基因片段长 1.3kb，包括 4 个外显子和 3 个内含子，mRNA 编码 114 个氨基酸残基组成的多肽，包括 20 个氨基酸残基的信号序列，分子量为 12.5kD。抵抗素通过 N 末端的半胱氨酸残基形成二硫键构成二聚体，它可以分解为单体。蛋白交联分析表明抵抗素可能还以二聚体作为亚单位，形成多聚体：每个单体尾端由二硫键相连，形成三聚体或四聚体结构，此二硫键形成可能是抵抗素活化的必需步骤之一。抵抗素二聚体具有全蛋白 80% ~90% 的功能，而抵抗素单体仅有全蛋白 10% ~20% 的功能。

（二）体内分布和代谢

抵抗素又称脂肪细胞分泌因子，主要由白色脂肪组织分泌，进入血液循环，正常人血抵抗素水平为 14.3μg/L（7.3~21.3μg/L）。抵抗素在鼠、人均有表达，Kim 等发现，鼠抵抗素 mRNA 仅分布于脂肪组织，脑、肝、心、肺、肾和骨骼肌中均未见表达。人类抵抗素 mRNA 在白色脂肪组织的基质血管部分可检出，几乎不在成熟脂肪细胞中表达，循环中单核细胞抵抗素 mRNA 比脂肪细胞更加丰富。抵抗素 mRNA 水平在女性性腺和乳房的脂肪垫中表达最高，棕色脂肪组织表达较少。人的胎盘组织中也有抵抗素表达，主要分布在滋养层细胞中，可调节妊娠期胰岛素的敏感性。抵抗素的表达受年龄、性别、营养状态、激素、局部因子及药物等多种因素的影响。

（三）主要功能

抵抗素可诱导胰岛素抵抗、抑制脂肪生成、促进前脂肪细胞分化。抵抗素通过抑制前体脂肪细胞系 3T3-L1 向成熟脂肪细胞的分化来抑制脂肪形成。Steppma 等发现，肥胖患者血清抵抗素水平是正常人的 2.6 倍，非糖尿病肥胖者的抵抗素水平增加与体质量指数（BMI）增加呈正相关，抵抗素可能介导饮食性肥胖相关的胰岛素抵抗。抵抗素可能间接调节能量代谢，通过对脂肪细胞增殖和分化的调节，参与肥胖的发生、发展过程。

抵抗素在免疫调节中亦起一定作用，可能介入了炎性反应。抵抗素通过核转录因子依赖的途径刺激巨噬细胞中致炎性因子 TNF-α 和 IL-12 的合成与分泌。炎症的级联放大效应能够引起高抵抗素血症，TNF-α、IL-6、IL-1β 等炎性因子均影响抵抗素的表达。

抵抗素可促进内皮细胞活化，具有潜在的血管活性作用。抵抗素通过促进 ET-1 的释放来促进内皮细胞的活化。Kawanamm 等发现抵抗素通过 NF-κB 信号途径，能使内皮细胞过度表达细胞间黏附分子 1 和正五聚蛋白 3（PTX3），加重炎性反应及内皮功能的紊乱。Shen 等的研究认为，抵抗素介导的胰岛素信号的抑制和一氧化氮合酶的激活可能促发心血管疾病。抵抗素可能是胰岛素抵抗和心血管疾病间的重要联系分子。

二、抵抗素作为心力衰竭生物标志物的研究进展

Kim 等报道了抵抗素对心肌的直接作用。抵抗素在新生大鼠过表达可导致心肌细胞的肌节组成、细胞体积和蛋白合成量的增多，以及心房利钠因子和 β-肌球蛋白重链的表达。而成年大鼠心肌抵抗素过表达改变了心肌细胞的收缩方式，包括收缩力、收缩和舒张的速度。抵抗素还影响缺血心肌的恢复、刺激心肌分泌 TNF-α、调节心房利钠肽及其他心肌损伤的生化标志。目前，已有较多的临床研究表明抵抗素与心血管疾病显著相关。基于社区人员的研究表明循环抵抗素与左室质量指数和左室肥厚显著相关。升高的抵抗素可预测无症状个体冠脉粥样硬化的发生，并可预测冠脉支架后再狭窄等不良事件的发生，还可独立预测心梗患者的全因死亡率。美国心脏病协会的一项临床研究表明，循环中高浓度的抵抗素会加大心衰的危险度，其可能机制为内皮细胞功能障碍，凝血系统激活，纤溶系统受抑制可致脂质沉积、血栓形成和血管平滑肌细胞增殖，巨噬细胞和纤维组织在血管内膜下形成脂肪纹，进一步发展为粥样硬化斑块，致血管壁增厚、管腔狭窄。

（一）心力衰竭的预测、危险分层和预后评估

临床研究表明，循环抵抗素水平与心衰的发生及严重程度显著相关。Frankel 等研究了 Framingham 出生队列研究入选的 2739 名受试者，随访 6 年，发现循环抵抗素水平的升高与心衰的发生相关。在校正了年龄、性别、血压、抗高血压治疗、糖尿病、吸烟、总脂蛋白与高密度脂蛋白的比率、冠心病、心脏瓣膜病、左室肥厚及估算肾小球滤过率等指标以后，以最低抵抗素浓度组为参考，中度及高抵抗素浓度组发生心衰的相对危险度（HR）分别为 2.89（95% CI 1.05 ~ 7.92）和 4.01（95% CI 1.52 ~ 10.57），均显著高于最低浓度组（$P = 0.004$）。进一步校正体重指数、胰岛素抵抗、CRP 和 BNP 后，该相关性未减弱（HR 分别为 2.62 和 3.74，$P = 0.007$）。在最大化校

正模型中，抵抗素浓度每升高一个标准差（7.45ng/ml）就与26%的心衰发生相关。McManus考察了入选Framingham出生队列研究的2 615人（平均61岁，55%女性）中，抵抗素与心脏重构的三个超声心动指标［左室质量（LVM）、左冠脉直径（LAD）及左室射血分数（LVEF）］之间的关系，发现高循环浓度的抵抗素分别与低LVM和低LVEF相关。在Health ABC研究中，总共2935名受试者（年龄73.6±2.9岁，48.1%男性，58.8%白种人），平均基础抵抗素浓度为20.3±10ng/ml。平均随访9.4年，11.8%发生了心衰，发生心衰者和未发生心衰者的平均抵抗素浓度分别为24.0±12.7ng/ml和19.8±9.4ng/ml（$P<0.001$）。单变量分析显示，抵抗素浓度与心衰事件的风险成强烈线性相关，基线抵抗素浓度的每个标准差（10.0ng/ml）的HR为1.37（95% CI 1.27~1.47；$P<0.001$）。抵抗素浓度超过50ng/ml的个体的心衰发生率是小于10ng/ml个体的6倍。即使在校正了各基础临床参数和其他的心衰预测因子、炎症细胞因子、胰岛素抵抗的指标、脂肪组织激素及肥胖参数后，抵抗素浓度仍与心衰事件相关。有趣的是，在随访中发生的冠心病事件并不影响此种相关性，提示某种代谢途径的成分介导该相关性。在LVEF正常或下降的个体中，基础抵抗素浓度均强烈预测心衰事件，结果独立于性别、种族、糖尿病等指标。Bhalla等推出的Health ABC心衰模型中，抵抗素对心衰发生的预测评分高于临床预测评分。Health ABC临床研究中预测心衰的临床因子经Health ABC心衰模型鉴定，随访期对心衰的预测C index为0.718（95% CI 0.690~0.747），而添加了抵抗素指标后，C index增加到0.726（95% CI 0.697~0.754）。Krecki等考察了107名稳定性多支冠脉病变患者（平均63±8岁，74%男性）随访一年期间的主要不良心脏和脑血管事件，包括心脏死亡、非致死性心梗、中风、心绞痛或心衰而住院。多变量分析显示抵抗素水平（$P=0.003$）的升高是一年随访期间主要终点事件的独立且强烈的预测因子。

Takeishi等对126名心衰住院患者和18名对照进行了研究，发现抵抗素不但与心衰的严重程度相关，而且与高风险的不良心血管事件相关。提出高抵抗素浓度较抵抗素浓度低于14.1ng/ml的心衰患者具有更高的心血管事件发生率（43% vs 18%，$P<0.01$）。经多变量Cox回归分析，抵抗素水平还可显著预测未来的心脏事件。Kaplan-Meier生存分析表明高抵抗素水平群体具有显著低的无事件生存率（$P=0.0041$）。基于抵抗素水平将研究人群分为四组：1.7~6.6，6.7~10.1，10.2~14.0，14.1~60.2ng/ml，最高抵抗素浓度组与其他三组相比具有最高的心脏事件风险（42.4%）。

关于抵抗素与心血管事件的关系，也有研究报道了争议性的结果。Zhang等通过入选 the Heart and Soul Study 的 980 例稳定型心绞痛患者的前瞻性队列，评价了血清抵抗素水平与全因死亡率、心梗及心衰的相关性。平均随访 6.1（0.1～9.0）年，358 名（36.5%）因心梗或心衰住院或死亡。最高抵抗素浓度组的患者平均事件发生率为 8.9%，而最低组为 4.8%（HR 1.62，95% CI 1.20～2.19，$P = 0.002$）。在校正了年龄、性别和种族后，最高抵抗素水平组较最低组的心衰风险（HR 2.06，95% CI 1.26～3.39）和死亡风险（HR 1.56，95% CI 1.11～2.18）增加，进一步校正肥胖、高血压、胰岛素抵抗、脂代谢障碍和肾功能障碍后，前述相关性消失。认为抵抗素与心血管事件的相关性很大程度上可归结于传统的临床风险因子，血清抵抗素水平并不能对患 CHD 的高风险人群提供预后信息。Piestrzeniewicz 等考察了 77 名男性 ST 段抬高的 AMI 患者首次 PCI 后，随访一年期间的主要终点事件（心脏死亡、非致死性心梗、心绞痛或心衰而住院）。多变量分析显示，循环抵抗素水平不能独立预测主要终点事件。Baldasseroni 等基于 107 例冠心病住院患者，发现循环抵抗素水平随心衰的加重而升高；肾小球滤过率可较好预测血浆抵抗素水平，提示心衰患者肾功能的下降可能参与了循环抵抗素水平的升高。这些发现提示在急性冠脉事件或前述的既往有心血管事件的健康人群中，血清抵抗素水平升高的情况可能不一致。血清抵抗素作为一个独立的危险分层和预后因子尚不成熟，尚需进一步评估。

小结

作为一个新的炎症和代谢指标，抵抗素与心衰的严重程度和预后相关，也有助于预测心衰的发生，这些相关性可能通过胰岛素抵抗、炎症、直接心肌效应或其他未知途径介导。目前关于抵抗素与心衰的诊断、筛查、预后评估和指导治疗方面的研究报道较少，对抵抗素与心衰的相关性研究多集中于心衰的预测和危险分层，且结果尚存争议。进一步研究抵抗素在心血管疾病的病生理作用，将有助于控制心衰的发生、预后及推出新的治疗方法。

参 考 文 献

1. Park HK, Kwak MK, Kim HJ, et al. Linking resistin, inflammation, and cardiometabolic diseases. Korean J Intern Med, 2017 Feb 16. doi：10. 3904/kjim. 2016. 229. ［Epub ahead of print］

2. Norman G, Norton GR, Libhaber CD, et al. Independent associations between resistin and left ventricular mass and myocardial dysfunction in a community sample with prevalent obesity. Int J Cardiol, 196：81－7, 2015.

3. Muse ED, Feldman DI, Blaha MJ, et al. The association of resistin with cardiovascular disease in the Multi-Ethnic Study of Atherosclerosis. Atherosclerosis, 239（1）: 101 – 8, 2015.

4. Baldasseroni S, Mannucci E, Di Serio C, et al. Resistin level in coronary artery disease and heart failure: the central role of kidney function. J Cardiovasc Med（Hagerstown）, 14（2）: 150 – 7, 2013.

5. Park HK, AhimaRS. Resistin in rodents and humans. Diabetes Metab J, 37（6）: 404 – 14, 2013.

6. Schwartz DR, Briggs ER, Qatanani M, et al. Human resistin in chemotherapy-induced heart failure in humanized male mice and in women treated for breast cancer. Endocrinology, 154（11）: 4206 – 14, 2013.

7. Lee SE, Kim HS. Human resistin in cardiovascular disease. J Smooth Muscle Res, 48（1）: 27 – 35, 2012.

8. Rienstra M, Sun JX, Lubitz SA, et al. Plasma resistin, adiponectin, and risk of incident atrial fibrillation: the Framingham Offspring Study. Am Heart J, 163（1）: 119 – 124. e1, 2012.

9. Bobbert P, Jenke A, Bobbert T, et al. High leptin and resistin expression in chronic heart failure: adverse outcome in patients with dilated and inflammatory cardiomyopathy. Eur J Heart Fail, 14（11）: 1265 – 75, 2012.

10. McManus DD, Lyass A, Ingelsson E, et al. Relations of circulating resistin and adiponectin and cardiac structure and function: the Framingham Offspring Study. Obesity（Silver Spring）, 20（9）: 1882 – 6, 2012.

11. Kręcki R, Krzemińska-Pakula M, Peruga JZ, et al. Elevated resistin opposed to adiponectin or angiogenin plasma levels as a strong, independent predictive factor for the occurrence of major adverse cardiac and cerebrovascular events in patients with stable multivessel coronary artery disease over 1-year follow-up. Med Sci Monit, 17（1）: CR26 – 32, 2011.

12. Zhang MH, Na B, Schiller NB, et al. Association of resistin with heart failure and mortality in patients with stable coronary heart disease: data from the heart and soul study. J Card Fail, 17（1）: 24 – 30, 2011.

13. Bhalla V, Kalogeropoulos A, Georgiopoulou V, et al. Serum resistin: physiology, pathophysiology and implications for heart failure. Biomark Med, 4（3）: 445 – 52, 2010.

14. Krecki R, Krzemińska-Pakula M, Peruga JZ, et al. Influence of treatment strategy on serum adiponectin, resistin and angiogenin concentrations in patients with stable multivessel coronary artery disease after one-year follow-up. Kardiol Pol, 68（12）: 1313 – 20, 2010.

15. Luc G, Empana JP, Morange P, et al. Adipocytokines and the risk ofcoronary heart disease in healthy middle aged men: the PRIME Study. Int J Obes（Lond）, 34: 118 – 26, 2010.

16. Butler J, Kalogeropoulos A, Georgiopoulou V, et al. Serum resistin concentrations and risk of new onset heart failure in older persons: the health, aging, and body composition（Health ABC）study. Arterioscler

Thromb Vasc Biol, 29（7）: 1144 – 9, 2009.

17. Frankel DS, Vasan RS, D'Agostino RB Sr, et al. Resistin, adiponectin, and risk of heart failure the Framingham offspring study. J Am Coll Cardiol, 53（9）: 754 – 62, 2009.

18. Piestrzeniewicz K, Luczak K, Goch JH. Value of blood adipose tissue hormones concentration-adiponectin, resistin and leptin in the prediction of major adverse cardiac events（MACE）in 1-year follow-up after primary percutaneous coronary intervention in ST-segment elevation acute myocardial infarction. Neuro Endocrinol Lett, 29（4）: 581 – 8, 2008.

19. Lee SH, Ha JW, Kim JS, et al. Plasma adiponectin and resistin levelsas predictors of mortality in patients with acute myocardial infarction: data from infarction prognosis study registry. Coron Artery Dis, 20: 33 – 9, 2009.

20. Kim M, Oh JK, Sakata S, et al. Role of resistin in cardiac contractility and hypertrophy. J. Mol. Cell. Cardiol, 45（2）: 270 – 80, 2008.

21. Whooley MA, de Jonge P, Vittinghoff E, et al. Depressive symptoms, health behaviors, and risk of cardiovascular events in patients with coronary heart disease. JAMA, 300: 2379 – 88, 2008.

22. Lim S, Koo BK, Cho SW, et al. Association of adiponectin and resistinwith cardiovascular events in Korean patients with type 2 diabetes: theKorean atherosclerosis study（KAS）: a 42-month prospective study. Atherosclerosis, 196: 398 – 404, 2008.

23. Weikert C, Westphal S, Berger K, et al. Plasma resistin levels and riskof myocardial infarction and ischemic stroke. J Clin Endocrinol Metab, 93: 2647 – 53, 2008.

24. Lubos E, Messow CM, Schnabel R, et al. Resistin, acute coronary syndromeand prognosis results from the AtheroGene study. Atherosclerosis, 193: 121 – 8, 2007.

25. Pilz S, Weihrauch G, Seelhorst U, et al. Implications of resistin plasmalevels in subjects undergoing coronary angiography. Clin Endocrinol（Oxf）, 66: 380 – 6, 2007.

26. Ellington AA, Malik AR, Klee GG, et al. Association of plasma resistin with glomerular filtration rate and albuminuria in hypertensive adults. Hypertension, 50（4）: 708 – 14, 2007.

27. Efstathiou SP, Tsiakou AG, Tsioulos DI, et al. Prognostic significance of plasma resistin levels in patients with atherothrombotic ischemic stroke. Clin. Chim. Acta, 378（1 – 2）: 78 – 85, 2007.

28. Hoefle G, Saely CH, Risch L, et al. Relationship between the adipose tissue hormone resistin and coronary artery disease. Clin Chim Acta, 386: 1 – 6, 2007.

29. Takeishi Y, Niizeki T, Arimoto T, et al. Serum resistin is associated with high risk in patients with congestive heart failure-a novel link between metabolic signals and heart failure. Circ J, 71（4）: 460 – 4, 2007.

30. Jung HS, Park KH, Cho YM, et al. Resistin is secreted from macrophages in atheromas and promotes ath-

erosclerosis. Cardiovasc Res, 69 (1): 76 – 85, 2006.

31. Curat CA, Wegner V, Sengenès C, et al. Macrophages in human visceral adipose tissue: increased accumulation in obesity and a source of resistin and visfatin. Diabetologia, 49 (4): 744 – 7, 2006.

32. Reilly MP, Lehrke M, Wolfe ML, et al. Resistin is an inflammatory marker of atherosclerosis in humans. Circulation, 111 (7): 932 – 9, 2005.

33. Steppan CM, Bailey ST, Bhat S, et al. The hormone resistin links obesity to diabetes. Nature, 409 (6818): 307 – 12, 2001.

第六节　脂　联　素

脂联素（adiponectin，APN）是由脂肪组织分泌的一种细胞因子，是已知最丰富的脂肪细胞特异性转录物，是机体脂质代谢和血糖稳态调控网络中的重要调节因子。APN以内分泌的方式存在于血液循环中，主要作用于血管内皮细胞和巨噬细胞，与诸多疾病的发生和发展密切相关。

一、简介

（一）基因定位和结构

APN 最早由 Scherer 等通过筛选消减文库的方法在小鼠 3T3-L1 脂肪细胞中克隆得到，因其编码蛋白的结构与补体因子 C1q 相似且变性聚丙烯酰胺电泳检测分子量为30kD 而命名为脂肪细胞补体相关蛋白 30（adipocyte complement-related protein 30, Acrp30）。Acrp30 也被称为 AdipoQ、APN（adiponectin）、apM1（adipose most abundant gene transcript 1）、GBP28（gelatin binding protein）等，其中 APN 使用范围最广。

人 APN 基因位于 3q27，长约 17kb，包含 3 个外显子和 2 个内含子。编码的分泌蛋白包括 244 个氨基酸残基，形成 4 个结构域：氨基端的信号序列、一段非同源序列、由22 个 Gly-X-Pro 或 Gly-X-X 重复单位组成的胶原结构域和羧基端的球形结构域。APN 在一级结构和三级结构上与可溶性防御胶原蛋白超家族高度同源。其球形结构域以三聚体存在，与肿瘤坏死因子 α 家族的三聚体细胞因子非常相似。三聚体呈球柄状结构，两个相邻的三聚体球形结构域和一个单一的胶原柄进一步可组成六聚体及高分子量（HMW）的寡聚体结构。

APN 存在三种翻译后修饰。①二硫键：两个 APN 单体通过各自 C 端 22 位的胱氨酸残基形成二硫键，二硫键对六聚体的形成起重要作用；②羟基化：APN 蛋白胶原尾的四个赖氨酸残基的羟基化为其生物活性所必需；③糖基化：APN 分子中存在一个 α2,8-二唾液酸残基修饰的 O-糖苷键。翻译后修饰对维持 APN 的生物活性具有重要的意义。

（二）体内分布和代谢

APN 蛋白主要在成熟脂肪细胞中合成和分泌，也可在其他组织少量表达，包括骨骼肌和心肌细胞。正常人血浆 APN 浓度为 $1.9 \sim 17.0\mu g/ml$，约占血浆蛋白总量的 0.01%，并且这种血浆浓度稳定，一般不随饮食或昼夜节律而改变。血清中 APN 的浓度范围在 $5 \sim 30\mu g/ml$，占总血清蛋白的 0.05% 以上。女性血中 APN 浓度比男人高，瘦人较高，饮食障碍者减低，而体重恢复时增加。血中 APN 以不同形式存在，主要为高分子量（HMW）形式（>80%），还存在六聚体（<10%）和三聚体（<10%）。高分子量寡聚体由 $2 \sim 6$ 个三聚体装配。快速改变血糖浓度可明显降低 HMW 的浓度，而对六聚体的浓度影响不大。

APN 通过与相应受体结合发挥作用，主要有两类 APN 受体即 AdipoRl 和 AdipoR2 受体，前者主要在骨骼肌表达，后者在肝脏表达。在体内循环时，APN 以全长蛋白（fAd）和经蛋白水解成的 C 端球状结构域（gAd）的形式存在，后者可能比前者有更强的生物学活性。AdipoRl 对球型 APN 有高度亲和力，对全长型 APN 的亲和力则很低，而 AdipoR2 对球型和全长型 APN 都有中度的亲和力。血管内皮细胞中两种 APN 受体都有表达，但 AdipoRl 优先表达，可能对此类细胞中的 gAd 起到信号作用。T-钙蛋白是 APN 的又一新的受体，但 T-钙蛋白只与 APN 六聚体型和高分子质量型结合，不与 APN 球状结构域、APN 三聚体结合。T-钙蛋白在心血管系统高表达，局限在血管内膜和血管中层，并表达于内皮细胞和平滑肌细胞。

（三）主要功能

APN 在能量代谢、胰岛素抵抗和动脉粥样硬化的形成等生理及病理过程中发挥重要的调节和保护作用。①APN 与代谢综合征：代谢综合征又称胰岛素抵抗综合征，指因代谢紊乱而引起的肥胖、胰岛素抵抗及冠心病等，APN 在肥胖引起的胰岛素抵抗中起重要作用。APN 与机体胰岛素抵抗呈负相关，补充外源性 APN 或其球形结构域可部分逆转胰岛素抵抗。循环 APN 水平的急性升高可明显促进胰岛素对肝脏升糖的抑制作用。代谢综合征还存在慢性炎症反应状态，APN 可以通过两种方式终止炎症反应：一是通过下调一些抗凋亡基因，诱导细胞死亡而抑制巨噬细胞前体细胞生长，防止慢性炎症持续；二是抑制成熟巨噬细胞的吞噬功能并产生 TNF-α 的作用。炎症反应在动脉粥样硬化（athemsclerosis，As）形成的早期及其发展过程中起着重要作用，血管内皮细胞功能损伤是 As 形成过程的始动环节。APN 缺陷小鼠因血管内皮损伤引起的内膜增生程度较野生鼠高 2 倍，而局部表达 APN 蛋白可明显减轻这种增生。②APN 与骨代谢：体脂与骨量直接相关，而骨形成细胞上有 APN 受体的表达，提示 APN 传达脂肪组织信号到骨组织，参与骨代谢。APN 可通过 AdipoR1/JNK、AdipoR1/P38 信号途径诱导人成骨细胞的增殖与分化。

二、APN 作为心力衰竭生物标志物的研究进展

APN 在肥胖相关的心血管疾病的发展过程中起保护作用，可促进血管再生和保护内皮功能。在一项纳入了 18 225 例无心血管疾病的男性受试者的病例对照研究中，发现较高的 APN 水平与较低的心血管疾病风险相关。缺血性心脏病患者表现 APN 水平降低，急性冠状动脉综合征（ACS）时血浆 APN 水平更低，低 APN 血症已经成为一种独立的心血管风险因子。

心肌重构是冠心病患者发展为心力衰竭过程中的重要一环，现有的病生理研究支持 APN 参与这一过程。慢性心衰以心室功能受损和神经激素的激活为特征，包括炎症过程，伴随过度的氧化应激。氧化应激导致心肌细胞凋亡，对肌肉收缩具有直接的负面影响：使 NO 的生物利用度下降，使冠脉血管、肺循环及外周血管床的舒张功能受损。APN 结合到内皮细胞表面，增强了 NO 经 AMP 激酶介导的 eNOS 磷酸化过程，抑制炎性细胞因子诱导的细胞黏附分子的表达，并减弱氧化应激。APN 干扰巨噬细胞的功能，使 IL-6、TNF-α 生成减少，并诱导抗炎因子如 IL-10、IL-1R 等的合成。另一方面，缺乏 APN 使 NO 生成减少，引起缺血再灌注模型中心肌的损伤。APN 除了其心血管作用外，还可直接保护心肌细胞，促进细胞存活、抑制细胞死亡。

血浆 APN 在 CHF 中的作用较为复杂（图7-1），关于 APN 与 CHF 的研究结果令人惊讶，APN 对心血管疾病的保护作用不能应用到 CHF 的风险评估：横断面研究，CHF 患者有更高的血浆 APN 水平和低体重，高血浆 APN 水平是 CHF 死亡率和住院率的预测因子，独立于其他风险因子。CHF 的高 APN 水平与死亡风险增高有关，而与降低风

险无关。另外，体重的下降将导致 APN 浓度的升高，此时不表现其心血管保护作用，反而 CHF 患者血浆 APN 水平的升高作为疾病严重程度的预测因子。高体重指数与 CHF 患者的良好预后相关，而心衰时能量的负平衡和随后的体重下降可能是 APN 升高的重要原因。

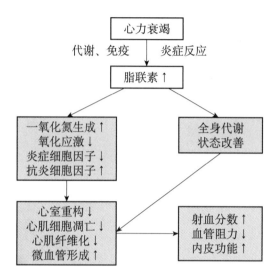

图 7-1　血浆脂联系在心力衰竭中的作用

（参考于 Circ J，2009，73：1012 – 1013）

目前，解释心衰时循环 APN 水平增加的机制有：①APN 具有抗炎症和胰岛素敏感作用，其水平增加可看作是为恢复代谢平衡的补偿性升高；②有研究报道，利钠利尿肽与 APN 水平强相关，虽然两者均可独立反映疾病的严重程度，最近的研究表明利钠利尿肽促进 APN 分泌；③猜测慢性心衰时存在 APN 抵抗。

（一）心力衰竭的预测、危险分层和预后评估

多项临床研究显示，心力衰竭患者的血清 APN 水平增高，且与 BNP 水平正相关，循环 APN 水平增高是心力衰竭患者发病和死亡的独立预测因子。Frankel 考察了 Framingham 出生队列研究入选的 2 739 名受试者 APN 与心力衰竭发病的相关性，随访 6 年，58 名患者新发 HF。经多变量分析，高和低浓度的 APN 均与心衰的发生无关。一项针对瑞典老年男性的前瞻性研究也未能发现 APN 浓度与心衰发病的相关性（Ingelsson，2006）。Takano 等检测了 138 例 LVEF 小于 40% 的心衰患者及 40 名正常对照的主动脉、冠脉窦（CS）和外周血（PV）APN 浓度。心衰患者从主动脉到冠脉窦的 APN 水平存在显著的梯度式升高，对照则无此现象，反映了增多的 APN 由心脏释放，并与左室功

能障碍成比例，而与心衰的病因无关。Djoussé 采用前瞻性巢式病例对照研究设计，观测了心衰患者及对照各 787 例的脂联素水平与心衰风险，平均 58.7 岁；在校正了各相关因子后，从低到高各四分位段脂联素水平患者的心衰风险分别为 0.81（0.57 ~ 1.15），0.75（0.53 ~ 1.06），0.83（0.58 ~ 1.18）和 1.26（0.87 ~ 1.81）。随后 Karas 检测了 3 228 名大于 65 岁无心血管疾病的人员，发现具有高于平均水平脂联素的受试者，其脂联素水平与心衰的发生显著相关。同期 Lindberg 随机前瞻性选择了无缺血性心脏病或心衰的 5574 名社区人员，平均随访 8.5 年，共 271 人发生心衰；发现血浆脂联素水平与 proBNP 强相关，高脂联素水平与高的心衰风险相关；在校正了相关临床因子后，脂联素仍然可独立预测心衰［脂联素每增加一个标准差的 HR = 1.2（95% CI 1.06 ~ 1.3)]；然而在纳入了 NT-proBNP 进行分析后，该相关性消失。最近，Witberg 基于 Dallas 心脏研究试验的多个种族的 3 263 名受试者，平均年龄 43.4 岁，平均随访 10.4 年，发现位于最高四分位脂联素水平的受试者较最低四分位者的心衰发生风险显著升高（HR 2.95，95% CI 1.14 ~ 7.67)。

APN 水平升高是心衰患者死亡风险的独立预后因子，患者的 APN 水平与 NYHA 分级呈正相关，与 BMI 呈负相关。Lindberg 前瞻性纳入 680 名 ST 段抬高的心梗患者，随访 5 年，终点为全因死亡或主要心血管事件；发现血浆脂联素水平与住院事件强烈相关，具有较高脂联素水平的患者其全因死亡率显著升高（HR 1.31，95% CI 1.07 ~ 1.6)。George 等研究发现，慢性心衰患者血浆 APN 水平升高，并与临床症状严重程度呈正相关，可作为预测死亡率的指标。Tamura 等研究发现，循环 APN 水平的增加与充血性心衰患者的高死亡率相关，APN 可作为充血性心衰患者的风险标志。Nakamura 等也指出，血浆 APN 水平随慢性心衰的严重程度而增长。Wannamethee 等前瞻性研究了英国 4046 名 60 ~ 79 岁男性，平均随访 6 年。高 APN 水平与心衰患者或无 CVD 者的全因和 CVD 死亡率的增加相关。

APN 与慢性 HFrEF 的关系研究得较为充分：在急性 HFrEF，循环 APN 水平显著升高；慢性 HFrEF 患者，高水平的 APN 与不良预后相关，并可独立预测全因死亡率。APN 与心衰的相关性在体质量指数正常的老年心衰患者表现得尤为显著。此外，急性 HFrEF 患者存在较高的 HMW 型 APN 与总 APN 比值，而在患者出院时该比值的降低表明预后良好。由于 APN 可对衰竭或肥厚的心脏产生多重受益效应，目前尚不知其对慢性 HFrEF 患者具有不利影响的机制。

肥胖是心力衰竭发生的危险因素，高体质量指数同慢性心力衰竭患者预后改善相关：高 BMI 导致低 APN，有利于终末心衰患者的生存。心衰伴恶病质的患者较不伴恶病质的患者血浆 APN 水平有巨大的升高。George 等对 175 例患者研究发现，充血性心力衰竭患者 APN 浓度明显升高，而伴有糖尿病或缺血性心肌病的患者则明显降低，且与 CRP 负相关。血清 APN 浓度在 14mg/L 以下者与 14mg/L 以上者比较，病死率及再入院率有显著性差异，高 APN 浓度与不利预后相关。因此，血清 APN 浓度可以反映心力衰竭严重程度，且可作为病死率和患病率的独立预测因子。Kistorp 等对 195 例心衰患者进行了研究，显示血浆 APN 与 BNP 正相关，并且两者均与 BMI 呈负相关，APN 水平可以预测心衰的死亡风险，是心衰严重程度的独立危险指标。Dieplinger 等研究了急诊收治的 137 名心衰患者，终点为 1 年全因死亡率。血浆 APN 水平大于 24.1mg/L 的相对危险度为 2.46（95% CI 1.24～4.87），独立于传统的风险因子及 BNP，可预测急性不稳定心衰患者的死亡率。Yin 等对 117 例慢性心衰患者进行了研究，随心衰程度的加重，血浆 ET-1、APN 和 NT-proBNP 增加，较高的 NYHA 分级、血浆 ET-1、APN 和 NT-proBNP 可显著预测患者的不良后果。紧急心脏移植后，受体心脏表达的 APN 水平显著升高。

各种 APN 寡聚体类型中，伴随冠脉疾病的糖尿病患者较不伴随者的 HMW 形式及 HMW/总 APN 比率显著降低。HMW 对代谢异常更敏感，主要是 HMW 与心血管疾病负相关。Tsutamoto 等考察了总 APN 及 HMW 形式的血浆 APN 作为慢性心衰患者预后预测因子的相关性。发现总 APN 在慢性心衰患者的死亡风险评估上较 HMW 形式更有价值，提示在特定的病生理情况下，HMW 形式失去其功能优势和预测价值。这有可能是 HMW 对心脏具有保护作用，总 APN 反映心衰的严重程度。

（二）心力衰竭的指导治疗

APN 水平升高是心衰死亡风险的独立预后因子，血浆 APN 水平高则预后差。APN 水平和 NT-proBNP 及 HDL 呈正相关，与 BMI、三酰甘油、运动耐量呈负相关，他汀类药物有降低三酰甘油、升高 HDL 的作用，间接使 APN 水平升高。Tsukamoto 等研究发现，ANP 和 BNP 剂量依赖性地促进 APN mRNA 表达。Matsumoto 对 95 名入院治疗的急性失代偿性心衰（ADHF）患者进行了研究，10 例非心衰患者为对照。经治疗后心衰患者的血清 APN 浓度下降，下降的程度与心脏死亡或心衰住院发生率的降低相关（P < 0.05）。心衰时存在胰岛素抵抗，血浆 APN 水平与胰岛素抵抗负相关。血浆 APN 水平的下降将使心衰伴糖尿病患者的心脏功能变差，用 ANP 治疗将对 ADHF 有利，尤其对于糖尿病患者，这一点需要进一步的研究阐明。Tanaka 等研究

了行心导管检测的 116 慢性心衰患者（LVEF 小于 45%）的血浆 APN 水平，并与 ANP、BNP 血流动力学参数及作为应激标志物的血浆 OxLDL 水平比较，血浆 APN 水平受心脏利钠利尿肽和氧化应激的调节，与血流动力学参数无显著相关性。提示通过抑制氧化应激增加血浆 APN 水平，将有助于抑制和改善慢性心衰患者的心室重构。Tanaka 等对 75 名失代偿性心衰随机分为硝酸甘油组（n = 23）或 Carperitide（重组 ANP）灌注组（n = 52）。治疗一周后，硝酸甘油组总 APN 和 HMW APN 显著下降，伴随血浆 ANP 和 BNP 水平下降；Carperitide 灌注组的总 APN 和 HMW APN 显著升高，伴随血浆 ANP 水平下降。

ACEI 和 AT II 受体阻断剂可增加血浆 APN 水平，而 β 受体阻断剂治疗可降低慢性心衰患者血浆 APN 水平。Tsutamoto 对接受标准慢性心衰治疗的 71 例非缺血性慢性心衰患者进行了研究，随机分为 Simvastatin（辛伐他汀）组（n = 35）或 Rosuvastatin（罗伐他汀）组（n = 36）。经 4 个月治疗，两组的 BNP 水平和 LVEF 未显著改变，Simvastatin 组血浆 APN 和 OxLDL 未显著改变，而在 Rosuvastatin 组，血浆 APN 水平显著增加，伴随 OxLDL 和 HbA1c 的显著下降。Biolo 等考察了 99 例稳定性心衰患者，平均 60 ± 13 岁，62% 黑人，63% 男性，LVEF21 ± 9%，BMI $30.6 \pm 6.7 kg/m^2$，平均 APN 水平 $15.8 \pm 15 \mu g/ml$。多变量回归分析显示 β 受体阻断剂治疗与血浆 APN 水平显著相关，非肥胖（BMI 小于 $30 kg/m^2$）患者使用 β 受体阻断剂治疗对 APN 水平的影响最为显著。Yamaji 等对 44 例慢性心衰患者的研究显示，卡维地洛治疗 6 个月能显著降低血清 APN 水平（$15.8 \pm 1.4 \mu g/ml$ vs $11.0 \pm 1.1 \mu g/ml$，$P < 0.0001$），伴 LVEF 的提高。这样的结果可能与卡维地洛的 β 受体阻断作用相关：阻断交感神经，减少神经内分泌系统的激活；同时卡维地洛具有抗氧化的作用，可能有助于心脏功能的改善。Van Berendoncks 也报道 β 受体阻断剂能改变 APN 对于 CHF 的预后。

在骨骼肌水平，慢性心衰患者特征为 APN 表达增加、AdipoR1 和下游代谢基因的表达下降。运动锻炼使骨骼肌 APN 和 AdipoR1mRNA 的表达正常化，并可逆转骨骼肌糖、脂代谢紊乱。这些代谢基因表达的变化有助于理解运动锻炼对慢性心衰的有益作用。Laoutaris 等对慢性心衰患者血浆 APN 水平与心功能的关系进行了研究。与健康对照相比，血浆 APN 与 NT-proBNP 均升高。APN 水平与心衰患者的峰值耗氧量、6 分钟步行距离负相关，可用以鉴定慢性心衰患者运动能力的下降。Van Berendoncks 研究了运动锻炼对慢性心衰患者骨骼肌 APN 抵抗的影响。选取 80 名收缩功能障碍的慢性心衰患者，其中 46 名经 4 个月的运动锻炼，另外 34 名为对照。运动锻炼可使慢性心衰患者的 APN 水平下降（10.7mg/L vs 9.4mg/L，$P = 0.013$），而在对照组 APN 水平无显著变化。APN 水平与 NT-proBNP 和 HDL 胆固醇正相关，与 BMI、甘油三酯和运动能力负相关。

另外，TSDs（格列酮类）是一种相对新的 2 型糖尿病口服药物，可通过活化脂肪细胞的 PPAR-γ 途径增加 APN 的分泌。

问题

APN 在心衰中显著的高水平及其机制仍存争议，需要进一步了解心衰时调节 APN 及其信号的复杂的分子机制。长期以来，APN 被认为是一种对心血管病患者真正具有心脏保护作用的激素，其含量的下降见于肥胖、糖尿病、高血压、胰岛素抵抗、心梗及冠脉疾病等情况，并与不良预后相关。多项研究报道了其与心衰发生的负性关系。然而在慢性 HFrEF，多个临床研究对 APN 的心脏保护作用提出了质疑：高水平的 APN 与不良预后及全因死亡率相关。最近有研究报道了 APN 与全因死亡率的 U 形关系，凸显了 APN 在心衰中作用的两面性：面对增加的心血管风险，其与心血管死亡率的反向关系失去了意义。然而，如果把 APN 看作是真正保护心血管系统的激素，其水平的升高可能是试图减弱慢性 HFrEF 时神经激素、促炎反应及代谢损伤的活化水平。很可能是衰竭心脏对高水平 APN 的受益仍不足以对抗这些心衰时不利的因素。终末期心衰患者具有更高的 APN 水平，并伴随体重下降、长期全身性炎症及肾衰竭。已知其他因素导致的体重下降和肾衰竭也表现 APN 水平的升高，因此有可能终末期心衰的伴随情况促使了循环 APN 水平的升高，这与心衰患者保持正常体重时表现较低的 APN 水平及较好的预后相吻合。

研究显示，慢性心衰时存在 APN 抵抗，需要进一步研究 APN 抵抗发生的分子机制，以及其对心衰的发病和进展、治疗的影响。在严重心衰，升高的 APN 水平仅反映高代谢状态，是否高 APN 血症本身参与了心衰的病生理进展或是否其仅仅反映了这些患者恶病质的程度，仍有待阐明。推测局部冠脉微血管内皮生成的 APN 影响了血流的分配和心肌组织的代谢，需要进一步研究评价 APN 在血浆和组织的浓度变化对慢性心衰患者病生理的影响。临床试验显示 β 受体阻断剂，尤其是卡维地洛可使慢性心衰患者的死亡率下降，APN 可能参与 β 受体阻断剂对心衰的有益作用。其与其他神经激素、细胞因子及细胞信号途径的相互作用仍有待深入研究，评价 APN 及相关的机制对慢性心衰和 β 受体阻断剂的作用是重要的。

小结

　　大量基础实验和临床研究均表明，APN 在肥胖相关的心血管疾病的发生发展过程中起保护作用，低 APN 血症已经成为一种独立的心血管风险因子，可降低心衰的恶化风险。在心衰早期和急性 HFrEF，适度升高的 APN 对心脏产生有利的作用，并与较好的预后相关。然而在慢性心衰时，APN 似乎失去了其心脏保护和抗炎的作用，高水平的 APN 与左室重构及心衰向终末期进展相关，成为不良预后的独立危险因子。因此 APN 对心血管疾病的保护作用不能应用到心力衰竭的风险评估，心衰时循环 APN 水平显著增加，高血浆 APN 水平独立于其他风险因子，是慢性心力衰竭死亡率和住院率的预测因子。尚不完全了解在完整的心脏功能障碍过程中 APN 水平是否持续增高，或者高水平 APN 仅是对受损心肌的一过性补偿反应，考虑 APN 是否可作为心血管疾病或诸如心脏恶病质等患者亚群的合适的治疗靶标，尚需进一步的研究支持。

参 考 文 献

1. Faxén UL, Hage C, Andreasson A, et al. HFpEF and HFrEF exhibit different phenotypes as assessed by leptin and adiponectin. Int J Cardiol, 228: 709 – 716, 2017.

2. Sente T, Gevaert A, Van Berendoncks A, et al. The evolving role of adiponectin as an additive biomarker in HFrEF. Heart Fail Rev, 21 (6): 753 – 769, 2016.

3. Pratesi A, Di Serio C, Orso F, et al. Prognostic value of adiponectin in coronary artery disease: Role of diabetes and left ventricular systolic dysfunction. Diabetes Res Clin Pract, 118: 58 – 66, 2016.

4. Witberg G, Ayers CR, Turer AT, et al. Relation of Adiponectin to All-Cause Mortality, Cardiovascular Mortality, and Major Adverse Cardiovascular Events (from the Dallas Heart Study). Am J Cardiol, 117 (4): 574 – 579, 2016.

5. Lindberg S, Jensen JS, Hoffmann S, et al. Interplay Between Adiponectin and Pro-Atrial Natriuretic Peptide and Prognosis in Patients With ST-Segment Elevation Myocardial Infarction. Am J Cardiol, 116 (9): 1340 – 5, 2015.

6. Tanaka K, Wilson RM, Essick EE, et al. Effects of adiponectin on calcium-handling proteins in heart failure with preserved ejection fraction. Circ Heart Fail, 7 (6): 976 – 85, 2014.

7. Lindberg S, Jensen JS, Bjerre M, et al. Cardio-adipose tissue cross-talk: relationship between adiponectin, plasma pro brain natriuretic peptide and incident heart failure. Eur J Heart Fail, 16 (6): 633 – 8, 2014.

8. Karas MG, Benkeser D, Arnold AM, et al. Relations of plasma total and high-molecular-weight adiponectin to new-onset heart failure in adults ≥ 65 years of age (from the Cardiovascular Health study). Am J Cardi-

ol, 113 (2): 328 – 34, 2014.

9. Sokhanvar S, Sheykhi M, Mazlomzade S, et al. The relationship between serum adiponectin and prognosis in patients with heart failure. Bratisl Lek Listy, 114 (8): 455 – 9, 2013.

10. Djoussé L, Wilk JB, Hanson NQ, et al. Association between adiponectin and heart failure risk in the physicians' health study. Obesity (Silver Spring), 21 (4): 831 – 4, 2013.

11. Tengiz İ, Türk UÖ, Alioğlu E, et al. The relationship between adiponectin, NT-pro-BNP and left ventricular ejection fraction in non-cachectic patients with systolic heart failure: an observational study. Anadolu Kardiyol Derg, 13 (3): 221 – 6, 2013.

12. Barseghian A, Gawande D, Bajaj M. Adiponectin and vulnerable atherosclerotic plaques. J Am Coll Cardiol, 57 (7): 761 – 70, 2011.

13. Cui J, Panse S, Falkner B. The role of adiponectin in metabolic and vascular disease: a review. Clin Nephrol, 75 (1): 26 – 33, 2011.

14. Yin WH, Chen YH, Wei J, et al. Associations between Endothelin-1 and Adiponectin in Chronic Heart Failure. Cardiology, 118 (4): 207 – 216, 2011.

15. Masson S, Gori F, Latini R, et al. Adiponectin in chronic heart failure: influence of diabetes and genetic variants. Eur J Clin Invest, 41 (12): 1330 – 8, 2011.

16. Van Berendoncks AM, Garnier A, Beckers P, et al. Exercise training reverses adiponectin resistance in skeletal muscle of patients with chronic heart failure. Heart, 97 (17): 1403 – 9, 2011.

17. Biolo A, Shibata R, Ouchi N, et al. Determinants of adiponectin levels in patients with chronic systolic heart failure. Am J Cardiol, 105 (8): 1147 – 52, 2010.

18. Springer J, Anker SD, Doehner W. Adiponectin resistance in heart failure and the emerging pattern of metabolic failure in chronic heart failure. Circ Heart Fail, 3 (2): 181 – 2, 2010.

19. Van Berendoncks AM, Garnier A, Beckers P, et al. Functional adiponectin resistance at the level of the skeletal muscle in mild to moderate chronic heart failure. Circ Heart Fail, 3 (2): 185 – 94, 2010.

20. Mangge H, Almer G, Truschnig-Wilders M, et al. Inflammation, adiponectin, obesity and cardiovascular risk. Curr Med Chem, 17 (36): 4511 – 20, 2010.

21. Matsumoto M, Lee-Kawabata M, Tsujino T, et al. Decrease in serum adiponectin levels in response to treatment predicts good prognosis in acute decompensated heart failure. J Clin Hypertens (Greenwich), 12 (11): 900 – 4, 2010.

22. Andreassen M. The growth hormone/insulin-like growth factor-I system in chronic heart failure and its interaction with adiponectin. Eur J Heart Fail, 12 (11): 1154 – 5, 2010.

23. Watanabe S, Tamura T, Ono K, et al. Insulin-like growth factor axis (insulin-like growth factor-I/insulin-like growth factor-binding protein-3) as a prognostic predictor of heart failure: association with adiponec-

tin. Eur J Heart Fail, 12（11）: 1214 – 22, 2010.

24. Van Berendoncks AM, Beckers P, Hoymans VY, et al. Beta-blockers modify the prognostic value of adiponectin in chronic heart failure. Int J Cardiol, 150（3）: 296 – 300, 2010.

25. Shinmura K. Is adiponectin a bystander or a mediator in heart failure? The tangled thread of a good-natured adipokine in aging and cardiovascular disease. Heart Fail Rev, 15（5）: 457 – 66, 2010.

26. Van Berendoncks AM, Beckers P, Hoymans VY, et al. Exercise training reduces circulating adiponectin levels in patients with chronic heart failure. Clin Sci（Lond）, 118（4）: 281 – 9, 2010.

27. Celik T, Yaman H. Elevated adiponectin levels in patients with chronic heart failure: an independent predictor of mortality or a marker of cardiac cachexia? Int J Cardiol, 144（2）: 319 – 20, 2010.

28. Laoutaris ID, Vasiliadis IK, Dritsas A, et al. High plasma adiponectin is related to low functional capacity in patients with chronic heart failure. Int J Cardiol, 144（2）: 230 – 1, 2010.

29. Sam F, Duhaney TA, Sato K, et al. Adiponectin deficiency, diastolic dysfunction, and diastolic heart failure. Endocrinology, 151（1）: 322 – 31, 2010.

30. Tsutamoto T, Yamaji M, Kawahara C, et al. Effect of simvastatin vs. rosuvastatin on adiponectin and haemoglobin A1c levels in patients with non-ischaemic chronic heart failure. Eur J Heart Fail, 11（12）: 1195 – 201, 2009.

31. Dieplinger B, Gegenhuber A, Poelz W, et al. Prognostic value of increased adiponectin plasma concentrations in patients with acute destabilized heart failure. Clin Biochem, 42（10 – 11）: 1190 – 3, 2009.

32. Takano H, Obata JE, Kodama Y, et al. Adiponectin is released from the heart in patients with heart failure. Int J Cardiol, 132（2）: 221 – 6, 2009.

33. Asanuma H, Kitakaze M. Carperitide and adiponectin——how are they connected each other to benefit acute decompensated heart failure? Circ J, 73（12）: 2206 – 7, 2009.

34. Tanaka T, Tsutamoto T, Sakai H, et al. Effect of atrial natriuretic peptide on adiponectin in patients with heart failure. Eur J Heart Fail, 10（4）: 360 – 6, 2008.

35. Haugen E, Furukawa Y, Isic A, et al. Increased adiponectin level in parallel with increased NT-pro BNP in patients with severe heart failure in the elderly: A hospital cohort study. Int J Cardiol, 125（2）: 216 – 9, 2008.

36. Okamoto H. Can adiponectin be a novel metabolic biomarker for heart failure? Circ J, 73（6）: 1012 – 3, 2009.

37. Yamaji M, Tsutamoto T, Tanaka T, et al. Effect of carvedilol on plasma adiponectin concentration in patients with chronic heart failure. Circ J, 73（6）: 1067 – 73, 2009.

38. Frankel DS, Vasan RS, D′Agostino RB Sr, et al. Resistin, adiponectin, and risk of heart failure the Framingham offspring study. J Am Coll Cardiol, 53（9）: 754 – 62, 2009.

39. Shibata R, Ouchi N, Murohara T. Adiponectin and cardiovascular disease. Circ J, 73 (4): 608 – 14, 2009.

40. Chang LC, Huang KC, Wu YW, et al. The clinical implications of blood adiponectin in cardiometabolic disorders. J Formos Med Assoc, 108 (5): 353 – 66, 2009.

41. Antoniades C, Antonopoulos AS, Tousoulis D, et al. Adiponectin: from obesity to cardiovascular disease. Obes Rev, 10 (3): 269 – 79, 2009.

42. Shibata R, Numaguchi Y, Matsushita K, et al. Usefulness of adiponectin to predict myocardial salvage following successful reperfusion in patients with acute myocardial infarction. Am J Cardiol, 101: 1712 – 1715, 2008.

43. Tanaka T, Tsutamoto T, Nishiyama K, et al. Impact of oxidative stress on plasma adiponectin in patients with chronic heart failure. Circ J, 72 (4): 563 – 8, 2008.

44. Tao L, Gao E, Jiao X, et al. Adiponectin cardioprotection after myocardial ischemia/reperfusion involves the reduction of oxidative/nitrative stress. Circulation, 115: 1408 – 1416, 2007.

45. Shibata R, Izumiya Y, Sato K, et al. Adiponectin protects against the development of systolic dysfunction following myocardial infarction. J Mol Cell Cardiol, 42: 1065 – 1074, 2007.

46. Wannamethee SG, Whincup PH, Lennon L, et al. Circulating adiponectin levels and mortality in elderly men with and without cardiovascular disease and heart failure. Arch Intern Med, 167 (14): 1510 – 7, 2007.

47. Kintscher U. Does adiponectin resistance exist in chronic heart failure? Eur Heart J, 28 (14): 1676 – 7, 2007.

48. Tsutamoto T, Tanaka T, Sakai H, et al. Total and high molecular weight adiponectin, haemodynamics, and mortality in patients with chronic heart failure. Eur Heart J, 28 (14): 1723 – 30, 2007.

49. Tamura T, Furukawa Y, Taniguchi R, et al. Serum adiponectin level as an independent predictor of mortality in patients with congestive heart failure. Circ J, 71 (5): 623 – 30, 2007.

50. McEntegart MB, Awede B, Petrie MC, et al. Increase in serum adiponectin concentration in patients with heart failure and cachexia: relationship with leptin, other cytokines, and B-type natriuretic peptide. Eur Heart J, 28 (7): 829 – 35, 2007.

51. Nakamura T, Funayama H, Kubo N, et al. Association of hyperadiponectinemia with severity of ventricular dysfunction in congestive heart failure. Circ J, 70: 1557 – 1562, 2006.

52. Ingelsson E, Risérus U, Berne C, et al. Adiponectin and risk of congestive heart failure. JAMA, 295 (15): 1772 – 4, 2006.

53. George J, Patal S, Wexler D, et al. Circulating adiponectin concentrations in patients with congestive heart failure. Heart, 92 (10): 1420 – 4, 2006.

54. von Eynatten M, Hamann A, Twardella D, et al. Relationship of adiponectin with markers of systemic in-flammation, atherogenic dyslipidemia, and heart failure in patients with coronary heart disease. Clin Chem, 52 (5): 853 - 9, 2006.

55. Kamigaki M, Sakaue S, Tsujino I, et al. Oxidative stress provokes atherogenic changes in adipokine gene expression in 3T3-L1 adipocytes. Biochem Biophys Res Commun, 339: 624 - 632, 2006.

56. Gable DR, Hurel SJ, Humphries SE. Adiponectin and its gene variants as risk factors for insulin resist-ance, the metabolic syndrome and cardiovascular disease. Atherosclerosis, 188: 231 - 244, 2006.

57. Mantzoros CS, Williams CJ, Manson JE, et al. Adherence to the Mediterranean dietary pattern is positively associated with plasma adiponectin concentrations in diabetic women. Am J Clin Nutr, 84: 328 - 335, 2006.

58. Kistorp C, Faber J, Galatius S, et al. Plasma adiponectin, body mass index, and mortality in patients with chronic heart failure. Circulation, 112 (12): 1756 - 62, 2005.

59. Kim KY, Kim JK, Jeon JH, et al. c-JunN-terminal kinase is involved in the suppression of adiponectin ex-pression by TNF-alpha in 3T3-L1 adipocytes. Biochem BiophysRes Commun, 327: 460 - 467, 2005.

60. Liao Y, Takashima S, Maeda N, et al. Exacerbation of heart failure in adiponectin-deficient mice due to impaired regulation of AMPK and glucose metabolism. Cardiovasc Res, 67 (4): 705 - 13, 2005.

61. Yamauchi T, Kamon J, Ito Y, et al. Cloning of adiponectin receptorsthat mediate antidiabetic metabolic effects. Nature, 423: 762 - 769, 2003.

62. Frayn KN, Karpe F, Fielding BA, et al. Integrative physiology of human adipose tissue. Int J Obes Relat Metab Disord, 27: 875 - 888, 2003.

63. Chen H, Montagnani M, Funahashi T, et al. Adiponectinstimulates production of nitric oxide in vascular endothelial cells. J Biol Chem, 278: 45021 - 6, 2003.

64. Nishizawa H, Shimomura I, Kishida K, et al. Androgensdecrease plasma adiponectin, an insulin-sensiti-zing adipocytederivedprotein. Diabetes, 51: 2734 - 2741, 2002.

65. Fasshauer M, Klein J, Neumann S, et al. Adiponectin gene expression is inhibited by beta-adrenergic stimulationvia protein kinase A in 3T3-L1 adipocytes. FEBS Lett, 507: 142 - 146, 2001.

66. Ouchi N, Kihara S, Arita Y, et al. Adiponectin, an adipocyte-derived plasma protein, inhibits endotheli-alNF-kappaB signaling through a cAMP-dependent pathway. Circulation, 102: 1296 - 1301, 2000.

67. Ouchi N, Kihara S, Arita Y, et al. Novel modulator for endothelialadhesion molecules: adipocyte-derived plasma protein adiponectin. Circulation, 100: 2473 - 2476, 1999.

生长分化因子 15

生长分化因子 15（growth differentiation factor 15，GDF-15）是转化生长因子-β（TGF-β）超家族的一员。在研究一氧化氮（NO）的下游目的蛋白时，GDF-15 第一次进入人们的视线。Kempf 等研究发现，在 NO 处理过的心肌细胞中 GDF-15 表达显著上调。同时，还发现心肌细胞在氧化应激状态下、主动脉狭窄小鼠的左心室压力负荷过大时及扩张型心肌病的鼠模型中，GDF-15 的转录产物都明显增加，提示 GDF-15 在心血管疾病中可能发挥着重要的生理作用。

一、简介

（一）基因定位和结构

GDF-15 是 Bootcov 等于 1997 年首次从人骨髓单核细胞系 U937 cDNA 文库中分离出来的，最初被命名为巨噬细胞抑制因子 1（macrophage inhibitory cytokine-1，MIC-1），其编码的蛋白具有 TGF-β 超家族细胞因子的结构学特征，属于 TGF-β 超家族中的一员。

GDF-15 基因定位于 19p13，由 2 个外显子和一个 1.8kb 的内含子构成。GDF-15 以前体蛋白的形式合成，是由二硫键连接的二聚体，含有 308 个氨基酸，N 端含有 12 个氨基酸的疏水性信号肽，中间为保守的蛋白酶水解位点，C 端含有保守的胱氨酸结（cystine knot）结构域。通过蛋白水解作用，GDF-15 的前体蛋白裂解成 N 末端前肽和 112 个氨基酸的成熟的 GDF-15 蛋白，并以二硫键连接成二聚体分泌出细胞，相对分子质量约为 25kD。

编码 GDF-15 成熟蛋白第六位氨基酸存在 G-C 点置换，导致其氨基酸残基由组氨酸（H）置换为天冬氨酸（D），可将 GDF-15 分为 D 型和 H 型两种基因表型，H 和 D 两种等位基因的发生频率分别为 HH 54%，HD 39%，DD 7%。不同基因型患者的 GDF-15 血清含量没有明显差异。

（二）体内分布和代谢

GDF-15 的表达具有明显的组织特异性，在胎盘和前列腺中高表达，而在肝脏、肾脏和心脏中低表达或者几乎不表达。生理条件下，GDF-15 的表达量较低，但是在病理和环境应激条件下，如在缺血再灌注损伤、心脏压力负荷升高、心衰和动脉粥样硬化等情况下，GDF-15 表达量显著上升。此外，在前列腺癌、胰腺癌等癌症中，GDF-15 在病灶部位和患者血清中的含量都显著上调，并已作为多种疾病的标志物。血浆 GDF-15 浓度小于 1200ng/L 为正常范围，1200~1800ng/L 为轻度升高，大于 1800ng/L 为明显升高。

GDF-15 表达受 P53、SPl、API、AP4 等多个转录因子的调控。其中 GDF-15 抑制肿瘤细胞生长和促进凋亡的作用与 P53 密切相关。另外，P13K/AKT/GSK-3β 和 PKC/NF-κB 等信号通路与 GDF-15 的抗癌活性相关。

（三）主要功能

GDF-15 在应激条件下被诱导表达，以无活性的方式分泌，经 TGF-β 激酶（TAKs）激活后，与相应的丝氨酸/苏氨酸激酶受体形成异聚体而发挥作用，主要激活 Smad 蛋白，Smad 蛋白将信号转导到细胞核，调控目的基因的表达。GDF-15 在体内发挥抗炎症、抗细胞凋亡和抑制生长的作用，具有广泛的保护功能。①GDF-15 的抗炎效应：GDF-15 是内源性的抗炎因子，IL-1、TNFα 和 TGF-β 快速诱导 GDF-15 在巨噬细胞中的表达，抑制了巨噬细胞的活化和炎症反应，还可以抑制白细胞浸润。②GDF-15 的抗凋亡效应：GDF-15 主要通过 PI3K-Akt 信号通路实现抗凋亡作用。GDF-15 首先迅速激活心肌组织中 Akt 蛋白 Ser473 的磷酸化，进而增强了 Akt 下游目的蛋白 Bad 的 Ser136 磷酸化。Bad 是 BCL 家族的一员，是一种凋亡促进剂，Bad 磷酸化后不能阻断 BCL 蛋白抗凋亡的作用。③GDF-15 的抗细胞增殖作用：高水平表达的 GDF-15 可以抑制乳腺癌细胞、肺上皮细胞和前列腺癌细胞等癌症细胞的增殖。体外实验证实 GDF-15 有抑制心肌细胞肥大的功能。

二、GDF-15 作为心力衰竭生物标志物的研究进展

体外研究表明，GDF-15 有改善心衰和左室扩张的能力，能改善心室肥厚、细胞凋亡和心室重构，因此具有抗心衰的作用。Xu 等发现，通过腺病毒介导转染 mlp 基因敲除心衰小鼠引起 GDF-15 的过度表达能改善心衰，同时，左室扩张也明显减轻；另外，

给 mlp 基因敲除小鼠注射重组 GDF-15 蛋白也能部分逆转心衰；并且，GDF-15 基因敲除小鼠在压力负荷刺激下不仅表现出明显的心肌肥厚和增大，而且快速进展为左室功能降低，表明 GDF-15 可能抑制心衰的发生和恶化。

Brown 等在对 27 628 名健康女性进行长达 4 年的前瞻性研究中发现，发生心血管事件的女性血浆中 GDF-15 基线浓度高于对照组，是心血管不良事件的独立危险预测因子，首次指出 GDF-15 是预防心血管疾病的标志物。对死于心肌梗死患者进行尸检发现梗死心肌中 GDF-15 强表达，进一步说明循环 GDF-15 的浓度升高源自于心肌细胞中 GDF-15 的高表达。随后的研究表明，GDF-15 的血清学水平对急性冠状动脉综合征有很好的预测作用，对于 ST 段抬高和非 ST 段抬高的心肌梗死患者，GDF-15 血清学水平都能帮助其进行危险分层、指导治疗并提供预后信息。

最近的研究表明，GDF-15 可作为心血管疾病严重程度的标志物，循环 GDF-15 水平的升高可预示心血管系统疾病的高风险，包括稳定性冠心病、急性冠脉综合征和心力衰竭等。GDF-15 与这些疾病结局的相关性独立于临床风险因子和已有的生物标志物，包括 NT-proBNP 和肌钙蛋白等。

（一）心力衰竭的诊断

虽然 GDF-15 可作为心衰的生物标志物，但 GDF-15 并非心脏特异性的因子。比如，胰腺癌患者的 GDF-15 浓度可高达 10 000ng/L，GDF-15 在风湿性关节炎、贫血、妊娠、神经元损伤、骨骼肌发育异常、肿瘤等病理情况下同样表达增加，而且部分心血管疾病患者的 GDF-15 水平未明显升高。因此 GDF-15 并非心脏特异性的生化标志物，对心血管疾病的诊断价值不大。

Stejskal 等（2009）开展了一项诊断性临床试验，124 名患者，以 444.5ng/L 作为参考值，对诊断心源性呼吸困难的敏感性和特异性分别为 100% 和 89.3%。因此，在一些情况下，GDF-15 有可能是一个心脏特异性的生物标志物，与肺脏疾病较少相关。但是该研究样本较小，未纳入肺脏疾病、感染或酸碱失衡的患者，因而临床显著性不明确。

总之，目前的研究结果尚不能证明 GDF-15 可用于心力衰竭的诊断，其检测结果需结合临床特征进行评价。

（二）心力衰竭的预测、危险分层和预后评估

Lind 等在 1004 名平均 70 岁的受试者中测定 GDF-15 的血清水平后发现，升高的 GDF-15 水平与心血管疾病的危险因素（性别、吸烟史、体质量指数、腹围、糖尿病、

甘油三酯、低密度脂蛋白胆固醇等）密切相关，并且升高的 GDF-15 水平与左心室质量、左心室肥大、射血分数减少及心血管疾病的临床表现等相关，是老年人心血管功能障碍与疾病的独立预测标志物。Norozi 等研究了 317 名先天性心脏缺陷患者（129 女性，平均年龄 26.5±8.5 岁）手术治疗后的表现，认为 GDF-15 有助于预测手术后具有较高心衰风险的患者，虽然他们具有相似的临床症状。另有研究发现，在心衰恶化阶段血浆 GDF-15 水平显著升高，有可能作为心衰患者即将进展至失代偿阶段的标志。

目前，GDF-15 已用于 ACS 的危险分层（<1200ng/L 低危、>1800ng/L 高危），也有助于稳定型心绞痛（SAP）的危险分层。Kempf 等随访了 1352 例 SAP 患者 3.6 年，GDF-15 水平在 <1200ng/L、1200～1800ng/L、>1800ng/L 的病死率分别为 1.4%、2.7% 和 15%。另外，GDF-15 水平有助于胸痛的危险分层。Dinh 等对 119 例心电图示具有正常射血分数的患者，分类为轻度左室功能障碍组（LVDD，n=61）、心衰伴正常射血分数组（HFnEF 组，n=38）以及正常收缩功能对照组（n=20）。GDF-15 水平与超声所示的舒张功能障碍相关，并与体位变化（立位到卧位）所致的心输出量的变化相关（r=-0.67，P=0.005）。患者的 GDF-15 水平可区别正常的舒张功能和 LVDD。Khan 等研究了 1142 例急性心肌梗死后的患者，平均随访 505 天，结果表明，GDF-15 水平的增高与 Killip 分级和 NT-proBNP 水平的增高明显相关，它提供的预后信息超过了临床因素和已有的生化标志物如 NT-proBNP，联合 GDF-15 和 NT-proBNP 更加有助于急性心肌梗死的危险分层。Stahrenberg 等选取当前 DIAST-CHF 临床试验中 HFrEF（n=86）和 HFnEF（n=142）及同一队列中的健康老年对照（n=188），考察血浆 GDF-15 与 HFnEF 的相关性。多变量分析，GDF-15 水平与反映舒张功能的多种超声参数相关，并与 6 分钟行走试验和 SF-36 体格评分结果相关。对 HFnEF 进行诊断性分类，GDF-15 的分类效能优于 NT-proBNP，两者联合可显著提高分类的准确性。RELAX-AHF 试验研究了 1161 例急性心衰伴随轻度到中度肾损伤的患者，发现心衰发病后第 14 天较发病次日 GDF-15 水平的较大升高，而非基线 GDF-15 水平，与不良预后的高风险相关。发病后第 14 天 GDF-15 水平发生较大升高的患者较未明显升高的患者，其不良心血管事件的发生率升高 1.5～2 倍。

最近的荟萃分析综述了 21 项针对 GDF-15 的临床研究，涉及 20 920 例心衰患者、1863 个心血管事件、2052 例心血管死亡。在所有的研究中，高水平的 GDF-15 均可独立预测全因死亡率，即使在校正了相关临床风险因子后，升高的 GDF-15 水平仍与全因死亡风险独立相关。心力衰竭时，GDF-15 水平增高与左室质量指数、舒张末内径的增加和左室射血分数的减少明显相关，对心衰的预后评价等方面具有重要意义。Kempf 等对 455 例平均年龄 64 岁的慢性心力衰竭患者（平均 LVEF 32%）进行了研究，结果慢性心衰患者 GDF-15 水平明显增高，并且与心衰的严重程度正相关。随访两年内患者病死率随 GDF-15 水平的升高而增加，并且与按 NT-proBNP 四分位数分级的病死率相一致。多因素 logistic 回归分析显示，GDF-15 是全因死亡率的独立预测因子，ROC 曲线进一步阐明了 GDF-15 是 1 年病死率强有力的预测因子（$P < 0.001$）。以 GDF-15 > 2729ng/L 为标准，预测 1 年死亡率的敏感性和特异性分别为 75% 和 70.9%。Foley 等心脏再同步化治疗（CRT）的预后参考值（2720ng/L）与此界值相似，GDF-15 是 CRT 后发病率和病死率的强烈预测因子，独立于 NT-pro-BNP；而与 NT-pro-BNP 联合检测，其预测价值增强。因此，独立于 NYHA 分级、LVEF 和 NT-proBNP 水平，GDF-15 对心衰具有重要的预后价值，其浓度升高与长期不良后果相关。Anand 等随机检测 Val-HeFT 入选的心衰患者中，基础状态（n = 1734）及 12 个月后（n = 1517）循环 GDF-15 水平与疾病严重程度和预后的关系。显示基础 GDF-15 浓度与死亡风险相关（HR 1.017，95% CI 1.014 ~ 1.019；$P < 0.001$），并与首要疾病事件相关（HR 1.020；95% CI 1.017 ~ 1.023；$P < 0.001$）。多变量 Cox 回归分析，GDF-15 与死亡率仍然独立相关（HR 1.007；95% CI 1.001 ~ 1.014；$P = 0.02$），但与疾病事件不再相关，GDF-15 水平在 2000ng/L 以上可作为死亡率或心衰住院率的独立预测因子。在校正临床预后参数、BNP、hs-CRP 和高敏肌钙蛋白 T 后，12 个月时 GDF-15 水平的增加与未来的死亡率和首要疾病事件的风险独立相关。

（三）心力衰竭的指导治疗

在心血管疾病中，GDF-15 提供的预后信息有助于对患者的管理，比如鉴定受益于侵入性治疗的非 ST 段抬高的 ACS 患者，或者监测左心衰或右心衰的治疗进程。有报道联合 NT-proBNP 和 GDF-15 的多标志物策略有助于鉴定心衰患者对心脏再同步治疗的效果。Wollert 等的研究（FRISC Ⅱ临床试验）证明，介入治疗可以降低高风险患者发生心血管事件的危险，即在 GDF-15 浓度高于 1800ng/L 和 1200 ~ 1800ng/L 两种情况下，介入治疗组的复合终点较保守治疗组分别下降了 51% 和 32%。而 GDF-15 浓度低于 1200ng/L 的患者，即使 ST 段压低或肌钙蛋白 T 水平高于 0.01mg/L，也没有明显受益于介入治疗。因而，GDF-15 可能用于指导治疗策略的选择。Eitel 采用心血管磁共振成像研究了 238 例血管成形术治疗的 STEMI 患者，显示入院时 GDF-15 水平是 STEMI 患者血管成形术后再灌注期死亡率的强烈预测因子，并与较差的心肌挽救和不良临床预后相关。

鲜有研究 GDF-15 与心血管药物治疗的相关性，PROVE IT-TIMI 22 试验表明，GDF-15 水平与他汀药物治疗的死亡风险及 ACS 患者的心梗事件无显著相关性。

（四）心力衰竭的筛查

Wang 等评价了 GDF-15 在心衰不同阶段的浓度及其潜在的筛选价值。依据心衰进展的不同阶段，208 名患者分成四组：stage A，具有较高心衰风险的无症状患者；stage B，具有器质性心脏疾病；stage C，既往或现患的心衰症状；stage D，确诊的难治性心衰患者。其中 stage B 可逐渐进展为临床心衰，在该阶段早期进行充分的筛查可明显改善心衰患者的生存率。与对照相比，血浆 GDF-15 浓度逐阶段升高，呈显著的正相关（r = 0.802，$P < 0.001$），并对心衰 stage B 具有潜在的筛选价值，ROC 曲线下面积为 0.873（$P < 0.001$）。

问题

GDF-15 在心血管系统的多重作用已逐步得到证实，GDF-15 的作用机制和高表达水平的关系还需进一步研究并加以定量分析，进一步的研究还需要评价是否单纯 GDF-15 或多标志物联用可改善目前心血管疾病的风险预测方法，以及对治疗方案提供支持。是否可以将 GDF-15 作为新的治疗靶点也值得进一步探讨。

和 BNP 一样，GDF-15 水平的升高可能反映了机体对于严重疾病的适应性反应，超高水平的 GDF-15 对患者来说预示着不良预后。根据这一思路，在心血管疾病患者中 GDF-15 抵抗很可能是存在的，那么对 GDF-15 受体的进一步研究可能有助于解决这一疑问。

小结

GDF-15 在氧化应激、缺血/再灌注、压力负荷和心衰的情况下具有抑制心肌细胞凋亡、抑制心肌肥厚、改善心室重构和抗炎的作用。作为临床生化标志物，有助于心血管疾病的诊断、危险分层及对治疗策略的指导，更值得关注的是 GDF-15 为多种心血管疾病提供的预后信息超过了已有的临床和生化标志物，而与 NT-proBNP 联合检测，预测价值更强。作为一种重要的应激蛋白，GDF-15 水平的增高可能为急性冠脉综合征、心力衰竭的诊断和治疗策略的选择提供了又一新的依据。

参 考 文 献

1. Zeng X, Li L, Wen H, et al. Growth-differentiation factor 15 as a predictor of mortality in patients with heart failure: a meta-analysis. J Cardiovasc Med (Hagerstown), 18 (2): 53－59, 2017.

2. Faxén UL, Hage C, Andreasson A, et al. HFpEF and HFrEF exhibit different phenotypes as assessed by leptin and adiponectin. Int J Cardiol, 228: 709－716, 2017.

3. Savic-Radojevic A, Pljesa-Ercegovac M, Matic M, et al. Novel Biomarkers of Heart Failure. Adv Clin Chem, 79: 93－152, 2017.

4. Baggen VJ, van den Bosch AE, Eindhoven JA, et al. Prognostic Value of N-Terminal Pro-B-Type Natriuretic Peptide, Troponin-T, and Growth-Differentiation Factor 15 in Adult Congenital Heart Disease. Circulation, 135 (3): 264－279, 2017.

5. Hagström E, Held C, Stewart RA, et al. Growth Differentiation Factor 15 Predicts All-Cause Morbidity and Mortality in Stable Coronary Heart Disease. Clin Chem, 63 (1): 325－333, 2017.

6. Wollert KC, Kempf T, WallentinL. Growth Differentiation Factor 15 as a Biomarker in Cardiovascular Disease. Clin Chem, 63 (1): 140－151, 2017.

7. Sinning C, Ojeda F, Wild PS, et al. Midregionalproadrenomedullin and growth differentiation factor-15 are not influenced by obesity in heart failure patients. Clin Res Cardiol, 2016. doi: 10.1007/s00392－016－1066－x. [Epub ahead of print]

8. Osmancik P, LouckovaA. Biomarkers of apoptosis, inflammation and cardiac extracellular matrix remodeling in the prognosis of heart failure. Kardiol Pol, 2016. doi: 10.5603/KP. a2016.0154. [Epub ahead of print]

9. Chan MM, Santhana Krishnan R, Chong JP, et al. Growth differentiation factor 15 in heart failure with preserved vs. reduced ejection fraction. Eur J Heart Fail, 18 (1): 81－8, 2016.

10. George M, Jena A, Srivatsan V, et al. GDF 15-A Novel Biomarker in the Offing for Heart Failure. Curr Cardiol Rev, 12 (1): 37－46, 2016.

11. Witberg G, Ayers CR, Turer AT, et al. Relation of Adiponectin to All-Cause Mortality, Cardiovascular Mortality, and Major Adverse Cardiovascular Events (from the Dallas Heart Study). Am J Cardiol, 117 (4): 574－579, 2016.

12. Cotter G, Voors AA, Prescott MF, et al. Growth differentiation factor 15 (GDF-15) in patients admitted for acute heart failure: results from the RELAX-AHF study. Eur J Heart Fail, 17 (11): 1133－1143, 2015.

13. Lindberg S, Jensen JS, Hoffmann S, et al. Interplay between Adiponectin and Pro-Atrial Natriuretic Peptide and Prognosis in Patients with ST-Segment Elevation Myocardial Infarction. Am J Cardiol, 116 (9):

1340 – 5, 2015.

14. Schopfer DW, Ku IA, Regan M, et al. Growth differentiation factor 15 and cardiovascular events in patients with stable ischemic heart disease (The Heart and Soul Study). Am Heart J. 167 (2): 186 – 192, 2014.

15. Izumiya Y, Hanatani S, Kimura Y, et al. Growth Differentiation Factor-15 Is a Useful Prognostic Marker in Patients With Heart Failure With Preserved Ejection Fraction. Can J Cardiol, 30 (3): 338 – 344, 2014.

16. Lindberg S, Jensen JS, Bjerre M, et al. Cardio-adipose tissue cross-talk: relationship between adiponectin, plasma pro brain natriuretic peptide and incident heart failure. Eur J Heart Fail, 16 (6): 633 – 8, 2014.

17. Karas MG, Benkeser D, Arnold AM, et al. Relations of plasma total and high-molecular-weight adiponectin to new-onset heart failure in adults ≥65 years of age (from the Cardiovascular Health study). Am J Cardiol, 113 (2): 328 – 34, 2014.

18. Lok DJ, Klip IT, Lok SI, et al. Incremental Prognostic Power of Novel Biomarkers (Growth-Differentiation Factor-15, High-Sensitivity C-Reactive Protein, Galectin-3, and High-Sensitivity Troponin-T) in Patients With Advanced Chronic Heart Failure. Am J Cardiol, 112 (6): 831 – 837, 2013.

19. Tengiz İ, Türk UÖ, Alioğlu E, et al. The relationship between adiponectin, NT-pro-BNP and left ventricular ejection fraction in non-cachectic patients with systolic heart failure: an observational study. Anadolu Kardiyol Derg, 13 (3): 221 – 226, 2013.

20. Djoussé L, Wilk JB, Hanson NQ, et al. Association between adiponectin and heart failure risk in the physicians′health study. Obesity (Silver Spring), 21 (4): 831 – 4, 2013.

21. Sokhanvar S, Sheykhi M, Mazlomzade S, et al. The relationship between serum adiponectin and prognosis in patients with heart failure. Bratisl Lek Listy, 114 (8): 455 – 9, 2013.

22. Chen Z, Xie F, Ma G, et al. Study of the association between growth differentiation factor 15 gene polymorphism and coronary artery disease in a Chinese population. Mol Biol Rep, 38 (8): 5085 – 5091, 2011.

23. Norozi K, Buchhorn R, Yasin A, et al. Growth differentiation factor 15: An additional diagnostic tool for the risk stratification of developing heart failure in patients with operated congenital heart defects? Am Heart J, 162 (1): 131 – 5, 2011.

24. Xu X, Li Z, Gao W. Growth differentiation factor 15 in cardiovascular diseases: from bench to bedside. Biomarkers, 16 (6): 466 – 75, 2011.

25. Worthmann H, Kempf T, Widera C, et al. Growth Differentiation Factor 15 Plasma Levels and Outcome after Ischemic Stroke. Cerebrovasc Dis, 32 (1): 72 – 78, 2011.

26. Dinh W, Füth R, Lankisch M, et al. Growth-differentiation factor-15: a novel biomarker in patients with diastolic dysfunction? Arq Bras Cardiol, 97 (1): 65 - 75, 2011.

27. Daniels LB, Clopton P, Laughlin GA, et al. Growth-differentiation factor-15 is a robust, independent predictor of 11-year mortality risk in community-dwelling older adults: the rancho bernardo study. Circulation, 123 (19): 2101 - 10, 2011.

28. Zheng LB, Guo YH, Yu HY, et al. Correlation between levels of serum growth differentiation factor-15 and acute coronary syndrome. Beijing Da Xue Xue Bao, 43 (2): 250 - 4, 2011.

29. Eitel I, Blase P, Adams V, et al. Growth-differentiation factor 15 as predictor of mortality in acute reperfused ST-elevation myocardial infarction: insights from cardiovascular magnetic resonance. Heart, 97 (8): 632 - 40, 2011.

30. Vila G, Riedl M, Anderwald C, et al. The relationship between insulin resistance and the cardiovascular biomarker growth differentiation factor-15 in obese patients. Clin Chem. 57 (2): 309 - 16, 2011.

31. Munk PS, Valborgland T, Butt N, et al. Response of growth differentiation factor-15 to percutaneous coronary intervention and regular exercise training. Scand Cardiovasc J, 45 (1): 27 - 32, 2011.

32. Wang F, Guo Y, Yu H, et al. Growth differentiation factor 15 in different stages of heart failure: potential screening implications. Biomarkers, 15 (8): 671 - 6, 2010.

33. Anand IS, Kempf T, Rector TS, et al. Serial measurement of growth-differentiation factor-15 in heart failure: relation to disease severity and prognosis in the Valsartan Heart Failure Trial. Circulation, 122 (14): 1387 - 95, 2010.

34. Stahrenberg R, Edelmann F, Mende M, et al. The novel biomarker growth differentiation factor 15 in heart failure with normal ejection fraction. Eur J Heart Fail, 12 (12): 1309 - 16, 2010.

35. Sun T, Huang Y, Phillips MI, et al. Growth differentiation factor 15 and coronary collateral formation. Clin Cardiol, 33 (1): E1 - 5, 2010.

36. Taddei S, Virdis A. Growth differentiation factor-15 and cardiovascular dysfunction and disease: malefactor or innocent bystander? Eur Heart J, 31 (10): 1168 - 71, 2010.

37. Eggers KM, Kempf T, Lagerqvist B, et al. Growth-differentiation factor-15 for long-term risk prediction in patients stabilized after an episode of non-ST-segment-elevation acute coronary syndrome. Circ Cardiovasc Genet, 3 (1): 88 - 96, 2010.

38. Kempf T, Sinning JM, Quint A, et al. Growth-differentiation factor-15 for risk stratification in patients with stable and unstable coronary heart disease: results from the Athero Gene study. Circ Cardiovasc Genet, 2 (3): 286 - 92, 2009.

39. Kempf T, Wollert KC. Growth differentiation factor-15: a new biomarker in cardiovascular disease. Herz, 34 (8): 594 - 9, 2009.

40. Rohatgi A, de Lemos JA. The report card on growth differentiation factor 15: consistent marks but not yet ready for promotion. Circ Cardiovasc Genet, 2 (3): 209 – 11, 2009.

41. Foley PW, Stegemann B, Ng K, et al. Growth differentiation factor-15 predicts mortality and morbidity after cardiac resynchronization therapy. Eur Heart J, 30 (22): 2749 – 57, 2009

42. Kempf T, Wollert KC. Growth-differentiation factor-15 in heart failure. Heart Fail Clin, 5 (4): 537 – 47, 2009.

43. Lind L, Wallentin L, Kempf T, et al. Growth-differentiation factor-15 is an independent marker of cardiovascular dysfunction and disease in the elderly: results from the Prospective Investigation of the Vasculature in Uppsala Seniors (PIVUS) Study. Eur Heart J, 30 (19): 2346 – 53, 2009.

44. Wang X, Yang X, Sun K, et al. The haplotype of the growth-differentiation factor 15 gene is associated with left ventricular hypertrophy in human essential hypertension. Clin Sci (Lond), 118 (2): 137 – 45, 2009.

45. Khan SQ, Ng K, Dhillon O, et al. Growth differentiation factor-15 as a prognostic marker in patients with acute myocardial infarction. Eur Heart J, 30 (9): 1057 – 65, 2009.

46. Braunwald E. Biomarkers in heart failure. N Engl J Med, 358: 2148 – 59, 2008.

47. Van Huyen JP, Cheval L, Bloch-Faure M, et al. GDF15 triggers homeostatic proliferation of acidsecreting-collecting duct cells. J Am Soc Nephrol, 19: 1965 – 74, 2008.

48. Coletta AP, Cullington D, Clark AL, et al. Clinicaltrials update from European Society of Cardiologymeeting 2008: TIME-CHF, BACH, BEAUTIFUL, GISSI-HF, and HOME-HF. Eur J Heart Fail, 10: 1264 – 7, 2008.

49. Gerszten RE, Wang TJ. The search for new cardiovascular biomarkers. Nature, 451: 949 – 52, 2008.

50. Morrow DA, de Lemos JA. Benchmarks for theassessment of novel cardiovascular biomarkers. Circulation, 115: 949 – 52, 2007.

51. Wollert KC, Kempf T, Lagerqvist B, et al. Growth differentiation factor 15 for risk stratification and selection of an invasive treatment strategy in non ST-elevation acute coronary syndrome. Circulation, 116 (14): 1540 – 8, 2007.

52. Kempf T, von Haehling S, Peter T, et al. Prognostic utility of growth differentiation factor-15 in patients with chronic heart failure. J Am Coll Cardiol, 50 (11): 1054 – 60, 2007.

53. Wollert KC. Growth-differentiation factor-15 in cardiovascular disease: from bench to bedside, and back. Basic Res Cardiol, 102 (5): 412 – 5, 2007.

54. Wollert KC, Kempf T, Peter T, et al. Prognostic value of growth-differentiation factor-15 in patients with non-ST-elevation acute coronary syndrome. Circulation, 115 (8): 962 – 71, 2007.

55. Kempf T, Horn-Wichmann R, Brabant G, et al. Circulating concentrations of growth-differentiation factor 15 in apparently healthy elderly individuals and patients with chronic heart failure as assessed by a new im-

munoradiometric sandwich assay. Clin Chem, 53（2）: 284 – 91, 2007.

56. Kempf T, Eden M, Strelau J, et al. The transforming growth factor-beta superfamily member growth-differentiation factor-15 protects the heart from ischemia/reperfusion injury. Circ Res, 98（3）: 351 – 60, 2006.

57. Levy WC, Mozaffarian D, Linker DT, et al. The Seattle Heart Failure Model: prediction of survival in heart failure. Circulation, 113: 1424 – 33, 2006.

58. Zimmers TA, Jin X, Hsiao EC, et al. Growth differentiation factor-15/macrophage inhibitory cytokine-1 induction after kidney and lung injury. Shock, 23: 543 – 8, 2005.

59. Johnston N, Jernberg T, Lindahl B, et al. Biochemical indicators of cardiac and renal function in a healthy elderly population. Clin Biochem, 37: 210 – 6, 2004.

60. Schober A, Bottner M, Strelau J, et al. Expression of growth differentiation factor-15/ macrophage inhibitory-cytokine-1（GDF-15/MIC-1）in the perinatal, adult, and injured rat brain. J Comp Neurol, 439: 32 – 45, 2001.

61. Bauskin AR, Zhang HP, Fairlie WD, et al. The propeptideof macrophage inhibitory cytokine（MIC-1）, a TGF-beta superfamily member, acts as a quality control determinant for correctly folded MIC-1. Embo J, 19: 2212 – 20, 2000.

62. Moore AG, Brown DA, Fairlie WD, et al. The transforming growth factor-ss superfamily cytokine macrophage inhibitory cytokine-1 is present in high concentrations in the serum of pregnant women. J Clin Endocrinol Metab, 85: 4781 – 8, 2000.

63. Hsiao EC, Koniaris LG, Zimmers-Koniaris T, et al. Characterization of growth-differentiation factor 15, a transforming growth factor beta superfamily member induced following liver injury. Mol Cell Biol, 20: 3742 – 51, 2000.

64. Bootcov MR, Bauskin AR, Valenzuela SM, et al. MIC-1, a novel macrophage inhibitory cytokine, is a divergent member of the TGF-beta superfamily. Proc NatlAcad Sci USA, 94: 11514 – 9, 1997.

第八节　微小核苷酸

越来越多的证据表明，大量的非编码 RNA（non-coding RNAs）在基因的表达调控、机体的生理功能维持与病理调节等方面都有重要作用，其中主要包括微小 RNA（microRNAs, miRNAs）和长链非编码 RNA（long non-codingRNA, lcnRNA）。这些分子可通过表观遗传调控、转录调控及转录后水平调控发挥作用，参与许多重要的生物学过程，是当前医学生物学研究的热点。研究表明，miRNA 在心力衰竭的病理生理机制中可能发挥着重要作用，而且可存在于各种体液中，具有作为心力衰竭生物标志物的应用潜能。

一、miRNA 简介

（一）miRNA 的合成

miRNA 是一类内源性的小分子单链非编码 RNA，长 18～28 个核苷酸。在细胞核内编码 miRNA 的基因首先转录成初级 microRNA（primary microRNA，pri-miRNA），pri-miRNA 在核酸酶 Drosha 作用下，被剪切成长度为 60～70 个核苷酸、具有发夹样结构的前体 microRNA（precursor microRNA，pre-miRNA）。在小分子单体 G 蛋白 Ran-GTP 和转运蛋白 Exportin-5 的作用下，pre-miRNA 由核内转运到胞质中，在另一个核酸酶 Dicer 的作用下，最终被剪切成长约 22 个核苷酸的双链 miRNA。该双链被结合到沉默复合体（RISC）后，其中一条链被降解，另一条保留在沉默复合体中，成为成熟的 miRNA。miRNA 能通过与 mRNA 的 3-UTR 特异性结合，抑制蛋白质翻译或直接导致 mRNA 降解，从而在转录后水平对生物体内基因的表达起到精细的调节作用（图 7-2）。

（二）主要功能

自从 1993 年 Lee 等在秀丽新小杆线虫内发现与线虫发育关系密切的 miRNA——lin-4 以来，miRNA 便成为医学生物学研究的一大热点，研究者相继在烟草、果蝇、斑马鱼、哺乳动物与人体内发现了大量 miRNA 编码基因。miRNA 对靶基因 mRNA 的作用取决于它与靶基因转录体序列互补的程度，有三种方式：第一种作用方式和功能与 siRNA 相似，miRNA 与靶基因完全互补结合，切断靶基因的 mRNA 分子；第二种方式 miRNA 与靶基因不完全互补结合，通过阻遏其翻译而不影响 mRNA 的稳定性，这是目前发现最多的种类（如线虫 lin-4）；第三种是结合抑制——具有以上两种作用模式，当与靶基因互补结合时，直接靶向切割 mRNA；当与靶基因不完全结合时，起调节基因表达的作用。miRNA 的表达在不同物种中均具有高度的保守性、时序性和组织特异性。已知人类基因组编码的 1000 多种 miRNA（http://www.mirbase.org），可靶向调控 60% 以上的基因表达，涉及造血、脂质代谢、神经发育等众多生命活动及疾病的发生、发展等过程。因目标 mRNA 分子的多样性和作用部位的不同，miRNA 有着极为广泛的生物学效应，通过影响细胞的活化、分泌、增殖、分化、衰老、凋亡及表型转化等，参与疾病的损伤与修复过程。

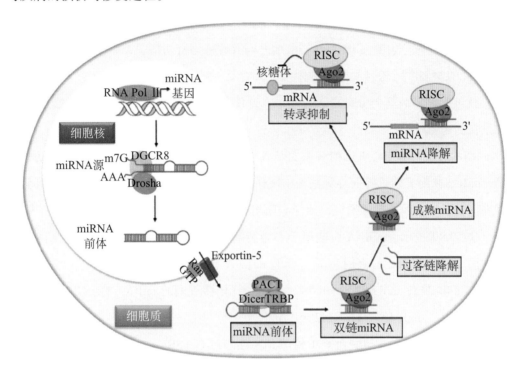

图 7-2 miRNA 的合成及代谢过程

[参考于 Int J Mol Sci，2016，17（502）]

二、miRNA 作为心力衰竭生物标志物的研究进展

Zhao 等最先进行了 miRNA 在心血管领域中的研究，该研究小组利用 Cre/Lox 技术特异性地敲除小鼠胚胎心脏组织中的 Dicer 酶基因，结果发现小鼠出现心包水肿、心室心肌层停止发育等多种发育障碍，胚胎很快发生心力衰竭而死亡，从而首次确认了 miRNA 在心脏发育中的关键作用。随后，他们又报道了在发育过程中特异表达于前体心肌细胞的 miRNA——miR-1，能够靶向作用于心脏发育的关键因子 Hand2，从而调控心肌细胞增殖和分化之间的动态平衡过程。其后，人们对 miRNA 在心血管领域中的作用及机制进行了广泛深入的研究。短短几年时间里，miRNA 在心脏发育、心肌肥厚、心肌梗死、心脏纤维化、心律失常及心力衰竭等一系列心脏病理生理过程中所扮演的

重要角色已被报道出来。miRNA 对心血管系统的发育、行使正常功能及疾病的发生中均发挥重要作用。在心脏疾病时，miRNA 还可影响心脏的重构过程。例如，miR-1 及 miR-133a 超家族在胚胎期调节心脏发育，miR-208 及 miR-499 超家族对出生后心脏的发育作用关键，miR-15 家族与新生儿的心脏再生相关。多种 miRNA 还参与维持血管的完整性。这些研究充分表明 miRNA 与心脏病之间有着极为密切的关系。同时，由于 miR-NA 往往能够对多个靶基因发挥调节作用，针对某一种 miRNA 的表达调控（过表达或抑制）就可起到影响整个功能网络的效果，这使其有可能成为疾病治疗的重要干预环节和潜在的药物靶标。

miRNA 通过调节与心脏重构有关的基因表达而参与心衰的病理过程。在大鼠心衰模型，miR-208 的沉默可降低心脏重构、增强心脏功能，并改善生存；过表达则引起心脏肥厚。基于转基因小鼠的研究，成年心肌组织 miR-22 的表达增强可引起心脏扩张和心衰。这些结果提示，miRNA 可能用于心力衰竭的预测、诊断、靶向治疗及个体化治疗等方面。目前已知在心衰时特异上调的 miRNA 有 miR-423-5p、miR-320a、miR-22、miR-92b、miR-29b、miR-122、miR-142-3p 等；特异性下调的 miRNA 有 miR-107、miR-125b、miR-126、miR-139、miR-142-5p、miR-497 等。

2008 年 Chim 等人在孕妇血浆中检测到了循环胎盘 miRNA，随后提出循环 miRNA（circulating microRNA）的概念，该概念是建立在之前循环核酸的基础之上的，研究循环核酸的目的是利用血浆、血清中游离于细胞之外的核酸作为疾病分子标志物，但由于 mRNA 在血浆、血清中不够稳定，而 DNA 尽管稳定但特异性很差，两者并非理想的疾病生物标志物。诸多表达谱方面的研究表明，miRNA 具有很强的细胞、组织或疾病特异性，这使其有望成为一类良好的生物标志物分子而应用于临床。此后，一系列旨在探索体液中（特别是血液中）的 miRNA 作为生物标志物应用的研究得到了开展。目前，已经在人体的绝大多数体液中检测到了 miRNA 的存在。随着人们对 miRNA 认识的不断深入，以循环 miRNA 作疾病的生物标志物受到了越来越多的关注。

现已知许多心脏疾病存在循环 miRNA 的改变，包括室间隔缺损（miR-155-5p、miR-222-3P，miR-498 等）、房性和室性心律失常（miR-1、miR-26、miR-328 等）、高血压（miR-296、miR-133b、miR-625 等）、冠脉疾病（miR-133a、miR-208a、miR-126、miR-149、miR-424、miR-765 等）、急性冠脉综合征（miR-1、miR-133a、miR-208a 等）、急性心肌梗死（miR-208b、miR-1、miR-133 等）及心力衰竭（miR-423-5p、miR-320a、miR-22 等）。

miRNA 释放进入体液循环的机制尚不完全清楚，现在已知的可能途径有：通过微泡进入循环；从受损细胞渗透入循环；从细胞分泌入循环；此外，在内皮细胞来源的的凋亡小体中也可以检测到 miRNA。外周血中的绝大部分 miRNA 可能来自血细胞，因此外周血中 miRNA 的种类及含量与细胞受到各种心血管风险因子的刺激高度相关，其种类及含量的变化可反映特定的疾病状态。现有研究表明，循环 miRNA 在包括心力衰竭的许多疾病领域均具有潜在的诊断和预后判断价值，其作为生物标志物应用于临床有着良好的前景。

（一）心力衰竭的诊断

大量的研究表明，心衰患者与对照间 miRNA 表达谱存在显著差异，可用于心衰的诊断。Tijsen 等人率先用 miRNA 芯片技术分析了 12 例心衰患者和 12 个健康对照者血浆中 miRNA 的表达情况，筛选得到了 16 个表达发生变化的循环 miRNA。其后，在包括 39 个健康对照者、30 个心衰所致呼吸困难患者、20 个非心衰所致呼吸困难患者中，用 Real-time PCR 确认了 7 个与芯片结果升高趋势一致且明显的 miRNA，并发现其中 miR423-5p 只在心力衰竭患者血浆中升高，一般的呼吸困难患者中并不发生上调，且与 NT-proBNP 水平和 NYHA 分级显著相关。该研究表明，miR423-5p 可能是一个颇具潜力的心力衰竭特异性的循环 miRNA 生物标志物，尤其对胸痛患者有较高的预测心衰的价值。随后，Ellis 等的研究也表明，联合 miR-423-5p 和 NT-proBNP 可显著改善心衰预测的 AUC 曲线下面积。进一步提示 miR-423-5p 在心衰诊断中的潜在价值。

Fukushima 等研究了 33 例缺血性心脏病患者和 17 例无症状的对照，对若干研究较为透彻的 miRNA 包括 miR-126、miR-122 和 miR-499 进行了检测，结果表明，血浆中 miR-126 水平与年龄和 BNP 呈负相关，并且当心力衰竭患者病情改善，NYHA 分级由 Ⅳ 级转为 Ⅲ 级时，血浆 miR-126 水平显著升高。该研究结果显示，miRNA-126 是心衰一个潜在的生物标志物。miR-126 主要在内皮细胞中表达，其水平的变化可能反映了心力衰竭通常所伴随的内皮功能障碍。而另一项研究则表明，心肌细胞相关的血浆 miR-499 在急性心衰患者高度上调，而在单纯舒张功能障碍时不发生显著变化，也不受包括年龄、性别、体质量指数、肾功能、收缩压、白细胞计数等各种临床参数的影响，有可能用于急性心衰的诊断。

miR-1 和 miR-21 在心脏重构和纤维化中的作用提示其有可能用于心衰伴降低射血分数患者的诊断。在表现症状的心衰患者，循环 miR-1 的水平显著下调，并与 NT-proBNP 水平负相关；而 miR-21 的水平显著升高，与心衰严重性无关，与 gal-3 浓度显著相关。

这些结果提示 miR-1 和 miR-21 有可能作为心衰的诊断标志物。

Gupta 等分析了 44 例扩张性心肌病患者及 48 例健康对照，发现 miR-548c 和 miR-548i 在心衰患者显著下调。经 ROC 曲线分析，miR-548c 鉴别心衰患者和对照的曲线下面积高达 0.85。在进行了冠脉搭桥手术的心衰患者，miR-133 的水平与心衰的临床特征相关，其表达量随着心衰的严重程度升高而下降。在终末期心衰患者，循环 miR-30b、miR-103、miR-199a-3p、miR-23a、miR-27b、miR-324-5p、miR-342-3p 及 miR-142-3p 等的表达水平均发生了显著改变。最近研究发现 3 种心脏成纤维细胞源性的 miRNA（miR-660-3p、miR-665 和 miR-1285-3p）在慢性心衰患者的心脏和血浆中显著升高，并与射血分数相平行；而 miR-361-5p 和 miR-155 的水平显著下降，有可能作为慢性心衰的诊断标志物。Goren 等通过比较慢性收缩性心衰患者与对照的外周血中 186 种 miRNA 的差异，也发现 miR-423-5p、miR-320a、miR-22 和 miR-92b 在心衰患者特异性表达上调，且与心衰相关的临床参数（升高的 BNP 水平、宽大的 QRS 波、左室扩张等）显著相关。Voellenkle 通过检测慢性心衰患者外周血单个核细胞内的 miRNA 水平，发现 miR-107、miR-139 和 miR-142-5p 的水平在非缺血性扩张性心肌病和缺血性心肌病患者均显著下调，miR-142-3p 和 miR-29b 在非缺血性扩张性心肌病患者显著上调；miR-125b 和 miR-497 在缺血性心肌病患者显著下调。另外，心衰患者还存在 miR-29b 的特异上调和 miR-139 的特异下调等。

基于目前的临床研究，大多数研究结果可根据特定的 miRNA 区分心衰患者与对照，或者对心衰患者进行进一步的分类。然而，由于大多数研究的样本量较小，而且心衰的类型、严重程度及并发症等存在差异，目前的研究结果呈现高度的异质性。而多种 miRNA 的联合及与 BNP 的联合应用，对心衰诊断和危险分层具有更大的价值。Vogel 等定量检测了 53 例非缺血性心衰患者的全血样品，发现 8 种 miRNA 的组合（miR-520d-5p、miR-558、miR-122、miR-200b、miR-622、miR-519e、miR-1231 和 miR-1228）可有效诊断心衰伴降低射血分数的患者，曲线下面积高达 0.81，而单独预测表现最好的三种 miRNA（miR-558、miR-122 和 miR-520d-5p）的曲线下面积为 0.7 ~ 0.71。

Nair 等首先分析了心衰伴舒张功能障碍患者的血浆 miRNA 水平，发现 miR-454（下调）、miR-500（下调）和 miR-1246（上调）的表达存在显著的变化，这进一步促使研究者探索心衰伴保留和降低射血分数患者的 miRNA 变化。随后，Wong 等通过对 39 例心衰伴降低射血分数和 19 例心衰伴保留射血分数的患者，以及 28 例健康对照的分析，选出了 32 种具有较大变化的 miRNA，进一步用于心衰伴保留和降低射血分数患者及健康对照各 30 例的鉴别分析，最终鉴定出 12 种可较好区分心衰伴保留射血分数、心衰伴降低射血分数及健康对照的 miRNA 组合（miR-125a-5p、miR-183-3p、miR-193b-3p、miR-211-5p、miR-49、miR-638 和 miR-671-5p 可显著区分 HFrEF 和对照，miR-1233、miR-183-3p、miR-190a、miR-193b-3p、miR-193b-5p 和 miR-545-5p 可显著区分 HF-pEF 和对照，miR-125a-5p 在 HFrEF 上调而在 HFpEF 表达正常，miR-190a 在 HFpEF 下调而在 HFrEF 表达正常，miR-550a-5p 的表达在 HFrEF 和 HFpEF 表现反向，miR-638 在 HFrEF 下调而在 HFpEF 表达正常）。NT-proBNP 与 miR-125a-5p 联合应用可显著提高对 HFrEF 和 HFpEF 鉴别的效能，AUC 曲线下面积从 0.83 提高至 0.91。Watson 等依据超声心动图的诊断，定量分析了 HFrEF、HFpEF 及对照各 90 例的血清样本，也筛选出了 5 种表达变化的 miRNAs（miR-30c、miR-146a、miR-221、miR-328 和 miR-375）。对 HFrEF 和 HFpEF 进行鉴别的 AUC 分析表明，任一种表达变化的 miRNA 具有与 BNP 同等的预测效能；而 BNP 联合 2 种或更多的 miRNAs，预测效能显著改善。表 7-1 总结了几种较为重要的心力衰竭特异性的循环 miRNAs。

表 7-1　心力衰竭特异性的循环 miRNAs

microRNAs	调控	方法	样本量	潜在价值	参考文献
miR-208b, miR-208a, miR-499	上调	miRNA array/ qRT-PCR	N = 68	诊断/预测	Akat，2014 Corsten，2010
miR-423-5p	上调	miRNA array/ qRT-PCR	N = 113	诊断	Goren，2012 Tijsen，2010
miR-133	下调	qRT-PCR	N = 83	诊断	Danowski，2013
miR-103, miR-142-3p, miR-30b, miR-342-3p	下调	miRNA array/ qRT-PCR	N = 150	诊断	Elis，2013
miR-126	下调	qRT-PCR	N = 60	诊断	Fukushima，2011
miR-210, miR-30a	上调	qRT-PCR	N = 40	诊断	Zhao，2013
miR-192	上调	miRNA array/ qRT-PCR	N1 = 218 N2 = 21	预测	Matsumoto，2013
miR-26b-5p, miR-145-5p, miR-92a-3p, miR-30e-5p, miR-29a-3p	上调	miRNA array/ qRT-PCR	N = 96	预测	Marfella，2013
miR-483-3p	上调	miRNA array	N = 92	预测	Morley-Smith，2014

（参考于 Oxid Med Cell Longevd, 2016：5893064）

（二）心力衰竭的预测、危险分层和预后评估

急性心梗进展至缺血性心衰时，血清 miR-192 的表达显著升高，miR-194 和 miR-34a的表达同样显著上调，而且与心梗一年后的左室舒张末期容积显著相关。另有研究表明，心梗后 miR-1、miR-21、miR-29a、miR-133a 和 miR-208 的变化具有时间依赖性。这些 miRNA 均参与心肌的生长、肥厚、纤维化等的调节。Corsten 等发现急性心梗患者的 miR-208b 和 miR-599 与心肌损伤的标志相平行，尤其后者在急性心梗致心衰患者显著上调。这些 miRNA 可作为心梗后心衰发生的预测因子。一项最近的研究表明，循环 miR-199a-3p 的表达变化可作为急性心衰患者肾功能早期恶化的预测因子。

一项针对包含81 名接受心脏再同步化治疗的心衰患者的研究表明，治疗有效的患者较无效的患者有 5 种 miRNA（miR-26b-5p、miR-145-5p、miR-92a-3p、miR-30e-5p和 miR-29a-3p）显著升高，这些 miRNA 均与 NT-proBNP 负相关，与射血分数直接相关。治疗有效的患者中，心脏重构的逆转与调节心脏纤维化、凋亡及肥厚等的 miRNA 的变化具有相关性，提示相应的循环 miRNA 可作为心衰患者重要的预后标志。

Seronde 等在 294 例急性胸痛和44 例慢性心衰患者的探索队列中，检测了住院时的血浆 miR-1、miR-21、miR-23、miR-126、miR-423-5p 的水平，发现急、慢性心衰患者的 miR-1 水平较非心衰患者高；慢性心衰患者的 miR-126 和 miR-423-5p 较其他患者高，而再住院患者的 miR-423-5p 水平较非再住院者的低。随后，进一步通过 711 例急性心衰患者的验证队列，发现入院时的 miR-423-5p 水平可显著预测 1 年期死亡率，具有较低 miR-423-5p 水平的患者具有较高的长期死亡风险。另有研究表明，与已有心衰标志物具有相关性的 miRNA 在入院后 48 小时的表达可预测不良的临床预后。

（三）心力衰竭的指导治疗

心衰患者行左室辅助装置植入后，循环 miR-1908 和 miR-1180 的表达分别上调约 2 倍和 4 倍；其中移植前为终末期心衰的患者，其心脏特异性的循环 miR-208b、miR-208a 和 miR-499 及肌特异性的 miR-1-1 和 miR-133 分别上调了 143、78、28、18 和 21 倍。而在左室辅助装置移植 3~6 个月时，相应 miRNA 的变化均发生了逆转。另一项研究，19 例严重终末期心衰患者接受了左室辅助装置移植后，循环 miR-483-3p 的表达显著上调，分别于移植后 3、6、9 和 12 个月升高达 2.17、2.27、1.87 和 2.82 倍。而基线 miR-1202 有助于鉴别患者对治疗的有效性。还有研究表明，血浆基线 miR-30d 的水平与心衰患者心脏再同步化治疗的效果显著相关，并与 hs-TnT 水平负相关。

问题

虽然现有的结果均表明联合多种 miRNAs 可改善预测效能，但不同研究者间结果的重复性较差。可能的原因有：检测方法的差异，标本的类型及处理不同，病例组成差异，治疗情况存在差异等。由于 miRNA 参与了绝大多数基因的表达调节，心衰时观察到的不同的 miRNA 表达谱仅部分反映了心衰相关的分子病理。目前的研究尚未发现心衰时一致的 miRNA 异常表达谱，这与心衰本身的复杂性有关，也可能受到了其他组织来源的 miRNA 的影响。通过较大的队列研究，恰当的选择病例，降低入选心衰患者本身的异质性，以找寻心衰时较一致的 miRNA 特异性表达谱，将是该领域研究者在未来几年重点解决的问题之一。

小结

大量的研究表明，miRNA 在心衰的进展过程发挥重要的调节作用。基于其分子结构、在细胞内外不同位置间的稳定性及易于采集和检测，使得其可能成为心衰诊断和预后的理想标志物。循环 miRNA 作为生物标志物，与传统生物标志物相比具有诸多独特的优点：作为转录产物，能在机体发生病理变化的极早阶段发生变化；分子量在 10kD 之内，容易在细胞损伤时从胞质中渗出进入循环体液，可更快地指示病理损伤的发生；基于 TaqMan 探针的实时定量荧光聚合酶链反应（real-time PCR）技术，能够极为精确特异地检测到血清或血浆中特定 miRNA 的变化。然而，现有的研究结果尚不能互相佐证，只有极少数表现了相同的结论，且不论这些相同的结论是基于不同的 miR-NAs 而得出的。发现心衰时具有共性的 miRNA 组合，以改善诊断和预后的准确性，成为该领域研究者的共识。

参　考　文　献

1. Ali Sheikh MS, Salma U, Zhang B, et al. Diagnostic, Prognostic, and Therapeutic Value of Circulating miRNAs in Heart Failure Patients Associated with Oxidative Stress. Oxid Med Cell Longev, 2016: 5893064, 2016.

2. Vegter EL, Schmitter D, Hagemeijer Y, et al. Use of biomarkers to establish potential role and function of circulating microRNAs in acute heart failure. International Journal of Cardiology, 224: 231 – 239, 2016.

3. T Soeki, T Matsuura, S Bando, et al. Relationship between local production of microRNA-328 and atrial substrate remodeling in atrial fibrillation. Journal of Cardiology, 68 (6): 472 – 477, 2016.

4. DA Chistiakov, AN Orekhov, YV Bobryshev. Cardiac-specific miRNA in cardiogenesis, heart function, and cardiac pathology (with focus on myocardial infarction). JMCC, 94: 107 – 121, 2016.

5. FZ Marques, D Vizi, O Khammy, et al. The transcardiac gradient of cardio-microRNAs in the failing heart. European Journal of Heart Failure, 18 (8): 1000 – 1008, 2016.

6. H Li, J Fan, Z Yin, et al. Identification of cardiac-related circulating microRNA profile in human chronic heart failure. Oncotarget, 7 (1): 33 – 45, 2016.

7. Santulli G. MicroRNAs and Endothelial (Dys) Function. J Cell Physiol, 231 (8): 1638 – 44, 2016.

8. Watson CJ, Gupta SK, O'Connell E, et al. MicroRNA signatures differentiate preserved from reduced ejection fraction heart failure. Eur J Heart Fail, 17: 405 – 415, 2015.

9. Schulte C, Westermann D, Blankenberg S, et al. Diagnostic and prognostic value of circulating microRNAs in heart failure with preserved and reduced ejection fraction. World J Cardiol, 7 (12): 843 – 60, 2015.

10. Seronde M-F, Vausort M, Gayat E, et al. Circulating microRNAs and Outcome in Patients with Acute Heart Failure. PLoS ONE, 10 (11): e0142237, 2015.

11. G Sygitowicz, M Tomaniak, O BIaszczyk, et al. Circulating microribonucleic acids miR-1, miR-21 and miR-208a in patients with symptomatic heart failure: preliminary results. Archives of Cardiovascular Diseases, 108 (12): 634 – 642, 2015.

12. YF Melman, R Shah, K Danielson, et al. Circulating MicroRNA-30d is associated with response to cardiac resynchronization therapy in heart failure and regulates cardiomyocyte apoptosis: a translational pilot study. Circulation, 131 (25): 2202 – 2216, 2015.

13. Q Duan, L Yang, W Gong, et al. MicroRNA-214 is upregulated in heart failure patients and suppresses XBP1-mediated endothelial cells angiogenesis. Journal of Cellular Physiology, 230 (8): 1964 – 1973, 2015.

14. MS Ali Sheikh, K Xia, F Li et al. Circulating miR-765 and miR-149: potential noninvasive diagnostic biomarkers for geriatric coronary artery disease patients. BioMed Research International, 2015: 740301, 2015.

15. S Md Sayed, K Xia, F Li, et al. The diagnostic value of circulating microRNAs for middle-aged (40-60-year-old) coronary artery disease patients. Clinics, 70 (4): 257 – 263, 2015.

16. Wong LL, Armugam A, Sepramaniam S, et al. Circulating microRNAs in heart failure with reduced and preserved left ventricular ejection fraction. Eur J Heart Fail, 17: 393 – 404, 2015.

17. Cakmak HA, Coskunpinar E, Ikitimur B, et al. The prognostic value of circulating microRNAs in heart failure: preliminary results from a genome-wide expression study. J Cardiovasc Med (Hagerstown), 16: 431 – 437, 2015.

18. Puckelwartz MJ, McNally EM. Genetic profiling for risk reduction in human cardiovascular disease. Genes,

5：214－34，2014.

19. G Condorelli, MVG Latronico, E Cavarretta. Micro RNAs in cardiovascular diseases. JACC, 63 (21)：2177－2187, 2014.

20. D Li, L Ji, L Liu, et al. Characterization of circulating microRNA expression in patients with a ventricular septal defect. PLoS ONE, 9 (8)：e106318, 2014.

21. DD McManus, H Lin, K Tanriverdietal. Relationsbetween circulating microRNAs and atrial fibrillation：data from the Framingham Offspring Study. Heart Rhythm, 11 (4)：663－669, 2014.

22. S Das, D Bedja, N Campbell, et al. miR-181c regulates the mitochondrial genome, bioenergetics, and propensity for heart failure in vivo. PLoS ONE, 9 (5)：e96820, 2014.

23. Morley-Smith, A Mills, S Jacobs, et al. Circulating microRNAs for predicting and monitoring response to mechanical circulatory support from a left ventricular assist device. European Journal of Heart Failure, 16 (8)：871－879, 2014.

24. CLiebetrau, H Möllmann, ODörr, et al. Release kinetics of circulating muscle-enriched microRNAs in patients undergoing transcoronary ablation of septal hypertrophy. JACC, 62 (11)：992－998, 2013.

25. SM Sayed, K Xia, T-L Yang, et al. Circulating microRNAs：a potential role in diagnosis and prognosis of acute myocardial infarction. Disease Markers, 35 (5)：561－566, 2013.

26. Gurha P, Wang T, Larimore AH, et al. MicroRNA-22 promotes heart failure through coordinate suppression of PPAR/ERR-nuclear hormone receptor transcription. PLoS One, 8 (9)：e75882, 2013.

27. X Luo, Z Pan, H Shan, et al. MicroRNA-26 governs profib-rillatory inward-rectifier potassium current changes in atrial fibrillation. Journal of Clinical Investigation, 123 (5)：1939－1951, 2013.

28. Vogel B, Keller A, Frese KS, et al. Multivariate miRNA signatures as biomarkers for non-ischaemic systolic heart failure. Eur Heart J, 34：2812－2822, 2013.

29. Nair N, Kumar S, Gongora E, et al. Circulating miRNA as novel markers for diastolic dysfunction. Mol Cell Biochem, 376：33－40, 2013.

30. Porrello ER, Mahmoud AI, Simpson E, et al. Regulation of neonatal and adult mammalian heart regeneration by the miR-15 family. Proc Natl Acad Sci, 110：187－192, 2013.

31. Ellis KL, Cameron VA, Troughton RW, et al. Circulating microRNAs as candidate markers to distinguish heart failure in breathless patients. Eur J Heart Fail, 15：1138－1147, 2013.

32. N Danowski, I Manthey, HG Jakob, et al. Decreased expression of miR-133a but not of miR-1 is associated with signs of heart failure in patients undergoing coronary bypass surgery. Cardiology, 125 (2)：125－130, 2013.

33. S Matsumoto, Y Sakata, SSuna, et al. Circulating p53-responsive MicroRNAs are predictive indicators of heart failure after acute myocardial infarction. Circulation Research, 113 (3)：322－326, 2013.

34. R Marfella, C Di Filippo, N Potenza, et al. Circulating microRNA changes in heart failure patients treated with cardiac resynchronization therapy: responders vs. non-responders. European Journal of Heart Failure, 15 (11): 1277 – 1288, 2013.

35. N Nair, S Kumar, E Gongora et al. Circulating miRNA as novel markers for diastolic dysfunction. Molecular and Cellular Biochemistry, 376 (1 – 2): 33 – 40, 2013.

36. Wystub K, Besser J, Bachmann A, et al. miR-1/133a clusters cooperatively specify the cardiomyogenic lineage by adjustment of myocardin levels during embryonic heart development. PLoS Genet, 9: e1003793, 2013.

37. ZampetakiA, WilleitP, DrozdovI, et al. Profiling of circulating micro-RNAs: from single biomarkers to rewired networks. Cardiovasc Res, 93: 555 – 562, 2012.

38. Goren Y, Kushnir M, Zafrir B, et al. Serum levels of microRNAs in patients with heart failure. Eur J Heart Fail, 14 (2): 147 – 54, 2012.

39. RR Blanco, H Austin, RN Vest Ⅲ, et al. Angiotensin receptor type 1 single nucleotide polymorphism 1166A/C is associated with malignant arrhythmias and altered circulating miR-155 levels in patients with chronic heart failure. Journal of Cardiac Failure, 18 (9): 717 – 723, 2012.

40. Montgomery RL, Hullinger TG, Semus HM, et al. Therapeutic inhibition of miR-208a improves cardiac function and survival during heart failure. Circulation, 124: 1537 – 47, 2011.

41. Wang HR, Wu M, Yu H, et al. Selective inhibition of the Kir2 family of inward rectifier potassium channels by a small molecule probe: The discovery, SAR, and pharmacological characterization of ML133. ACS Chem Biol, 6: 845 – 856, 2011.

42. DD McManus, V Ambros. Circulating MicroRNAs in cardiovascular disease. Circulation, 124 (18): 1908 – 1910, 2011.

43. S De Rosa, S Fichtlscherer, R Lehmann, et al. Transcoronary concentration gradients of circulating MicroRNAs. Circulation, 124 (18): 1936 – 1944, 2011.

44. Widera, SK Gupta, JM Lorenzen, et al. Diagnostic and prognostic impact of six circulating microRNAs in acute coronary syndrome. Journal of Molecular and Cellular Cardiology, 51 (5): 872 – 875, 2011.

45. Porrello ER, Johnson BA, Aurora AB, et al. miR-15 family regulates postnatal mitotic arrest of cardiomyocytes. Circ Res, 109: 670 – 679, 2011.

46. Zile MR, Mehurg SM, Arroyo JE, et al. Relationship between the temporal profile of plasma microRNA and left ventricular remodeling in patients after myocardial infarction. Circ Cardiovasc Genet, 4: 614 – 619, 2011.

47. S Li, J Zhu, W Zhang, et al. Signature microRNA expression profile of essential hypertension and its novel link to human cytomegalovirus infection. Circulation, 124 (2): 175 – 184, 2011.

48. MF Corsten, R Dennert, S Jochems, et al. Circulating MicroRNA-208b and MicroRNA-499 reflect myocardial damage in cardiovascular disease. Circulation: Cardiovascular Genetics, 3 (6): 499 – 506, 2010.

49. GK Wang, JQ Zhu, JT Zhang, et al. Circulating microRNA: a novel potential biomarker for early diagnosis of acute myocardial infarction in humans. European Heart Journal, 31 (6): 659 – 666, 2010.

50. AJ Tijsen, EE Creemers, PD Moerland, et al. MiR423-5p as a circulating biomarker for heart failure. Circulation Research, 106 (6): 1035 – 1039, 2010.

51. Chen C, Yang S, Wang F, et al. e0613 Plasma microRNA-361-5p as a biomarker of chronic heart failure. Heart, 96 (suppl 3): A189, 2010.

52. Voellenkle, J Van Rooij, C Cappuzzello, et al. MicroRNA signatures in peripheral blood mononuclear cells of chronic heart failure patients. Physiological Genomics, 42 (3): 420 – 426, 2010.

53. Wilson KD, Hu S, Venkatasubrahmanyam S, et al. Dynamic microRNA expression programs during cardiac differentiation of human embryonic stem cells: Role for miR-499. Circ Cardiovasc Genet, 3: 426 – 435, 2010.

54. S Fichtlscherer, S De Rosa, H Fox, et al. Circulating microRNAs in patients with coronary artery disease. Circulation Research, 107 (5): 677 – 684, 2010.

55. Tijsen AJ, Creemers EE, Moerland PD, et al. MiR423-5p as a circulating biomarker for heart failure. Circ Res, 106: 1035 – 1039, 2010.

56. Ikeda S, Pu WT. Expression and Function of microRNAs in heart disease. Curr Drug Targets, 11 (7): 1 – 13, 2010.

57. Callis TE, Pandya K, Seok HY, et al. MicroRNA-208a is a regulator of cardiac hypertrophy and conduction in mice. J Clin Invest, 119: 2772 – 86, 2009.

58. Matkovich SJ, Van Booven DJ, Youker KA, et al. Reciprocal regulation of myocardial microRNAs and messenger RNA in human cardiomyopathy and reversal of the microRNA signature by biomechanical support. Circulation, 119: 1263 – 1271, 2009.

59. Zernecke A, Bidzhekov K, Noels H, et al. Delivery of microRNA-126 by apoptotic bodies induces CXCL12-dependent vascular protection. Sci Signal, 2: ra81, 2009.

60. Ji X, Takahashi R, Hiura Y, et al. Plasma miR-208 as a biomarker of myocardial injury. Clin Chem, 55: 1944 – 1949, 2009.

61. Chim SS, Shing TK, Hung EC, et al. Detection and characterization of placental microRNAs in maternal plasma. Clin Chem, 54: 482 – 490, 2008.

62. Skog J, Wurdinger T, van Rijn S, et al. Glioblastoma microvesicles transport RNA and proteins that promote tumour growth and provide diagnostic biomarkers. Nat Cell Biol, 10: 1470 – 1476, 2008.

63. Hunter MP, Ismail N, Zhang X, et al. Detection of microRNA expression in human peripheral blood microvesicles. PLoS One, 3: e3694, 2008.

64. Mitchell PS, Parkin RK, Kroh EM, et al. Circulating microRNAs as stable blood-based markers for cancer detection. Proc Natl Acad Sci USA, 105: 10513 – 10518, 2008.

65. Chen X, Ba Y, Ma L, et al. Characterization of microRNAs in serum: a novel class of biomarkers for diagnosis of cancer and other diseases. Cell Res, 18: 997 – 1006, 2008.

66. Zhao Y, Ransom JF, Li A, et al. Dysregulation of cardiogenesis, cardiac conduction, and cell cycle in mice lacking miRNA-1-2. Cell, 129: 303 – 317, 2007.

67. Thum T, Galuppo P, Wolf C, et al. MicroRNAs in the human heart: a clue to fetal gene reprogramming in heart failure. Circulation, 116: 258 – 267, 2007.

68. Swarup V, Rajeswari MR. Circulating (cell-free) nucleic acids——a promising, non-invasive tool for early detection of several human diseases. FEBS Lett, 581: 795 – 799, 2007.

69. B Yang, HLin, J Xiao, et al. The muscle-specific microRNA miR-1 regulates cardiac arrhythmogenic potential by targeting GJA1 and KCNJ2. Nature Medicine, 13 (4): 486 – 491, 2007.

70. Chen JF, Mandel EM, Thomson JM, et al. The role of microRNA-1 and microRNA-133 in skeletal muscle proliferation and differentiation. Nat Genet, 38: 228 – 233, 2006.

71. Zhao Y, Samal E, Srivastava D. Serum response factor regulates a muscle-specific microRNA that targets Hand2 during cardiogenesis. Nature, 436: 214 – 220, 2005.

72. Chen C, Ridzon DA, Broomer AJ, et al. Real-time quantification of microRNAs by stem-loop RT-PCR. Nucleic Acids Res, 33: e179, 2005.

73. Bartel DP. MicroRNAs: genomics, biogenesis, mechanism, and function. Cell, 116: 281 – 297, 2004.

（王国亮，史　强）